J. Frömke ■ **Standardoperationen in der Herzchirurgie**

Johannes Frömke

Standardoperationen in der Herzchirurgie

Mit 177 überwiegend farbigen Abbildungen
und 49 Tabellen

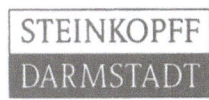

Johannes Frömke
Klinik für Herz-, Thorax- u. Gefäßchirurgie
St. Johannes-Hospital
Johannesstraße 9–15
44137 Dortmund

ISBN 978-3-642-63247-1   ISBN 978-3-642-57363-7 (eBook)
DOI 10.1007978-3-642-57363-7

Bibliografische Information Der Deutschen Bibliothek
Die Deutsche Bibliothek verzeichnet diese Publikation in der Deutschen Nationalbibliografie; detaillierte bibliografische Daten sind im Internet über <http://dnb.ddb.de> abrufbar.

Dieses Werk ist urheberrechtlich geschützt. Die dadurch begründeten Rechte, insbesondere die der Übersetzung, des Nachdrucks, des Vortrags, der Entnahme von Abbildungen und Tabellen, der Funksendung, der Mikroverfilmung oder der Vervielfältigung auf anderen Wegen und der Speicherung in Datenverarbeitungsanlagen, bleiben, auch bei nur auszugsweiser Verwertung, vorbehalten. Eine Vervielfältigung dieses Werkes oder von Teilen dieses Werkes ist auch im Einzelfall nur in den Grenzen der gesetzlichen Bestimmungen des Urheberrechtsgesetzes der Bundesrepublik Deutschland vom 9. September 1965 in der jeweils geltenden Fassung zulässig. Sie ist grundsätzlich vergütungspflichtig. Zuwiderhandlungen unterliegen den Strafbestimmungen des Urheberrechtsgesetzes.

http://www.steinkopff.springer.de

© Springer-Verlag Berlin Heidelberg 2003
Ursprünglich erschienen bei Steinkopff Verlag Darmstadt 2003

Die Wiedergabe von Gebrauchsnamen, Handelsnamen, Warenbezeichnungen usw. in diesem Werk berechtigt auch ohne besondere Kennzeichnung nicht zu der Annahme, dass solche Namen im Sinne der Warenzeichen- und Markenschutz-Gesetzgebung als frei zu betrachten wären und daher von jedermann benutzt werden dürften.

Produkthaftung: Für Angaben über Dosierungsanweisungen und Applikationsformen kann vom Verlag keine Gewähr übernommen werden. Derartige Angaben müssen vom jeweiligen Anwender im Einzelfall anhand anderer Literaturstellen auf ihre Richtigkeit überprüft werden.

Redaktion: Sabine Ibkendanz   Herstellung: Klemens Schwind
Umschlaggestaltung: Erich Kirchner, Heidelberg

SPIN 10925393   85/7231-5 4 3 2 1 0 – Gedruckt auf säurefreiem Papier

Vorwort

Herzchirurgische Eingriffe sind im Behandlungskonzept von Herzerkrankungen inzwischen etablierte Verfahren. In Deutschland werden Herzoperationen mit einer Häufigkeit von über 90 000 Eingriffen pro Jahr in über 80 Zentren durchgeführt. Der vorliegende Band „Standardoperationen in der Herzchirurgie" behandelt die häufigsten Operationen in der Erwachsenenherzchirurgie einschließlich wichtiger Daten zu Spontanverlauf, Komplikationen und Spätergebnissen. Er bietet Hintergrundwissen sowie zahlreiche Tipps und Details zum praktischen Vorgehen. Als Zielgruppe sind sowohl Assistenzärzte, Schwestern und Pfleger auf den Stationen aber auch das medizinische Personal im Operationsbereich angesprochen, deren häufige Fragen bezüglich der Grundbegriffe aber auch spezieller Abläufe in der Herzchirurgie beantwortet werden sollen.

Operationen an der thorakalen Aorta bedürfen meist des Einsatzes der Herz-Lungenmaschine und werden somit der Herzchirurgie zugeordnet. Korrekturen des abdominellen Verlaufs erfordern eine andere Vorgehensweise, die sich an einer rein gefäßchirurgischen Technik orientiert. Daher nimmt die chirurgische Therapie der Aorta eine Sonderstellung zwischen Herz- und Gefäßchirurgie ein. Aus Gründen der Gesamtdarstellung werden die Operationen an der thorakalen und abdominalen Aorta zusammengefasst und in einem separaten Band („Standardoperationen in der Gefäßchirurgie") beschrieben.

Dieses Buch entstand aus meiner langjährigen Tätigkeit an der Klinik für Herz-, Thorax- und Gefäßchirurgie im St.-Johannes-Hospital Dortmund. Die Grundlage bilden Texte, die zunächst für Fortbildungsveranstaltungen an unserer Klinik gedacht waren – und die den Zuhörern das Mitschreiben ersparten! Dank der Hilfe zweier Mitarbeiter entstanden in der Folge auch die zahlreichen Zeichnungen und Photographien. Unter geduldig ertragenen und immer wieder ausgeführten Änderungswünschen meinerseits haben sich Frau Junghähnel mit der Erstellung sämtlicher Zeichnungen und Herr Dr. Castañeda bei der Beratung und Herstellung von Computergraphiken mit hohem persönlichen Aufwand vor allem in ihrer Freizeit engagiert und so dem Text zur endgültigen Fassung verholfen. Ihnen beiden gebührt mein ganz besonderer Dank, denn ohne ihre Hilfe würde das vorliegende Werk recht farblos aussehen.

Für die Überlassung der pathologisch-anatomischen Abbildungen danke ich Herrn Prof. Otto und seinen beiden Oberärzten am Pathologischen Institut Dortmund, an die ich mich jederzeit um Rat wenden konnte und nie mit leeren Händen entlassen wurde. Ebenso geht mein Dank an die Oberärzte der kardiologischen Klinik unseres Hauses, insbesondere an Herrn Dr. Dedner, die mich bei der Verfassung spezieller Kapitel beraten haben.

Mein Dank gilt auch meinen Lehrern in der Medizin: Allen Professoren, Dozenten und Tutoren der Freien Universität in Berlin, wo ich studiert habe, und meinen klinischen Lehrern:

Prof. Dr. Josef Dortenmann, Emeritus, Chirurgische Klinik, Singen/Hohentwiel, der mir die ersten Schritte in der Chirurgie beigebracht hat.

Prof. Dr. Hans Georg Borst, Emeritus, Medizinische Hochschule Hannover, Klinik für Thorax-, Herz- und Gefäßchirurgie: „Muss ich denn mit Ihnen bei Adam und Eva anfangen!"

Prof. Dr. Gerd Walterbusch, Chefarzt der Klinik für Herz-Thorax- und Gefäßchirurgie, St.-Johannes-Hospital Dortmund, dem ich das verdanke, was ich heute kann und der uns beigebracht hat, dass Geradlinigkeit und Einfachheit mit zu den bedeutenden chirurgischen Tugenden zählen.

„Wenn es etwas gibt, was ich über dieses ganze Geschäft in all den Jahren gelernt habe, so ist es die Erkenntnis, dass Einfachheit die größte aller Tugenden ist."
FRANK MASON SONES, 1979
(Erste transbrachiale koronare Angiographie)

Dortmund, im Juni 2003 JOHANNES FRÖMKE

Inhaltsverzeichnis

1 Aufbau und Funktion des Herzens 1

1.1 **Anatomie** 1
1.1.1 Schichten 1
1.1.2 Vorhöfe und Kammern 1
1.1.3 Klappen 1
1.1.4 Blutfluss im Herzen 2
1.1.5 Muskulatur 3
1.1.6 Herzgefäße 3

1.2 **Physiologie** 3
1.2.1 Sauerstoffangebot 4
1.2.2 Myokardiale Energiegewinnung 4
1.2.3 Herzarbeit 4
1.2.4 Ventrikelfunktion 8
1.2.5 Ventrikelmasse 10

1.3 **Literatur** 10

2 Koronare Herzkrankheit (KHK) .. 11

2.1 **Ätiologie** 11
2.1.1 Modell des Risikofaktorkomplexes 11
2.1.2 Andere Hypothesen zur Entwicklung der koronaren Herzkrankheit 12

2.2 **Verlauf** 13
2.3 **Häufigkeit** 13
2.4 **Klinik** 13
2.5 **Komplikationen** 14
2.6 **Diagnostik** 14
2.7 **Therapie** 14
2.7.1 Therapieziele 14
2.7.2 Medikamentöse Therapie 15
2.7.3 Interventionelle Therapie 15
2.7.4 Chirurgische Therapie 18
2.7.5 Strategien zur Angiogenese (Gentherapie) 24

2.8 **Literatur** 25

3 Ventrikelaneurysma nach Infarkt – linksventrikuläres Aneurysma . 27

Geschichte 27
Ursachen 27
Formen 27
Häufigkeit 27
Klinik 27
Komplikationen 27
Ventrikelgeometrie 27
Diagnose 28
Sonographie 28
Herzkatheteruntersuchung 28
Einteilung 28
Therapie 28
Konservative Therapie 28
Operative Therapie 28
Literatur 30

4 Ventrikelseptumdefekt nach Infarkt 31

Geschichte 31
Ursachen 31
Auftreten 31
Häufigkeit 31
Klinik 31
Diagnose 31
Auskultation 31
Sonographie 31
Herzkatheteruntersuchung 31
Einteilung 31
Therapie 31
Konservative Therapie 31

Operative Therapie 31
Literatur 33

5 Herzklappenerkrankungen 35

5.1 Möglichkeiten zur Bestimmung einer Klappenstenose 35
5.1.1 Bestimmung von Druckgradienten 35
5.1.2 Bestimmung der Klappenöffnungsfläche 37

5.2 Aortenklappe 37
5.2.1 Aortenklappenstenose (AS) 38
5.2.2 Aortenklappeninsuffizienz (AI) ... 39
5.2.3 Chirurgische Therapie bei Aortenklappenerkrankung 41

5.3 Mitralklappe 46
5.3.1 Mitralklappenstenose (MS) 47
5.3.2 Mitralklappeninsuffizienz (MI) ... 51
5.3.3 Mitralklappenprolaps 55

5.4 Trikuspidalklappe 55
5.4.1 Anatomie 55
5.4.2 Trikuspidalklappeninsuffizienz (TI) 56

5.5 Klappenendokarditis 58
Ursachen 58
Symptome 59
Komplikationen der Endokarditis . 59
Diagnose 59
Erreger 59
Therapie 59
Prognose 60
Prophylaxe 60

5.6 Überlegungen zur Klappenwahl .. 61
5.6.1 Mechanische Klappe 61
5.6.2 Biologische Klappe 61

5.7 Nachsorge bei Klappenpatienten .. 62
5.7.1 Antikoagulanzien 62
5.7.2 Alternativen in der Antikoagulation 63
5.7.3 Allgemeine Nachsorge 63

5.8 Langzeitprognose nach Implantation von Bioprothesen ... 64

5.9 Literatur 64

6 Vorhofseptumdefekt (Atrium-septum-defekt oder ASD) 67

Ätiologie 67
Formen 67
Ostium-secundum-Defekt 67
Ostium-primum-Defekt 67
Sinus-venosus-Defekt 67
Häufigkeit 67
Ostium-secundum-Defekt 67
Ostium-primum-Defekt 67
Sinus-venosus-Defekt 67
Hämodynamik 67
Verlauf 67
Klinik 68
Diagnostik 68
Echokardiographie 68
Verfahren 68
Darstellung 68
Dopplersonographie 68
Sonstiges 68
Herzkatheter 68
Berechnung der Shuntgröße – Etagenoxymetrie 69
Berechnung der Durchflussvolumina (HZV) 69
Therapie 69
Dauer des Eingriffs 69
Transatrialer ASD-Verschluss 70
Literatur 71

7 Herztumoren 73

7.1 Benigne Tumoren 73
7.2 Maligne Tumoren 73
Geschichte 73
Häufigkeit 73
7.3 Myxome 73
7.3.1 Häufigkeit 73
7.3.2 Pathologie 73
7.3.3 Assoziierte Formen 73
7.3.4 Lokalisation 74
7.3.5 Klinik 74
7.3.6 Diagnose 74
7.3.7 Operation 74
7.4 Literatur 75

| 8 | **Herzrhythmusstörungen** | 77 |

8.1	**Elektrophysiologische Grundlagen**	77
8.1.1	Aufbau einer elektrischen Spannung	77
8.1.2	Erregungsleitung	77

8.2	**Elektrokardiogramm**	78
8.2.1	Extremitätenableitungen	79
8.2.2	Brustwandableitungen	79
8.2.3	Normalkurve des EKG	79
8.2.4	EKG-Befundung	80

8.3	**Systematik der Rhythmusstörungen**	81
8.3.1	Einteilung der Arrhythmien	81
8.3.2	Ursachen von Arrhythmien	81
8.3.3	Formen der Herzrhythmusstörungen	81

8.4	**Therapie**	82
8.4.1	Langsame Rhythmusstörungen und Herzschrittmachertherapie	82
8.4.2	Bradykarde Rhythmusstörungen und Herzinsuffizienz	87
8.4.3	Schnelle Rhythmusstörungen und Therapie mit implantierbaren Defibrillatorsystemen	87

| 8.5 | **Literatur** | 90 |

| 9 | **Perioperative Maßnahmen und Komplikationen in der Herzchirurgie** | 91 |

9.1	**Präoperative Maßnahmen (Elektivoperation)**	91
9.1.1	Sekretariat	91
9.1.2	Station	91
9.1.3	Arzt	91

9.2	**Management perioperativer Akutzustände und Komplikationen**	92
9.2.1	Präoperatives Management	92
9.2.2	Intraoperatives Management	92
9.2.3	Postoperatives Management	92

| 9.3 | **Literatur** | 114 |

| 10 | **Kardiopulmonaler Bypass** | 117 |

10.1	**Historische Bemerkungen**	117
10.2	**Herz-Lungen-Maschine**	117
10.2.1	Temporärer Lungenersatz	118
10.2.2	Temporärer Herzersatz	120

10.3	**Prinzip des kardiopulmonalen Bypass**	120
10.3.1	Kanülierung: Ort, Technik, Größen	120
10.3.2	Priming	122
10.3.3	Vent	123
10.3.4	Myokardprotektion	124
10.3.5	Medikamente	126

10.4	**Kardiopulmonaler Bypass in speziellen Fällen**	130
10.4.1	Kardiopulmonaler Bypass in Kombination mit tiefer Hypothermie	130
10.4.2	Kardiopulmonaler Bypass in Kombination mit antegrader Kopfperfusion	130
10.4.3	Kardiopulmonaler Bypass in Kombination mit retrograder Kopfperfusion	131
10.4.4	Femoro-femoraler extrakorporaler Bypass	131
10.4.5	Atrio-femoraler extrakorporaler Bypass (Linksherzbypass)	132

10.5	**Auswirkungen des kardiopulmonalen Bypass**	132
10.5.1	Blutungsrisiko	133
10.5.2	Gerinnungsrisiko	134

10.6	**Besonderheiten**	135
10.6.1	Heparininduzierte Thrombozytopenie (HIT)	135
10.6.2	Danaparoid	135

| 10.7 | **Literatur** | 135 |

| 11 | **Mechanische Unterstützungssysteme** | 137 |

11.1	**Intraaortale Ballongegenpulsation**	137
	Geschichte	137
	Prinzip	137
	Wirkungsweise	137
	Technik	137
	Einstellung	138
	Indikation	140
	Kontraindikation	140
	Komplikationen	140
	Entwöhnung	141

11.2	**Ventrikuläre Unterstützungssysteme**	141
	Geschichte	141
	Prinzip	142

Vorgehen beim linksventrikulären
Pumpsystem (LVAD) 142
Vorgehen beim rechtsventrikulären
Pumpsystem (RVAD) 142
Indikation 142
Kontraindikation 143
Komplikationen 143

11.3 Literatur 143
IABP 143
Kunstherz 143

Glossar 145

Sachverzeichnis 153

1 Aufbau und Funktion des Herzens

1.1 Anatomie

1.1.1 Schichten (von außen nach innen)

- Perikard: Herzbeutel als Abgrenzung gegen die Umgebung; durch Flüssigkeitssaum vom Herzen getrennt
- Epikard: Herzaußenschicht mit Fettgewebe und kleinen Gefäßen
- Myokard: Herzmuskel als kontraktiles Element (Arbeitsmyokard)
- Endokard: Innenhaut als Auskleidung der Herzhöhlen und der Klappen; Grenzschicht zum Blut

Das muskuläre Hohlorgan Herz ist aus 4 Höhlen,
- den 2 Vorhöfen (rechtes Atrium, linkes Atrium) und
- den 2 Kammern (rechter Ventrikel, linker Ventrikel)

aufgebaut. Scheidewände trennen beide Vorhöfe (Vorhofseptum) und beide Kammern (Kammerseptum). In den rechten Vorhof münden die obere und untere Hohlvene (V. cava superior und inferior) sowie eine große Herzvene (Sammelvene), die das venöse Blut aus dem Herzmuskel führt (Sinus coronarius). Diese 3 Venen führen das verbrauchte Blut dem Herzen zu. Der linke Vorhof wird durch 4 Gefäße, die aus der Lunge kommen, erreicht. Diese 4 Lungenvenen (obere und untere V. pulmonalis beidseits) führen dem Herzen arterielles Blut zu.

Abbildung 1.1 zeigt die Ventrikelgeometrie der rechten und linken Herzkammer.
- Die Anordnung beider Ventrikel zueinander ist asymmetrisch. Die linke Kammer ist dem Körperkreislauf zugeordnet. Sie hat als Systemventrikel eine höhere Druckarbeit zu leisten und ist dementsprechend konfiguriert.
- Im Bereich des linken Ventrikels (LV) ist die Packungsdichte der Muskulatur erheblich dichter als im Bereich des rechten Ventrikels (RV).

1.1.3 Klappen

Die 4 Herzklappen trennen einerseits die Herzhöhlen, andererseits fungieren sie als Auslassventile der betreffenden Herzkammer und bilden den Beginn der beiden großen Gefäße (Abb. 1.2).

Zwischen dem rechten Vorhof und der rechten Kammer befindet sich die Trikuspidalklappe, zwischen dem linken Vorhof und der linken Herzkammer die Mitralklappe. Aus der rechten Herzkammer entspringt die Lungenschlagader (Pulmonalarterie), aus der linken Kammer die Körperhauptschlagader (Aorta). Zwischen rechter Kammer und Pulmonalarterie befindet sich die Pulmonalklappe, zwischen linker Kammer und Aorta die Aortenklappe. Aorten- und Pulmonalklappe werden nach dem Gefäß benannt, dessen Anfang sie bilden.

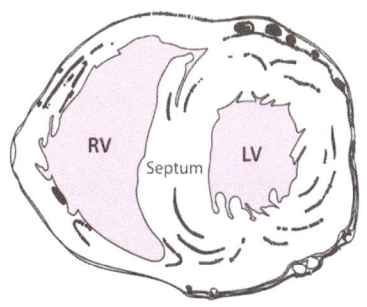

Abb. 1.1. Ventrikelgeometrie von rechter und linker Herzkammer. *RV* rechter Ventrikel, *LV* linker Ventrikel

1 Aufbau und Funktion des Herzens

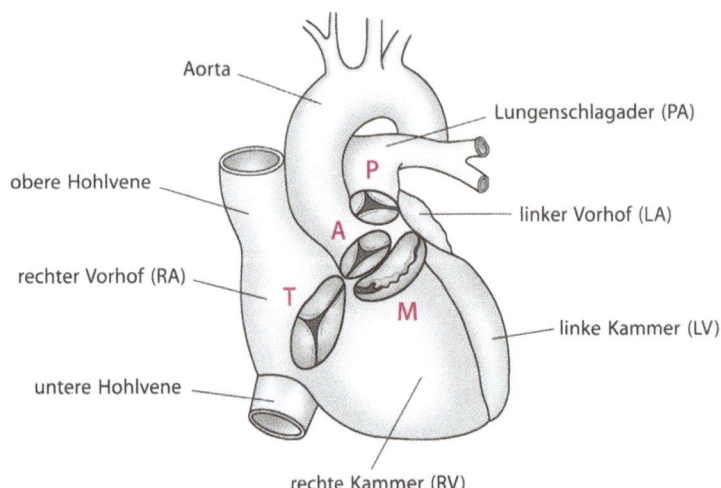

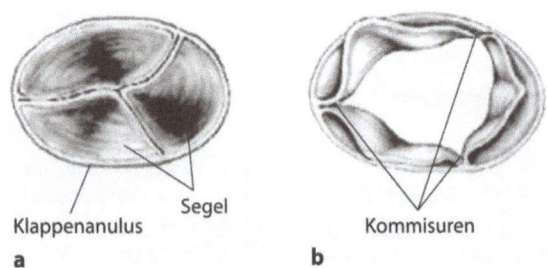

Abb. 1.2. Schematische Darstellung der Anatomie des Herzens und der Klappenebene. *A* Aortenklappe, *P* Pulmonalklappe, *M* Mitralklappe, *T* Trikuspidalklappe

Abb. 1.3. Aufbau einer dreisegeligen Taschenklappe (am Beispiel der Aortenklappe), **a** geschlossene Klappe, **b** geöffnete Klappe

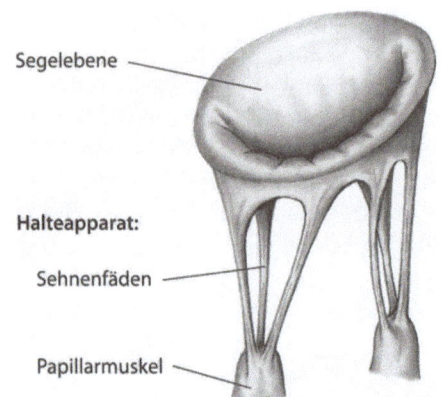

Abb. 1.4. Aufbau einer Segelklappe (am Beispiel der Mitralklappe)

Die Bewegungen der Herzklappen führen zur Entstehung von Geräuschen, die als 1. und 2. Herzton auskultiert werden können. Der 1. Ton entsteht durch das gleichzeitige Schließen von Mitral- und Trikuspidalklappe, der 2. Ton durch den gemeinsamen Schluss von Aorten- und Pulmonalklappe.

Die Aorten- und die Pulmonalklappe bestehen aus jeweils 3 Klappensegeln, die aufgrund ihrer taschenartigen Ausbuchtungen auch als Taschenklappen bezeichnet werden. Die aus 3 Segeln (trikuspid) und aus 2 Segeln (bikuspid) bestehende Trikuspidal- und Mitralklappe haben im Gegensatz zu den Taschenklappen (Abb. 1.3) einen komplexeren Aufbau ihres Segelapparats: Die Klappensegel werden durch Sehnenfäden in ihrem Bewegungsausmaß begrenzt (Abb. 1.4), wobei die Sehnenfäden bindegewebige, zarte Strukturen zwischen den Segeln und den Auswüchsen der Kammermuskulatur (Papillarmuskeln) darstellen. Man spricht hierbei vom Halteapparat der Segelklappen.

Die Einschnitte zwischen den Segeln heißen Kommissuren. Die Aorten-, Pulmonal- und Trikuspidalklappe haben 3, die Mitralklappe 2 Kommissuren. Jede der 4 Klappen hat eine entsprechende Klappenöffnungsfläche, die wiederum vom Klappenring (Klappenanulus) begrenzt wird.

1.1.4 Blutfluss im Herzen

In den rechten Vorhof, in welchem der große Kreislauf endet, fließt sauerstoffarmes Blut aus den beiden Hohlvenen. Es tritt durch die Trikuspidalklappe in die rechte Kammer über, von wo aus es durch die Pulmonalklappe in die Lungenschlagader gepumpt wird. Damit beginnt der kleine Kreislauf, der Lungenkreislauf. In der Lunge wird das Blut mit Sauerstoff gesättigt (alveolärer Gasaustausch) und fließt durch die 4 Lungenvenen zurück zum linken Vorhof. Damit ist der kleine Kreislauf beendet. Das Blut tritt aus dem linken Vorhof durch die Mitralklappe in die linke Kammer über. Der linke Ventrikel pumpt das Blut durch die Aortenklappe in die Aorta, womit der große Kreislauf, der Körperkreislauf, beginnt.

1.1.5 Muskulatur

Die Herzmuskulatur und ihre Fähigkeit zur Kontraktion stellen eine Grundvoraussetzung der Herztätigkeit dar. Für den Verkürzungsvorgang sind zum einen spezielle Muskeleiweiße verantwortlich, die auch als kontraktile Proteine (Aktin und Myosin) bezeichnet werden. Als Untereinheiten werden das Tropomyosin und das Troponin unterschieden, deren spezifisches Vorkommen in der Herzmuskulatur für die Infarktdiagnose von Bedeutung ist.

Des Weiteren ist das Vorhandensein von Kalziumionen erforderlich, über welche die Interaktionen des Aktin-Myosin-Komplexes erfolgen.

Muskelproteine und Kalziumionen zusammen unterliegen einem energieabhängigen komplizierten Prozess (Anwesenheit energiereicher Phosphate: ATP: Adenosintriphosphat), bei dem es nach Aufbau von kurzlebigen Haftbrücken durch Ineinandergleiten der Aktin-Myosin-Anteile zur Muskelverkürzung (Kontraktion) kommt.

Abbildung 1.5 zeigt den Vorgang der Kontraktion (Theorie der gleitenden Fäden nach Huxley und Hanson).

1.1.6 Herzgefäße

Das Myokard wird von den beiden Herzkranzgefäßen mit Sauerstoff versorgt. Die A. coronaria sinistra (linke Kranzarterie) entspringt im Sinus aortae sinister, die A. coronaria dextra (rechte Kranzarterie) im Sinus aortae dexter. Während sich die rechte Kranzarterie erst in ihrem mittleren und v. a. peripheren Verlauf aufzweigt, gibt die linke Kranzarterie bereits nach 1–3 cm, dem linkskoronaren Hauptstamm, 2 große Äste ab, die sich wiederum weiter verzweigen (Abb. 1.6).

Nach Passieren der kapillaren Strombahn gelangt das venöse Blut aus dem Herzmuskel über die Koronarvenen zum Hauptgefäß, dem Sinus coronarius, der in den rechten Vorhof einmündet.

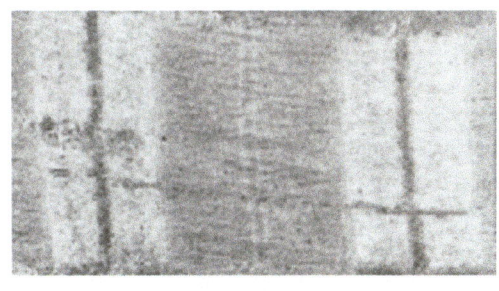

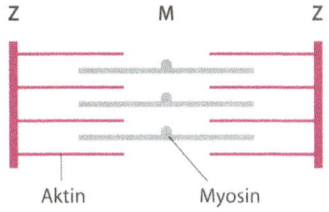

Abb. 1.5. a Elektronenmikroskopische Aufnahme einer Muskelfaser mit einem Sarkomer (definierter Abschnitt zwischen 2 Z-Streifen), wo sich der Kontraktionsvorgang abspielt, **b** schematische Darstellung der ineinander gleitenden kontraktilen Eiweiße (Aktin und Myosin)

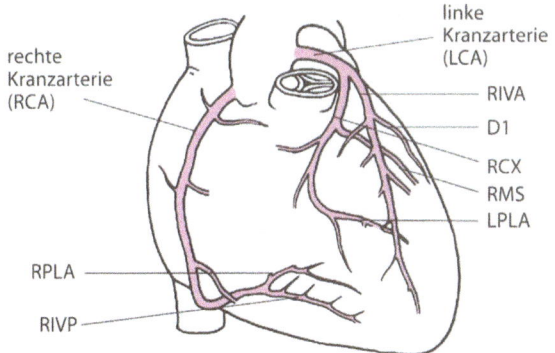

Abb. 1.6. Anatomische Lage der Koronararterien, *Hauptarterie:* RCA rechte Kranzarterie, *Aufzweigung:* R. interventricularis posterior (*RIVP*) und R. posterolateralis dexter (*RPLD*), (*RPLA* rechte Posterolateralarterie), *Hauptarterie:* LCA linke Kranzarterie, *Aufzweigung* R. interventricularis anterior (*RIVA*) mit R. diagonalis 1, 2 (*D1, D2*), R. septalis 1, 2 (*S1, S2*) und R. circumflexus (*RCX*) sowie R. marginalis sinister (*RMS*) mit R. posterolateralis sinister (*RPLS*) (linke Posterolateralarterie: *LPLA*)

1.2 Physiologie

Das Herz stellt den zentralen Kreislaufantrieb (Motor) dar. Seine Funktion ist mit einer Druck-Saug-Pumpe vergleichbar.

Das koronare Gefäßsystem dient der Sauerstoff- und der Energiezufuhr zum Herzen. Das Myokard vermittelt die Kraft (Leistung). Die dabei erzeugte Strömung wird durch Ventile (Klappen) gerichtet.

Ein spezielles elektrisches System mit Zentrum der Erregungsbildung im rechten Vorhof (Sinusknoten) sowie die Weiterführung und Verbreitung der Erregung über spezielle Leitungsbahnen regen das Herz zur Kontraktion an und tragen so zur rhythmischen Herzaktion und Kreislauffunktion bei.

1.2.1 Sauerstoffangebot

Die ständig erbrachte Herzleistung ist in Ruhe, v. a. jedoch unter Belastung, von einer kontinuierlichen Energiezufuhr abhängig, die über den Blutweg erfolgt. Das dafür zuständige Gefäßsystem sorgt mit seinen beiden Stammarterien (linke und rechte Koronararterie) sowie deren Verzweigungen für den Sauerstofftransport in das Myokard. Bei einem durchschnittlichen Herzgewicht von 300 g werden dabei etwa 250 ml Blut/min benötigt.

> **Blutfluss und Sauerstoffverbrauch** (Abb. 1.7)
>
> - Koronarer Blutfluss:
>   5% des Herzzeitvolumens
>
> - Ruhedurchblutung:
>   80 ml/100 g Muskulatur und min
>
> - O_2-Verbrauch:
>   10 ml/100 g Muskulatur und min
>   (15% des aufgenommenen O_2)

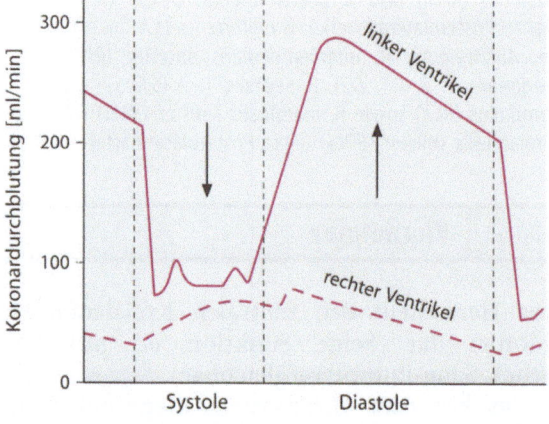

Abb. 1.7. Koronarer Blutfluss in Abhängigkeit von Diastole und Systole: deutlicher Perfusionsabfall (↓) v. a. in der muskelstarken linksventrikulären Wand während der Systole. In der Diastole (↑) nimmt die koronare Durchblutung wieder zu

1.2.2 Myokardiale Energiegewinnung

Die Herzfunktion ist darauf ausgelegt, metabolische Energie in Kontraktionskraft umzuwandeln und damit den ventrikulären Auswurf zu bewerkstelligen. Unter entsprechendem Blutangebot durch die Koronargefäße stehen dem Myokardstoffwechsel folgende Substrate zur Energiegewinnung zur Verfügung:
- freie Fettsäuren mit ca. 50%
- Glukose mit ca. 25%
- Milchsäure mit ca. 16%

Die genannten Substanzen gelangen auf dem Blutweg in die Herzmuskelzelle, wo sie verstoffwechselt werden. Im Zytoplasma unterliegen sie oxidativen Prozessen (β-Oxidation, Glykolyse, Oxidation) in welchen sie zu Acetyl-CoA und Pyruvat (Brenztraubensäure) umgewandelt werden. Diese Zwischenprodukte werden in den Mitochondrien über den Krebszyklus und die oxidative Phosporylierung unter Bildung von Adenosintriphosphat (ATP) vollständig zu CO_2 oxidiert. Das energiereiche ATP dient als Energielieferant für die in unserem Körper ablaufenden energieabhängigen Prozesse und ermöglicht diese erst.

1.2.3 Herzarbeit

Sowohl Vorhöfe als auch Herzkammern unterliegen einer rhythmischen, durch elektrische Vorgänge gesteuerten und aufeinander abgestimmten Herzaktion. Diese wird durch einen besonderen Aufbau der Kammermuskulatur gewährleistet, wobei es durch die Kombination zirkulärer und spiralförmig angelegter Muskelfasern mit unterschiedlicher Zugrichtung zu einer raschen Kammerentleerung kommt, ohne dass eine Einengung der Ausstrombahn auftritt. Die den Blutfluss regulierenden Herzklappen werden dabei passiv, in Abhängigkeit vom aufgebauten Druck, zum Öffnen und Schließen gebracht.

Kammersystole

Bei Kontraktion (Systole) der Herzkammern werden die Auslassventile beider Ventrikel geöffnet, während die Mitral- und die Trikuspidalklappe (Vorhof-Kammer-Klappen, atrioventriku-

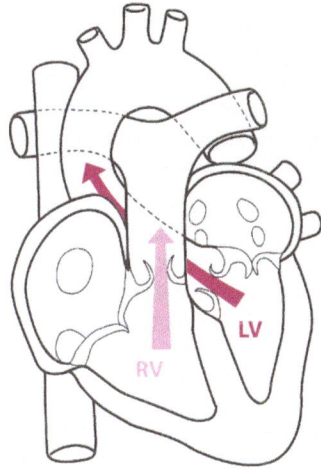

Abb. 1.8. Kammersystole, *LV* linker Ventrikel, *RV* rechter Ventrikel

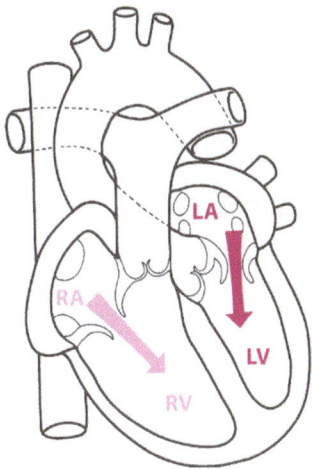

Abb. 1.9. Kammerdiastole, *LV* linker Ventrikel, *LA* linkes Atrium, *RV* rechter Ventrikel, *RA* rechtes Atrium

lare Klappen) geschlossen sind. Die jeweilige Blutmenge aus der linken und rechten Herzkammer (Schlagvolumen 60–80 ml) fließt durch die offenen Aorten- und Pulmonalklappen in den entsprechenden Kreislauf (Abb. 1.8).

- Durch die Aortenklappe wird der große Kreislauf (Körperkreislauf) gefüllt. Es entstehen die Pulswelle mit tastbaren arteriellen Pulsen sowie der Blutdruck. Dabei gelangt sauerstoffreiches Blut auf dem arteriellen Gefäßweg in die Peripherie.
- Durch die Pulmonalklappe wird der kleine Kreislauf (Lungenkreislauf) gefüllt. Das aus dem Körper stammende venöse Blut wird in die Lunge gepumpt und dort mit Sauerstoff angereichert.

Zum Ende der Kammerkontraktion sind die Vorhöfe gefüllt. Als Kontraktionsfolge kommt es während der Systole zur deutlichen Minderung der Koronarperfusion (Abschnüreffekt der zum großen Teil intramuskulär verlaufenden Koronararterien).

Kammerdiastole

In der Erschlaffungsphase (Diastole) der Herzkammern schließen sich die Aorten- und Pulmonalklappen. Bei abgeklungener Kammerkontraktion und gefüllten Vorhöfen öffnen sich jetzt infolge der einsetzenden Vorhofkontraktion die Trikuspidal- und die Mitralklappe. Das Blut aus den Vorhöfen fließt in die Herzkammern (Abb. 1.9).

- Durch die Trikuspidalklappe wird die rechte Kammer (RV) gefüllt.
- Durch die Mitralklappe wird die linke Kammer (LV) gefüllt.

> Der entscheidende Teil der Koronardurchblutung kommt der Diastole zu, da während dieser Phase der Herzmuskel infolge Erschlaffung eine freie Blutpassage in den Kranzgefäßen zulässt.

Dass der Aortendruck während der Diastole nicht gegen Null absinkt, sondern ein kontinuierlicher Blutfluss auch während dieser Herzphase erhalten bleibt, verdanken wir der Dehnbarkeit (Elastizität) der großen Arterien und ihrer Rückstellkräfte. Dieser Effekt wird als Windkesselfunktion bezeichnet und ist ein Ausdruck elastischer Eigenschaften der Gefäßwand.

Herzfrequenz und Herzleistung

Abbildung 1.10 zeigt die Möglichkeit der Steigerung des Herzzeitvolumens in Abhängigkeit von der Herzfrequenz. Dabei muss berücksichtigt werden, dass eine beliebige Steigerung der kardialen Auswurftätigkeit durch eine Frequenzerhöhung nur in begrenztem Maß möglich ist. Bei Überschreiten einer kritischen Herzfrequenz (Kurvengipfel bei etwa 180 Schlägen/min) ist mit einem rapiden Abfall des Herzminutenvolumens zu rechnen.

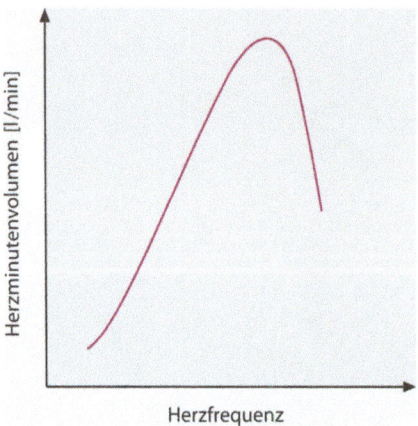

Abb. 1.10. Herzzeitvolumen und Herzfrequenz

Belastung von Muskulatur und Klappen

Bedingt durch unterschiedliche periphere Widerstände im großen und kleinen Kreislauf muss ein hoher bzw. niedriger Kreislaufdruck (Blutdruck oder Perfusionsdruck) aufgebaut werden, um das Blut fließen zu lassen. Die Ventrikel des linken und rechten Herzens unterliegen dabei einer unterschiedlichen Belastung, was sich in der Muskelmasse der entsprechenden Kammern zeigt.

Aufgrund ihrer Lokalisation im linken Herzen (Hochdrucksystem) unterliegen die Aorten- und Mitralklappe einer größeren mechanischen Belastung als die Pulmonal- und Trikuspidalklappe (Niederdrucksystem); ein wesentlicher Faktor zum Verständnis der Häufigkeit von Erkrankungen der Aorten- und Mitralklappe.

Bedeutung der Herzarbeit für den Sauerstoffverbrauch

- Eine Verdoppelung der Volumenarbeit hat lediglich einen Sauerstoffmehrverbrauch von 5–10% zur Folge.
- Eine Verdoppelung der Druckarbeit bringt auch eine Verdoppelung des Sauerstoffverbrauchs mit sich!

Daraus folgt, dass Herzerkrankungen mit Erhöhung der Druckarbeit schlechter toleriert werden.

Arbeitsdiagramm

Die während der Systole durch den Herzmuskel geleistete Arbeit unterteilt sich in eine statische und eine dynamische Komponente und führt zur Auswurfleistung (Ejektionsfraktion) mit dem Ergebnis des Herzzeitvolumens. Ausdruck der systolischen und diastolischen Arbeitsleistung sind bestimmte Druck- und Volumenveränderungen, die als Arbeitsdiagramm des Herzens ihren periodischen Ablauf während des Herzzyklus aufweisen.

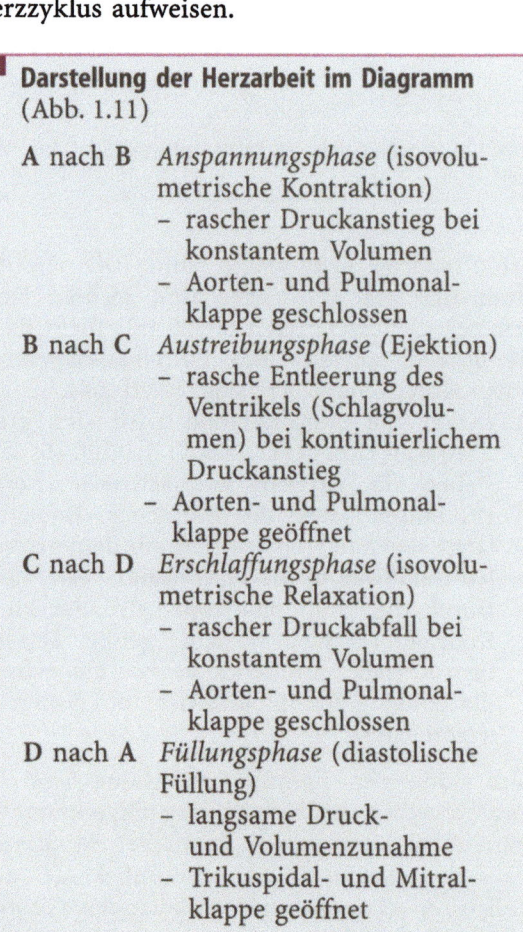

Darstellung der Herzarbeit im Diagramm (Abb. 1.11)

A nach B *Anspannungsphase* (isovolumetrische Kontraktion)
- rascher Druckanstieg bei konstantem Volumen
- Aorten- und Pulmonalklappe geschlossen

B nach C *Austreibungsphase* (Ejektion)
- rasche Entleerung des Ventrikels (Schlagvolumen) bei kontinuierlichem Druckanstieg
- Aorten- und Pulmonalklappe geöffnet

C nach D *Erschlaffungsphase* (isovolumetrische Relaxation)
- rascher Druckabfall bei konstantem Volumen
- Aorten- und Pulmonalklappe geschlossen

D nach A *Füllungsphase* (diastolische Füllung)
- langsame Druck- und Volumenzunahme
- Trikuspidal- und Mitralklappe geöffnet

Sauerstoffbedarf

Die Leistungsfähigkeit des Herzmuskels wird wesentlich von der *Wandspannung* beeinflusst. Diese stellt neben der Herzfrequenz und der Kontraktilität den Hauptfaktor des myokardialen Sauerstoffverbrauchs dar.

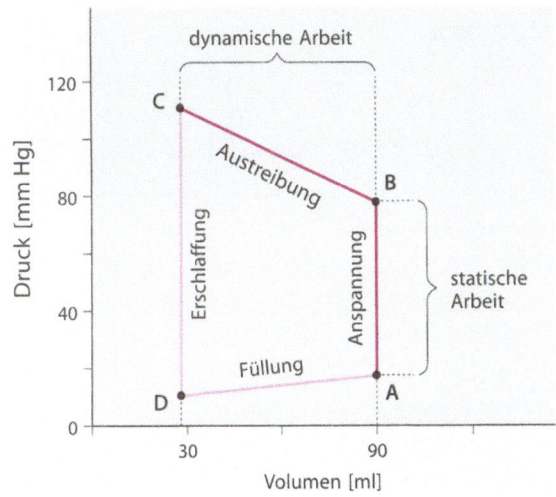

Abb. 1.11. Schematische Darstellung der Herzarbeit. Systole: Anspannungs- und Austreibungsphase. Diastole: Erschlaffungs- und Füllungsphase

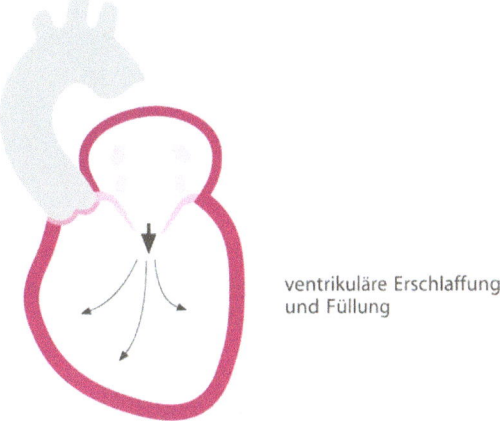

Abb. 1.12. Schematische Darstellung der passiv durch einströmendes enddiastolisches Ventrikelvolumen entstehenden Vorlast

Wandspannung

Die Wandspannung in den beiden Herzzyklen wird in Vor- und Nachlast unterschieden.

- Während der Erschlaffungsphase erzeugt der *Bluteinstrom* in das Herz einen bestimmten *Füllungsdruck* und ein *Füllungsvolumen*. Die dabei entstehende Wandspannung wird als diastolische Vorlast (Vorspannung oder Preload) bezeichnet. Sie beschreibt die passiv entstandene Belastung des Herzens vor der Kammerkontraktion (Abb. 1.12).

In Abhängigkeit vom eingeströmten Volumen werden die Muskelfasern gedehnt, wobei es je nach Blutmenge zur unterschiedlichen Faserlänge kommt. Je stärker die Faservordehnung ist, desto kräftiger kann in der systolischen Austreibungsphase das Schlagvolumen ausgeworfen werden.

Abbildung 1.13 zeigt die Bedeutung der Faservordehnung für den Kontraktionsvorgang. Infolge des weiteren Abstandes der kontraktilen Muskelelemente (Aktin und Myosin) voneinander auf der rechten Seite der Abbildung (Faservordehnung) kann beim Kontraktionsvorgang eine höhere Kraft entwickelt werden. Durch eine Erhöhung der Vorlast können somit Blutdruck und Blutfluss im Kreislaufsystem gesteigert werden.

Der im Ventrikel am Ende der Diastole gemessene Druck entspricht dabei der Vorlastgröße (LVEDP: linksventrikulärer enddiastolischer Druck; Normalwert: 12 mmHg)

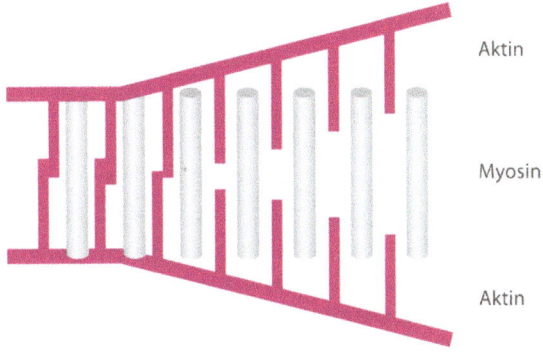

Abb. 1.13. Aufgrund der Faservordehnung (rechte Seite) kann beim Kontraktionsvorgang eine höhere Kraft entwickelt werden

- Die während der Kontraktionsphase entstehende Wandspannung wird durch 2 Faktoren bedingt:
  - durch das *Blutvolumen* im Ventrikel, um das sich der Herzmuskel anspannt und
  - durch den *Widerstand*, gegen den das Ventrikelvolumen (Schlagvolumen) ausgeworfen werden muss (Auswurfwiderstand des linken bzw. rechten Ventrikels).

Die hierzu erforderliche Kraft, die der Herzmuskel *aktiv* entwickelt, wird als systolische Nachlast (Nachspannung oder Afterload) bezeichnet (Abb. 1.14).

Dabei ist die Wandspannung abhängig vom:
- Innendruck (im Ventrikel),
- dem Radius und
- der Wanddicke.

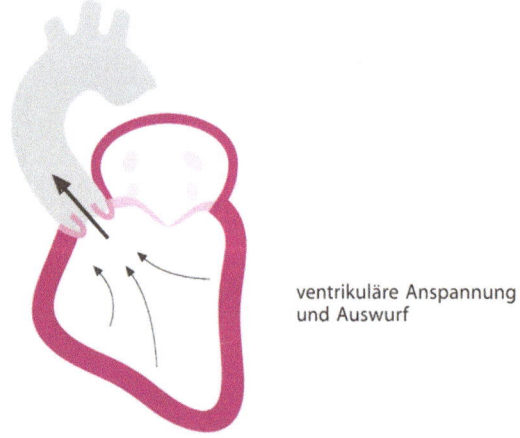

Abb. 1.14. Schematische Darstellung der aktiv durch Widerstand in der Auswurfphase entstehenden Nachlast

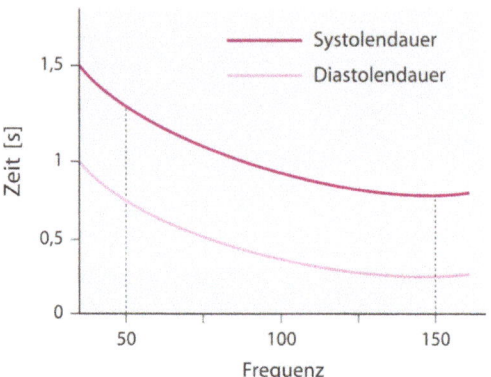

Abb. 1.15. Abhängigkeit der Diastolen- und der Systolendauer von der Herzfrequenz

Der mathematische Zusammenhang dieser Vorgänge wird durch das *Laplace-Gesetz* beschrieben:

$$\text{Wandspannung} = \frac{\text{Innendruck (p)} \cdot \text{Radius (r)}}{\text{Wanddicke (d)} \cdot 2}$$

Aus der Gleichung ergibt sich, dass ein zunehmender Radius und damit ein zunehmendes Volumen, ein zunehmender Druck und eine abnehmende Wanddicke zur Erhöhung der Wandspannung führen. Für die energetische Situation des Herzens bedeutet dies einen erhöhten Sauerstoffbedarf.

Herzfrequenz

Der Sinusknoten ist in der Lage, durch seine rhythmische elektrische Aktivität als Schrittmacher des Herzens zu fungieren. Das dabei entstehende elektrische Aktionspotenzial bestimmt durch seine Anstiegssteilheit die Herzfrequenz, die durch nervale, humorale und metabolische Faktoren beeinflusst werden kann.

Da die koronare Durchblutung wesentlich von der Diastolendauer bestimmt wird, stellen frequenzsenkende Maßnahmen eine Verbesserung des myokardialen Sauerstoffangebots dar und finden bei der Therapie von Durchblutungsstörungen des Herzens ihre Anwendung.

Bei einer Frequenz von 50 Schlägen/min (Abb. 1.15) ist die Diastolendauer deutlich länger als bei einer Frequenz von 150 Schlägen/min, wo die Systolendauer deutlich überwiegt.

Kontraktilität

In Abhängigkeit von den Größenverhältnissen des Ventrikels, den Lastfaktoren (Vor- und Nachlast) und der Herzfrequenz stellt die Kontraktilität eine komplexe Größe dar. Sie beschreibt die vom Herzen erbrachte Leistung und wird als Verkürzungsgeschwindigkeit der kontraktilen Muskelelemente definiert.

Die systolische Arbeit setzt sich aus der Anspannungszeit (Drucksteigerung ohne Volumenänderung, also isovolumetrische Phase) und der Austreibungszeit zusammen.

Mathematisch handelt es sich um Druckänderungen (dp) in Abhängigkeit von zeitlichen Änderungen (dt), die durch folgende Formel berechnet werden können:

$$LV = \frac{dp}{dt}$$

Der dabei aufgebaute Druck wird benötigt, um das Ventrikelvolumen auszuwerfen. Die Variabilität von Vorlast und Herzfrequenz sowie der technische Aufwand limitieren die breite Anwendung dieser Messgröße.

1.2.4 Ventrikelfunktion

Zur Beurteilung der Pumpfunktion des Herzens wird die Beweglichkeit des linken Ventrikels herangezogen, die sich in der Auswurfstärke dokumentiert. Diese Größe wird als linksventrikuläre Auswurffraktion bezeichnet und mit der Abkürzung EF (Ejektionsfraktion) versehen. Sie wird nach der Formel

$$(EF)(\%) = \frac{\text{Schlagvolumen (EDV} - \text{ESV)}}{\text{Enddiastolisches Volumen (EDV)}} \times 100$$

berechnet und in Prozent angegeben.
- Im Normalfall, unter Ruhebedingungen, sollte die EF ≥65% betragen.
- Ein Wert <50% stellt bereits eine deutliche Minderung der Kontraktilität dar.

Mit Hilfe dieses relativ einfach zu bestimmenden Parameters lassen sich Funktionsstörungen des linken Ventrikels erfassen sowie Stellungen zur Prognose beziehen. Die klinische Bedeutung und gute Reproduzierbarkeit wurden bereits 1960 von Dodge et al. beschrieben.

Die in der Formel angegebenen Größen endsystolisches (ESV) und enddiastolisches Volumen (EDV) (Abb. 1.16) können auf 2 Wegen ermittelt werden: Die Volumenbestimmung ist einerseits durch die Kernspinuntersuchung möglich, jedoch aufwändig; andererseits durch die biplane Echokardiographie, wobei die Wanddicken von Septum und Hinterwand während der Diastole und der Systole ausgemessen werden (Abb. 1.17).

Aus den so gewonnenen Daten lässt sich die prozentuale Verkürzungsfraktion (fractional shortening, FS) nach folgender Formel berechnen.

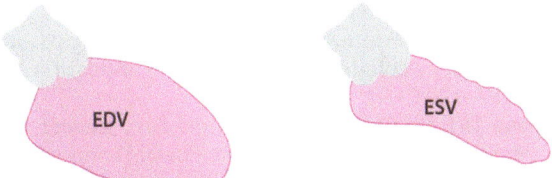

Abb. 1.16. Flächenbestimmung, *EDV* enddiastolisches Volumen, *ESV* endsystolisches Volumen

$$FS(\%) = \frac{EDD - ESD}{EDD} \cdot 100$$

Aus der FS kann von modernen Echokardiographiegeräten direkt die Ejektionsfraktion (EF) errechnet werden, und zwar unter Nutzung der Teichholz-Formel und der Simpson-Methode. Der Normalwert für die FS beträgt >25%.

Zur Beurteilung der linksventrikulären Funktion hat sich die Bestimmung der Ejektionsfraktion weitestgehend etabliert. Diese Größe wird jedoch von zahlreichen Variablen während der Herzarbeit ständig beeinflusst, sodass sie nur bedingt über die Gesamtfunktion Auskunft geben kann.

Dies sei an 2 Patienten, beide mit deutlich reduzierter Ejektionsfraktion demonstriert: der eine infolge Aortenstenose, der andere infolge Mitralinsuffizienz. Welcher von beiden Patienten (mit gleich schlechter EF) wird das höhere operative Risiko beim Klappenersatz haben? Der Patient mit Ersatz der Aortenklappe profitiert augenblicklich infolge Absenkens des hohen Auswurfwiderstands von der Operation. Der andere Patient erhält eine dicht schließende neue Mitralklappe, die jedoch als Überlaufventil für den dilatierten linken Ventrikel nicht mehr zur Verfügung steht. In der momentanen perioperativen Situation wird der zweite Patient einen erschwerten Verlauf aufweisen.

Für den klinischen Alltag stellt die transthorakale Echokardiographie eine rasche Möglichkeit dar, die Ventrikelfunktion abzuschätzen.

Die systolische und diastolische Beweglichkeit wird bei der Untersuchung in verschiedenen Schweregraden (normal, mäßig eingeschränkt und stark eingeschränkt) angegeben, wobei diese Einteilung jedoch nur als subjektiv empfundener Wert dokumentiert wird.

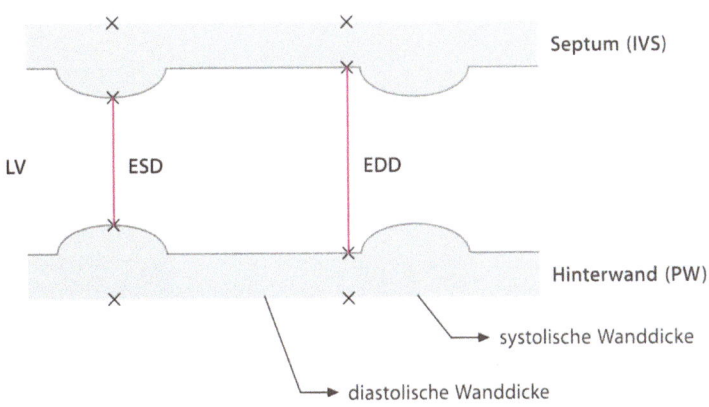

Abb. 1.17. Echokardiographischer parasternaler Längsschnitt mit Messpunkten (×), *LV* linker Ventrikel, *EDD* enddiastolischer Durchmesser, *ESD* endsystolischer Durchmesser

1.2.5 Ventrikelmasse

Die Bestimmung der linksventrikulären Masse (LV-Masse) lässt Schlüsse über die Progression oder Regression einer Herzerkrankung zu. Mit Hilfe der M-mode-Echokardiographie kann diese Größe auf nichtinvasivem Weg bestimmt werden. Aussagen zum Spontanverlauf und zur Prognose nach therapeutischen Maßnahmen lassen sich so besser beurteilen.

Benötigte Messwerte sind:
- enddiastolischer LV-Durchmesser (LV_{EDD})
- Dicke des interventrikulären Septums (IVS)
- Dicke der posterioren Wand (PW)

Alle 3 Größen werden enddiastolisch bestimmt.

Die Ventrikelmasse lässt sich folgendermaßen berechnen:

$$\text{LV-Masse} = 1,05 \cdot (LV_{EDD} + PW + IVS)^3 - 13,6\,g$$

(1,05: spezifisches Gewicht der Herzmuskulatur, 13,6: an Autopsieherzen gewonnener Korrekturfaktor zur exakten Massebestimmung)

1.3 Literatur

Anderson RH, Becker AE (1982) Anatomie des Herzens. Thieme, Stuttgart New York

Ardehali A, Ports TA (1990) Myocardial oxygen supply and demand. Chest 98:699–705

Behrendt DM (1995) Use and misuse of the ejection fraction. Ann Thorac Surg 60:1166–1168

Berne RM, Levy MN (1992) Cardiovascular physiology. 6th edn. Mosby Year Book, St Louis

Boudoulas H (1997) Determination of left ventricular mass in clinical practice. J Heart Valve Dis 6:222–227

Devereux RB, Reichek N (1977) Echocardiographic determination of left ventricular mass in man. Circulation 55:613–618

Dodge HT, Sandler H, Ballew DW, Lord JD (1960) The use of biplane angiocardiography for the measurement of left ventricular volume in man. Am Heart J 60:762–776

Dole WP (1987) Autoregulation of the coronary circulation. Prog Cardiovasc Dis 29:293–323

Hoffman JIE (1987) Transmural myocardial perfusion. Prog Cardiovasc Dis 29:429–464

Lam JHC, Ranganathan N, Wigle ED, Silver MD (1970) Morphology of the human mitral valve. I. Chordae tendineae: a new classification. Circulation 41:449–458

Mason DT (1969) Usefulness and limitations of the rate of rise of intraventricular pressure (dP/dt) in the evaluation of myocardial contractility in man. Am J Cardiol 23:516–527

McAlpine WA (1975) Heart and coronary arteries. An anatomical atlas for clinical diagnosis, radiological investigation, and surgical treatment. Springer, Berlin Heidelberg New York

Newman PE (1981) The coronary collateral circulation: determinants and functional significance in ischemic heart disease. Am Heart J 102:431–445

Pan-Chih, Huang AH, Dorsey LMA, Guyton RA (1994) Hemodynamic significance of the coronary vein valves. Ann Thorac Surg 57:424–431

Pijls NHJ, Bruyne B de (1997) Coronary pressure. Kluwer Academic Publishers, Dordrecht Boston London

Ranganathan N, Lam JHC, Wigle ED, Silver MD (1970) Morphology of the human mitral valve. II. The valve leaflets. Circulation 41:459–467

Sasayama S, Fujita M (1992) Recent insights into coronary collateral circulation. Circulation 85: 1197–1204

Spaan JAE (1991) Coronary blood flow. Kluwer Academic Publishers, Dordrecht Boston London

Van der Werf T (1980) Cardiovascular pathophysiology. Oxford University Press, New York

Wilcox BR, Anderson RH (1992) Surgical anatomy of the heart. Gower Medical Publishing, London New York

2 Koronare Herzkrankheit (KHK)

Das Missverhältnis von Sauerstoffangebot und Sauerstoffbedarf führt zur myokardialen Ischämie und deren Folgen. Der koronare Perfusionsdruck, der Blutsauerstoffgehalt und die Diastolendauer bestimmen das Sauerstoffangebot an den Herzmuskel. Die Kontraktilität, die Wandspannung (Vorlast, Nachlast) und die Herzfrequenz stellen die wesentlichen Determinanten des myokardialen Sauerstoffbedarfs dar, welcher in der vom linken Ventrikel geleisteten Arbeit seinen Ausdruck findet.

Im Verständnis dieser Vorgänge können verschiedene Wege in der Therapie der koronaren Herzkrankheit beschritten werden, um eine ausreichende myokardiale Energieversorgung wiederherzustellen.

Kommt es infolge zunehmender obliterierender Prozesse zu einer mehr als 50%igen Verengung einer Koronararterie, spricht man von einer hämodynamisch wirksamen Stenose. Diese kann bei Belastung (Lumenreduktion über 50%), aber auch schon in Ruhe (Lumenreduktion über 80%) den koronaren Blutfluss derart beeinträchtigen, dass es zum Missverhältnis von Sauerstoffangebot und Sauerstoffbedarf kommt. Es entwickelt sich, je nach Ausmaß der Erkrankung, eine Koronarinsuffizienz auf unterschiedlicher Belastungsstufe. Die klinische Symptomatik reicht dabei von der stabilen Belastungsangina bis zur Ruheangina, von der Ischämiereaktion bis zum typischen Infarkt-EKG.

Je nach Anzahl der befallenen Koronararterien spricht man von einer
- 1-Gefäß-Erkrankung,
- 2-Gefäß-Erkrankung oder
- 3-Gefäß-Erkrankung.

Diese Einteilung bezieht sich auf die 3 Hauptkoronargefäße des Herzens. Nach anatomischem Verlauf gehören hierzu die folgenden Arterien:

- RIVA (R. interventricularis anterior) mit den Diagonalarterien (R. diagonalis: D1, D2)
- RCX (R. circumflexus) mit den Marginalarterien [R. marginalis sinister (RMS)] bzw. den linken postero-lateralen Arterien (LPLA 1, LPLA 2)
- RCA (rechte Koronararterie) mit dem R. interventricularis posterior (RIVP) und der rechten postero-lateralen Arterie (RPLA)

Gelegentlich entspringt zwischen RIVA und RCX eine größere Arterie, die weder dem RCX- noch dem RIVA-System zuzuordnen ist; diese Koronararterie wird als R. intermedius bezeichnet. Eine Sonderstellung bildet der kurze linkskoronare Hauptstamm, der isoliert oder kombiniert mit anderen Arterien im Sinne einer Hauptstammstenose verengt sein kann. Sind RIVA und RCX in ihrem proximalen Anteil stenosiert, spricht man vom Hauptstammäquivalent, das prognostisch einer Hauptstammstenose entspricht.

2.1 Ätiologie

2.1.1 Modell des Risikofaktorkomplexes

Einen Beleg für den Zusammenhang zwischen koronarer Herzkrankheit und unterschiedlichen Risikofaktoren liefern mehrere, weltweit durchgeführte, große epidemiologische Studien.

Zu den anerkannten Risikofaktoren zählen:
- Hyperlipidämie
  - Gesamtcholesterin >200 mg/dl
  - HDL <35 mg/dl
  - LDL >155 mg/dl
  - Triglyzeride >150 mg/dl
- Nikotinkonsum
- Hypertonie

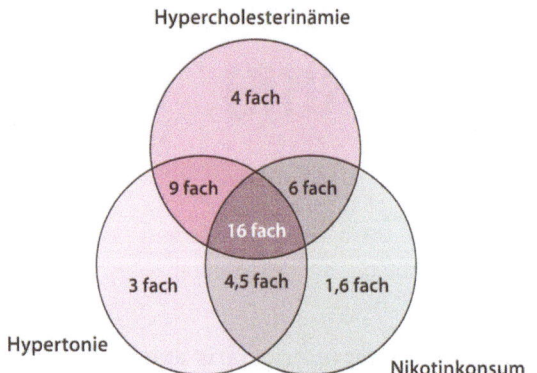

Abb. 2.1. Atherogenes koronares Risiko bei unterschiedlichen Risikofaktoren

Abbildung 2.1 zeigt die Auswertung epidemiologischer Daten aus der Framingham-Studie. Kombinationen dieser Risikofaktoren führen zur Potenzierung des atherogenen koronaren Risikos mit stenosierenden Veränderungen der Koronararterien und schließlich zum Herzinfarkt.

2.1.2 Andere Hypothesen zur Entwicklung der koronaren Herzkrankheit

Abgesehen vom klassischen Modell des Risikofaktorkomplexes und dem Zusammenhang atherosklerotischer Gefäßveränderungen bestehen epidemiologisch nicht erklärbare Häufungen der Herzinfarktraten einzelner Länder. Diese werden trotz vergleichbarer LDL-Cholesterin-Werte und unter Berücksichtigung zahlreicher Variablen in entsprechenden Studien beobachtet. Da letztlich nur in maximal 70% ein pathogenetischer Rückschluss in der Entstehung der koronaren Herzkrankheit nachvollziehbar ist, wurde bei der Frage nach weiteren ätiologischen Faktoren der Atherosklerose die bereits von William Osler Anfang des 20. Jahrhunderts geäußerte Vermutung einer infektiösen Ursache wieder aufgegriffen.

Nachdem eine finnische Arbeitsgruppe (Saikku et al. 1998) erstmals einen Zusammenhang zwischen chronischer Chlamydieninfektion und koronarer Herzkrankheit beschrieben hatten, gelang Shor et al. (1998) der direkte Nachweis von Chlamydien in atherosklerotischen Plaques. Stille u. Stephen (1999) publizierten eine Analyse aus 12 vorliegenden Studien, die belegt, dass in 39% der Fälle (247 von 624 Patienten) mittels immunzytochemischer Methoden der

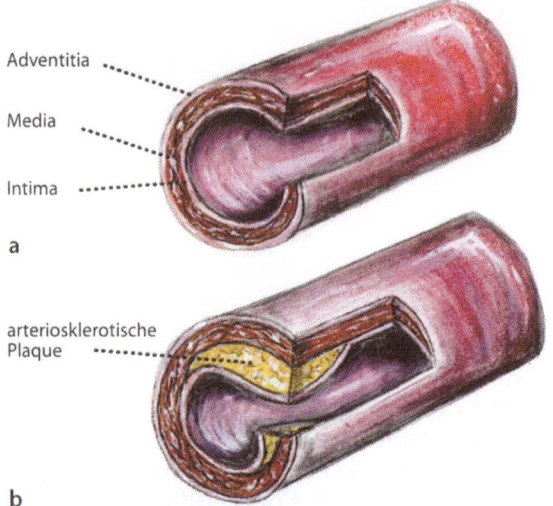

Abb. 2.2 a, b. Normale Koronararterie mit dreischichtigem Wandaufbau (**a**) und exzentrischer Stenose (**b**)

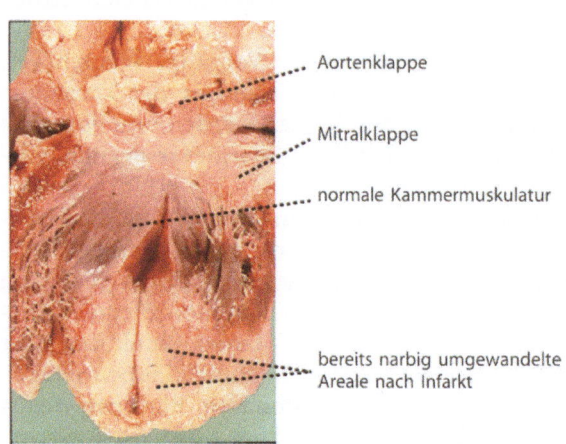

Abb. 2.3. Blick in den linken Ventrikel mit Infarktzone

Chlamydiennachweis geführt werden konnte (Atherektomie- oder Autopsiepräparate). Neben den Chlamydien [*Chlamydia pneumoniae* (Cp)] könnte auch ein anderer Erreger, der Zytomegalievirus (CMV), in der Entstehung der Atherosklerose eine Rolle spielen. Die Kritiker der Infektionshypothese weisen auf eine hohe Durchseuchungsrate der Bevölkerung hin, sodass eine exakte Zuordnung erschwert wird. Es könnte sich dann auch um rein zufällige Ereignisse handeln.

Abbildung 2.2 zeigt den schematischen Aufbau einer gesunden und einer verengten Koronararterie. Eine Infarktzone im linken Ventrikel ist in Abbildung 2.3 wiedergegeben.

Tabelle 2.1. Kumulative Überlebensraten

1-Gefäß-Erkrankung	5-Jahres-Überlebensrate	90–95% (undifferenziert)
		96% (nur RCA)
		92% (nur RIVA)
	15-Jahres-Überlebensrate	50% (undifferenziert)
2-Gefäß-Erkrankung	5-Jahres-Überlebensrate	88%
	15-Jahres-Überlebensrate	56%
3-Gefäß-Erkrankung	5-Jahres-Überlebensrate	70%
	10-Jahres-Überlebensrate	60%
	15-Jahres-Überlebensrate	40%
Linkskoronare Hauptstammstenose		
■ Alle Stenosegrade	5-Jahres-Überlebensrate	40–60%
	15-Jahres-Überlebensrate	15%
■ Stenosegrad >70%	1-Jahres-Überlebensrate	72%
	3-Jahres-Überlebensrate	41%
■ Stenosegrad 50–70%	1-Jahres-Überlebensrate	91%
	3-Jahres-Überlebensrate	66%

2.2 Verlauf

Bezüglich der Prognose aller (nicht weiter klassifizierten) Koronarpatienten ergeben sich für den Spontanverlauf kumulative Überlebensraten von:
- 5-Jahres-Überlebensrate: 75%
- 10-Jahres-Überlebensrate: 60%
- 15-Jahres-Überlebensrate: 45%

Wird nach der *Anzahl der betroffenen Koronargefäße* unterschieden, ergeben sich die in Tabelle 2.1 zusammengefassten Zahlen.

2.3 Häufigkeit

Die große epidemiologische Bedeutung wird besonders in Industrienationen deutlich:
- Deutschland: 80 000 Todesfälle/Jahr (ca. 250 000 Herzinfarkte)
- England: 150 000 Todesfälle/Jahr
- USA: 700 000 Todesfälle/Jahr (ca. 1,5 Mio. Herzinfarkte)

Tabelle 2.2. Stadieneinteilung der belastungsunabhängigen Angina

Stadium I	Keine Angina unter normaler Aktivität. Beschwerden nur bei äußerster Belastung
Stadium II	Nur bei schnellem Gehen oder Treppensteigen treten Herzschmerzen auf
Stadium III	Deutliche Einschränkung unter normaler Aktivität infolge Herzschmerzen
Stadium IV	Angina bereits bei geringster körperlicher Aktivität. Übergang zur Ruheangina

2.4 Klinik

Führendes Symptom der koronaren Herzkrankheit ist die Angina pectoris, die belastungsabhängig (als stabile Angina), in fortgeschrittenen Fällen auch belastungsunabhängig (als instabile Angina) auftritt.

Die Stadieneinteilung der belastungsabhängigen Angina erfolgt nach der Klassifikation der *Canadian Cardiovascular Society* (Tabelle 2.2). Sie entspricht prinzipiell der NYHA-Klassifikation der Herzinsuffizienz.

2 Koronare Herzkrankheit (KHK)

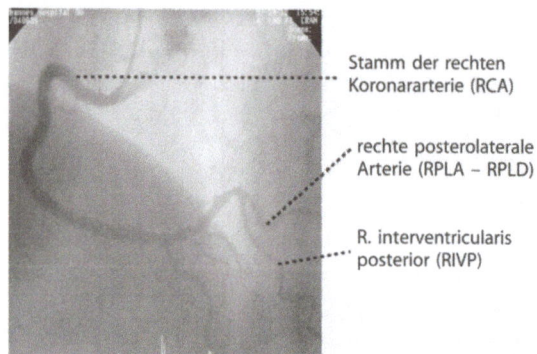

Abb. 2.4. Rechte Koronararterie

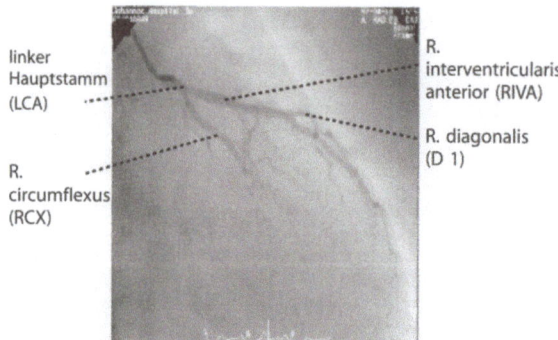

Abb. 2.5. Linkes Koronargefäßsystems

2.5 Komplikationen

- Primärmanifestation: akuter Myokardinfarkt
- Folgeschäden:
  - linksventrikuläres Aneurysma (10–15%)
  - ischämische Mitralinsuffizienz (5%)
  - Ventrikelseptumdefekt nach Infarkt (1%)

2.6 Diagnostik

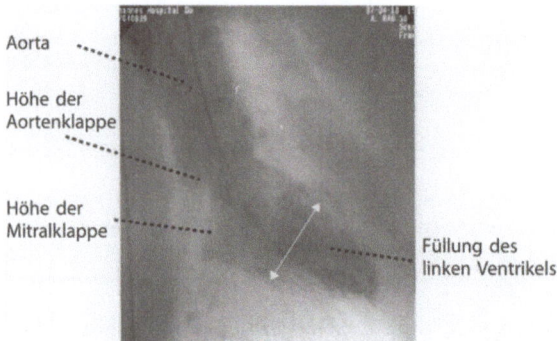

Abb. 2.6. Linker Ventrikel in Systole

- Anamnese (stabile oder instabile Angina pectoris, evtl. Dyspnoe)
- Labor (Infarktausschluss, -nachweis, -verlauf anhand der Enzyme)
- Ruhe-EKG und Belastungs-EKG (Ischämienachweis, Infarktzeichen)
- Echokardiogramm (Ventrikelfunktion, Motilitätsstörungen)
- Herzkatheter vor PTCA und Bypassoperation:
  - *Koronarangiographie*: Morphologie der Gefäße (Abb. 2.4 und 2.5)
  - *Lävokardiographie*: Ventrikelfunktion, Ejektionsfraktion (Abb. 2.6–2.7)

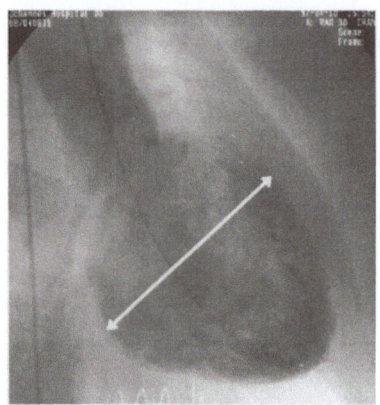

Abb. 2.7. Linker Ventrikel in Diastole

2.7 Therapie

2.7.1 Therapieziele

Ziele der Behandlung sind:
- Minderung oder Beseitigung der pektanginösen Beschwerden
- Verbesserung der Prognose aus koronarmorphologischer Sicht

Hierzu stehen mehrere Möglichkeiten zur Verfügung:
- die medikamentöse Therapie
- die interventionelle Therapie
- die chirurgische Therapie

In Kenntnis der Ergebnisse klinischer Studien kann eine geeignete, mit möglichst geringem Risiko verbundene Behandlungsmethode ausgewählt werden. Die Auswertung dieser Studien liefert aufschlussreiche Daten zur Effektivität nach medikamentöser und operativer Therapie. Sie erlaubt Aussagen zur differenzierten Indikation, je nach Befall der Koronararterien und der linksventrikulären Pumpfunktion.

Zu den 3 großen Studien zählen:
- Coronary Artery Surgery Study (CASS)
- European Coronary Surgery Study (ECSS)
- Veterans Administration Cooperative Study (VACS)

Kritikpunkte dieser Studien sind die bereits Jahrzehnte alten operativen, anästhesiologischen und intensivmedizinischen Techniken.

2.7.2 Medikamentöse Therapie

Nitrate stellen die medikamentöse Basistherapie der koronaren Herzkrankheit dar. Sie können isoliert oder kombiniert mit β-Blockern oder Kalziumantagonisten gegeben werden (Tabelle 2.3).

Außer den genannten Substanzen gehört auch Azetylsalizylsäure (ASS) in die Gruppe der Koronartherapeutika, wobei sich die Indikation im Sinne einer Sekundärprophylaxe insbesondere nach Angioplastie und Koronarbypass ergibt (Tagesdosis: 100 mg p.o.).

2.7.3 Interventionelle Therapie

Perkutane transluminale koronare Angioplastie (PTCA)

Basierend auf dem Konzept der Dilatationsmethode nach *Charles Dotter* und der Entwicklung geeigneter flexibler Katheter- und Ballongrößen wurde die Koronarangioplastie 1976 von *Andreas Grüntzig* erstmals angewendet.

Die Indikation wird durch die klinische Symptomatik (Angina pectoris, Ischämienachweis) und die koronare Morphologie bestimmt. Ideal ist die proximal gelegene, kurzstreckige Läsion eines gerade verlaufenden Gefäßsegments (möglichst nicht ostiumnah). Mit zunehmender Erfahrung und technischem Fortschritt sind erweiterte Indikationen bis hin zur koronaren 3-Gefäß-Erkrankung möglich.

Komplikationen liegen bei 1–4% vor, davon:
- 1,5–2% Herzinfarkt
- 1,5–2% notfallmäßige Koronarbypassoperationen
- <1% Letalität

Die primäre Erfolgsrate liegt bei 85–95%. Ausschlaggebend ist die Anzahl befallener und dilatierter Arterien. Kriterien einer erfolgreichen Dilatation sind:
- mindestens 20%ige Reduktion der Stenose
- Reststenose <50%
- ohne Herzinfarkt oder Notoperation

Die Restenoserate liegt innerhalb der ersten 6 Monate bei ca. 25%. Danach steigt sie jährlich um ca. 1% an. Nach 5 Jahren sind noch 60–65% der Patienten ohne Rezidiv.

Tabelle 2.3. Medikamentöse Therapie

Nitrate	Vorlastsenkung (Gefäßerweiterung und Erhöhung der venösen Kapazität) Senkung des koronaren Widerstands
Präparat	Isosorbid-5-Mononitrat, z.B. Mono Mack dep. 100 mg p.o. 1-mal täglich Isosorbiddinitrat, z.B. Isoket ret. 120, 120 mg p.o. 1-mal täglich
Kalziumantagonisten	Nachlastsenkung (durch Reduktion des Systemwiderstands) Koronare Dilatation
Präparat	Verapamil, z.B. Isoptin KHK, 120 mg p.o. 1-mal täglich Diltiazem, z.B. Dilzem ret., 180 mg p.o. 1-mal täglich Nifedipin, z.B. Adalat ret., 20 mg p.o. 2-mal täglich
β-Blocker	Herzfrequenzsenkung Kontraktilitätsminderung
Präparat	Atenolol, z.B. Tenormin 50, 50 mg p.o. 1-mal täglich Metoprolol, z.B. Beloc zok, 90 mg p.o. 1-mal täglich

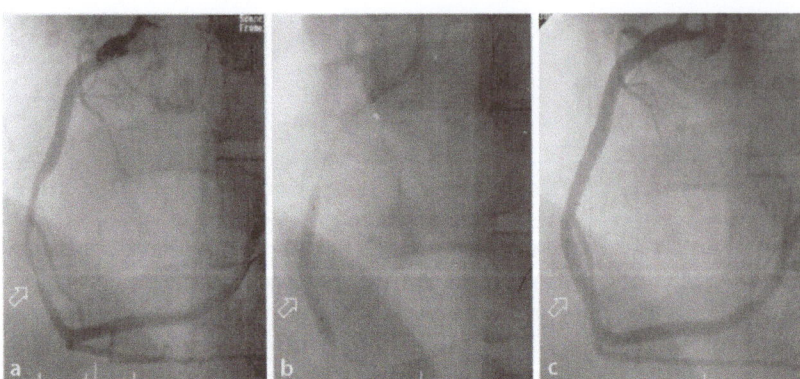

Abb. 2.8. a Koronarangiographie *vor* Dilatation mit hochgradiger Stenose im mittleren Abschnitt der rechten Koronararterie (*Pfeil*), **b** Vorgang der Dilatation: Ballon im Stenosebereich platziert und aufgebläht, **c** Kontrolldarstellung nach Dilatation mit sehr gutem Ergebnis

Eine Reduktion der Restenoserate erscheint möglich, wenn konsequent eine Kombinationstherapie mit Thrombozytenaggregationshemmern (Azetylsalizylsäure) und Fibrinogenrezeptorblockern (Clopidogrel) erfolgt.

In Abb. 2.8 ist die Kontrastmitteldarstellung einer stenosierten Koronararterie vor, während und nach der Dilatation gezeigt. Abbildung 2.9 stellt das Schnittbild einer Koronararterie nach der Dilatation dar.

Gegenüber der konventionellen Ballondilatation muss bei anderen Techniken mit einer nicht unerheblichen Restenoserate gerechnet werden. Zur Anwendung kommen die Rotationsangioplastie, die Atherektomie und die Laserangioplastie. Diese Verfahren sind v. a. bei exzentrischen, kalzifizierenden Stenosen indiziert.

Stentimplantation

Da die konventionelle Ballonangioplastie gehäuft mit Dissektionen (Abb. 2.10) einhergeht, zudem das Problem der Rezidivstenosen allen Angioplastieverfahren anhaftet, wird in zunehmendem Maß zusätzlich die Indikation zur Implantation von Stents gestellt. Es handelt sich hierbei um intraluminale Gefäßstützen aus einem Metallgitter, die über Kathetersonden im Bereich einer Stenose oder Dissektion (nach PTCA) zusätzlich in die Koronararterie eingebracht werden. Obwohl der intraluminale Stent ein Fremdkörper ist, stellt die Thrombosierung des Gefäßes an dieser Stelle heute eine Ausnahme dar.

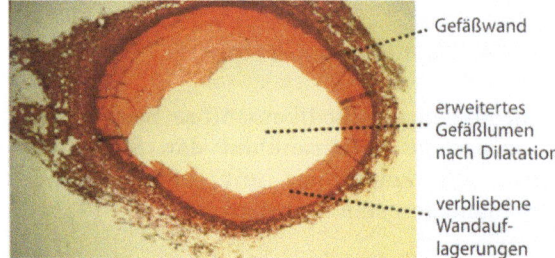

Abb. 2.9. Schnittbild einer Koronararterie nach Dilatation

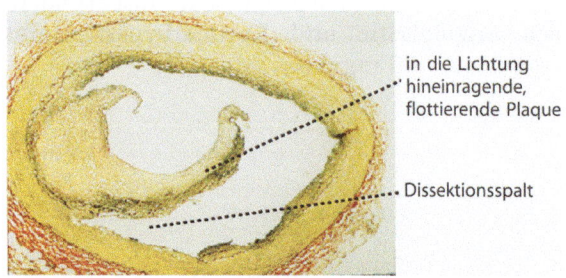

Abb. 2.10. Schnittbild einer Koronararterie nach PTCA und Dissektion

Dabei spielen folgende Maßnahmen eine wesentliche Rolle:
- *Implantationstechnik* (Einpressen in die Gefäßwand mittels Ballon)
- *medikamentöse Nachbehandlung* (Kombination von Antikoagulation und Thrombozytenhemmung)

Die Implantation eines koronaren Stents wurde erstmals 1987 von Sigwart et al. durchgeführt.

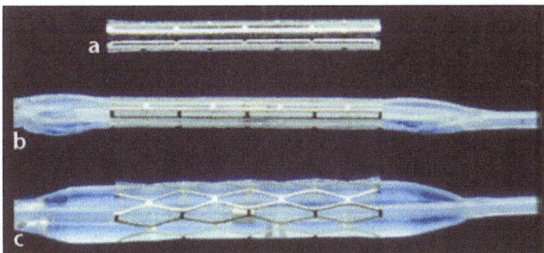

Abb. 2.11 a–c. Vorgang der Stentimplantation, **a** Stent im Originalzustand, **b** Stent auf den Ballon aufgeschoben, **c** durch den Ballon aufgedehnter Stent am Implantationsort

Technik

Die Stents werden auf einen Ballonkatheter aufgesetzt, vorgeschoben und an der entsprechenden Stelle des Koronargefäßes mit Hilfe des Ballons aufgedehnt und in die Gefäßwand eingedrückt (Abb. 2.11). Als Komplikation kann in seltenen Fällen eine Thrombosierung der Gefäßlichtung durch einen flottierenden Wandanteil auftreten.

Brachytherapie (Strahlentherapie)

Interventionelle Techniken wie die Angioplastie und das Einbringen von Stents stellen Manipulationen an Gefäßen dar, die zwangsläufig zu Gefäßwandverletzungen führen. Als Folge werden Reparationsvorgänge in Gang gesetzt, die als Ausdruck einer endothelialen bzw. subendothelialen Reaktion zu werten sind.

Proliferative Abläufe gehen immer mit einer Gewebevermehrung einher, die bei kleinen Gefäßkalibern eine nicht unerhebliche Durchflussbehinderung bedeutet und als Restenose im Kontrollangiogramm imponiert.

Um die Gewebevermehrung zu reduzieren, wurde auf die Bestrahlung als eine Behandlungsmethode zurückgegriffen, die eine überschießende Narbenbildung (Keloide) nach konventionellen Operationen unterdrückt. Diese Methode wurde auf die Behandlung von dilatierten Arterien übertragen. Die Reduktion der Restenosierungsrate war eine Bestätigung des Bestrahlungskonzepts. Wegen einer nur kurzen intraluminären Verweil- und Bestrahlungszeit wurde für diese Behandlungsmethode der Begriff der vaskulären Brachytherapie (griechisch: brachys: kurz) geprägt.

Als Strahlungsquelle werden β- oder γ-Strahlen aussendende Radionuklide verwendet, deren Einsatz einen z.T. erheblichen technischen Aufwand (Abschirmmaßnahmen) erfordert. Das Benutzen radioaktiver Strahlungsquellen setzt eine entsprechende Qualifikation voraus. Nach geltendem Gesetz ist die Anwendung nur in Anwesenheit eines Strahlungstherapeuten zulässig.

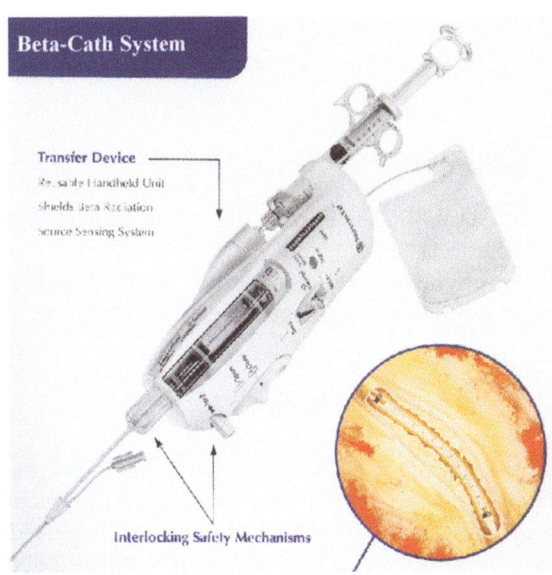

Abb. 2.12. Beta-Cath-System (Mit freundlicher Genehmigung der Fa. Novoste)

Erstmals eingesetzt wurde diese Methode 1992 von Liermann et al. in Frankfurt, die 4 Patienten nach Femoralarterienangioplastie bestrahlten. Condado et al. (1997), Caracas, Venezuela, waren die Ersten, die das Konzept auf die menschliche Koronararterie übertrugen.

Die Zukunft wird zeigen, ob die Brachytherapie nach Angioplastie die Implantation von Stents ersetzen kann.

Prinzip

Mittels eines Platzierungskatheters (systemabhängige Größen zwischen 4 und 5 F) wird die versiegelte Strahlenquelle hydraulisch auf den Katheter geladen und vor Ort (in Höhe der Stenose) gebracht. Dabei stehen verschiedene Systeme zur Auswahl:
- β-strahlende Systeme
  - Beta-Cath-System (Novoste; Abb. 2.12)
  - Schneider-Sauerwein-System (Boston Scientific-Schneider)
  - Galileo-System (Guidant)
- γ-strahlende Systeme
  - Cordis-IRT-System (Cordis)

Je nach Strahlenquelle werden die Radionuklide ^{90}Sr, ^{90}Y, ^{32}P (β-Strahler) oder ^{192}Ir (γ-Strahler) verwendet.

Je nach Strahlenart dauert die Bestrahlung 2–10 min (β-Strahler) oder 15–45 min (γ-Strahler).

Indikation

- In-Stent-Re-Restenose (derzeit gesicherte Indikation)
- Prophylaxe einer Restenose nach primärer Angioplastie (nicht gesicherte Indikation)

2.7.4 Chirurgische Therapie

Voraussetzung zur Chirurgie (wie auch bei der PTCA) sind eine exakte koronarangiographische Diagnostik und die technische Durchführbarkeit (anschlussfähige Gefäße). Ziele sind die Wiederherstellung der Belastbarkeit und eine Verbesserung der Überlebenschancen.

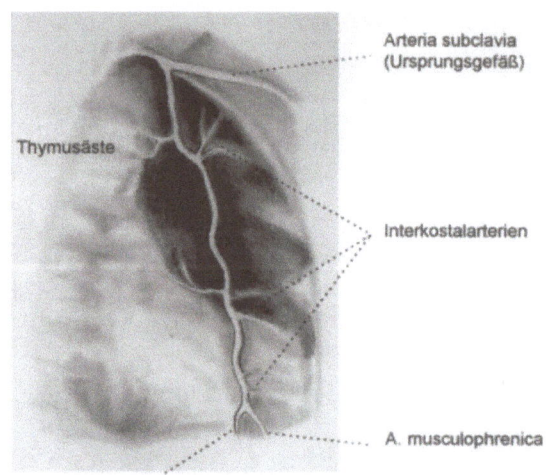

Abb. 2.13. Darstellung der linken A. mammaria interna und ihrer Äste: A. mammaria interna (IMA; Baseler Nomenklatur) oder A. thoracica interna [ITA; Pariser Nomenklatur (1955)]

Geschichte

1964 erfolgten die Implantation des ersten A.-mammaria-interna-Bypass durch Kolesov (Leningrad) und der erste Saphena-Bypass beim Menschen durch Sabiston und De Bakey (USA). 1967 wurde die koronaren Bypasschirurgie von Favaloro (Cleveland Clinic, Ohio) zur Therapie der Angina pectoris eingeführt.

Indikationen

- höhergradige linkskoronare Hauptstammstenose (oder Hauptstammäquivalent)
- Mehrgefäßerkrankung mit eingeschränkter LV-Funktion
- instabile Angina pectoris unter maximaler medikamentöser Therapie
- medikamentös nicht beeinflussbare, schwere Angina pectoris, fehlende PTCA-Indikation

Aufklärung

Der Patient muss darüber aufgeklärt werden, dass es zu folgenden Beeinträchtigungen kommen kann:
- kritische Minderung der Herzleistung (Myokardinfarkt: bis 5%)
- Rhythmusstörungen (treten postoperativ bei ca. 30% der Patienten auf)
- Gerinnungsstörungen mit Blutungen
- Schäden lebenswichtiger Organe infolge Minderdurchblutung oder Thrombosen/ Embolien: Gehirn (Insult: 2%), Niere (Versagen: 2–8%), Magen-Darm-Trakt (2%)
- Belüftungsstörungen der Lunge, Ergussbildung, Luftansammlung in der Pleura (5%)
- Infektion der Sternotomiewunde (3–5%) (erfordert eine Reverdrahtung sowie eine Spül-Saug-Behandlung)
- Infektion der Beinwunde nach Venenentnahme (bis 5%)
- Risiken der Bluttransfusion (Hepatitisrisiko, HIV-Infektionsrisiko)
- Amerikanische kardiologische Gesellschaften (ACC/AHA) haben 1999 eine Risikobewertung und daraus einen Risiko Score aufgestellt, nachdem das operative Risiko einer koronaren Bypass-Operation bezüglich der OP-Letalität, neurologischem Defizit und der Sternuminfektion (Mediastinitis) abgeschätzt werden kann (Tabellen 2.4 und 2.5)

Bypass

Grundsätzlich kommt nur autologes (d.h. körpereigenes) Material in Frage!
- A. mammaria interna (IMA) (Abb. 2.13), aufgrund überragender Langzeitergebnisse grundsätzlich verwenden!
- A. radialis, A. gastroepiploica oder A. lienalis (wenn andere autologe Gefäße fehlen)

Tabelle 2.4. Risikofaktoren

Merkmal	Mortalität	Neurologisches Defizit	Sternuminfektion
Alter 60–69	2	3,5	
Alter 70–79	3	5	
Alter >80	5	6	
Weiblich	1,5		
EF <40%	1,5	1,5	2
Dringlich	2	1,5	1,5
Notfall	5	2	3,5
pAVK	2	2	
Diabetes			1,5
Dialyse/Krea >2	4	2	
COPD	1,5		3,5
Übergewicht BMI <36			2,5
Übergewicht BMI >36			3,5
Re-Eingriff	5	1,5	

Gesamtpunktzahl = Total score

Tabelle 2.5. Risiko-Score

Total Score	Mortalität %	Neurologisches Defizit %	Mediastinitis %
0	0,4	0,3	0,4
1	0,5	0,4	0,5
2	0,7	0,7	0,6
3	0,9	0,9	0,7
4	1,3	1,1	1,1
5	1,7	1,5	1,5
6	2,2	1,9	1,9
7	3,3	2,8	3,0
8	3,9	3,5	3,5
9	6,1	4,5	5,8
10	7,7	>6,5	>6,5
11	10,6		
12	13,7		
13	17,7		
14	>28,3		

- V. saphena magna [aorto-koronarer Venenbypass (ACVB)]
- V. saphena parva (falls V. saphena magna nicht verfügbar ist)

Vor der Entnahme der V. saphena sollte die venöse Situation beider Beine sorgfältig überprüft werden. Eine präoperative duplexsonographische Untersuchung kann bei venöser Insuffizienz zur Durchmesserbestimmung verwendet werden. Eine Dilatation auf >7 mm würde eine Kontraindikation zur Venenentnahme des betroffenen Segments bedeuten. Phlebographien der Beinvenen sollten unmittelbar vor der Venenentnahme (2–4 Wochen) nicht durchgeführt werden, da das Röntgenkontrastmittel zu einer Endothelschädigung führen kann.

■ **Operation**

Es wird ein Koronarbypass (als Venenbypass, Arterienbypass oder deren Kombination) angelegt.

Lagerung und Zugang

Der Patient wird in Rückenlage median sternotomiert.

Technik

- Die Sternotomie wird mit einer Stichsäge (bei Erstoperation) oder einer oszillierenden Säge (bei Reoperationen) vorgenommen.
- Die A. mammaria interna (in der Regel linksseitig nach Gabe von 5 000 IE Heparin i.v.) und die V. saphena magna werden entnommen.
- Intravasal werden Vasospasmolytika in die A. mammaria interna, z. B.: *Papaverin* in einer Dosierung von 20–25 mg als Bolus [Präparat z. B. Paveron, 50 mg Wirkstoff in 2 ml; davon 1 ml (25 mg) mit 1 ml NaCl-Lösung verdünnen und injizieren], oder alternativ *Nifedipin* in einer Dosierung von 0,2 mg als Bolus (lichtempfindlich!) (Präparat z. B. Adalat 5 mg in 50 ml oder Adalat intracoronar 0,2 mg in 2 ml) gegeben.
- Der Herzbeutel wird längs eröffnet. Tabaksbeutelnähte werden auf der Aorta ascendens (2×4-0-Prolene) und dem rechten Vorhofohr (3-0-Prolene) gesetzt.
- Es erfolgt eine systemische Heparingabe in den rechten Vorhof. Die benötigte Heparindosis errechnet sich mit 300 E Heparin/kg Körpergewicht und beträgt somit 20 000–25 000 IE.
- Zur Perfusion werden Aorta ascendens und rechter Vorhof kanüliert und die Herz-Lungen-Maschine (HLM) angeschlossen. Es wird zur extrakorporalen Zirkulation (EKZ) gewechselt:

- arterielle Kanüle: Größe: 24 F, Konnektor: 1/4–3/8 Zoll
- venöse Kanüle: Größe: 36 F, Konnektor: 1/2–1/2 Zoll (2-Stufen-Kanüle)
- Die *Aorta ascendens* wird abgeklemmt (meist gemeinsam mit der Pulmonalarterie oder isoliert).
- Elektrisch wird Kammerflimmern induziert, und die zu revaskularisierenden Koronararterien werden vor der Gabe von Kardioplegielösung dargestellt.
- Die Myokardprotektion erfolgt durch:
  1. *Hypothermieeinleitung* (32 °C Rektaltemperatur)
  2. Gabe von *Kardioplegielösung* in die Koronararterien über eine Aorta-ascendens-Kanüle (Diese Maßnahme wird in den einzelnen Zentren sehr unterschiedlich gehandhabt. In unserer Klinik wird kristalloide Kardioplegielösung verwendet: initial 1 l St.-Thomas-Lösung; Intervalldosis, bei milder Hypothermie von etwa 32 °C alle 30 min 500 ml.)
- Das *Aufsuchen* der betreffenden Koronararterie ist bei einem intramyokardialen Verlauf gelegentlich erschwert. Dies gilt insbesondere für den RIVA, aber auch teilweise für den R. intermedius und die RCX-Äste. Zum proximalen RIVA gelangt man am besten nach Darstellung und Rückverfolgung einer oberen Diagonalarterie bis zu deren Abgang aus der RIVA. Danach lässt sich dieser (meist nach oberflächlichem Durchtrennen des Myokards) in aller Regel gut auffinden.
- Anastomosen:
  - Die *distalen Anastomosen* (Prolene 7-0) werden in hypothermem (meist 32 °C Rektaltemperatur) und kardioplegischem Herzstillstand (Abb. 2.14) genäht, die Aortenklemme wird freigegeben.
  - Die *proximalen Anastomosen* (Prolene 5-0) werden bei schlagendem Herzen genäht (Abb. 2.15).
- Die extrakorporale Zirkulation (EKZ) wird bei Normothermie beendet, das Herz wird dekanüliert und die Heparinwirkung durch Protamin antagonisiert.
- Wenn möglich sollten *Flussmessungen* durchgeführt werden, damit Pumpprobleme beim Beenden der EKZ infolge einer Bypassinsuffizienz durch Korrektur des betreffenden Bypass gezielt angegangen werden können.

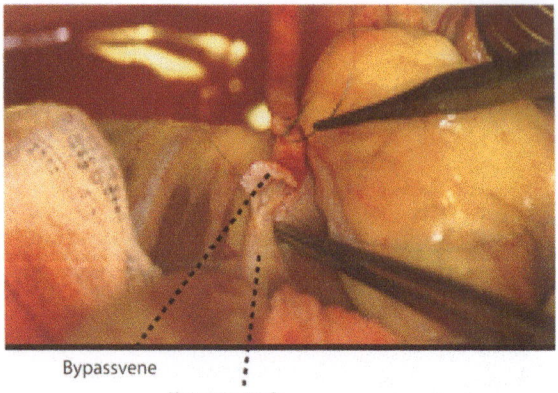

Abb. 2.14. Zur Hälfte genähte Anastomose auf die rechte Koronararterie

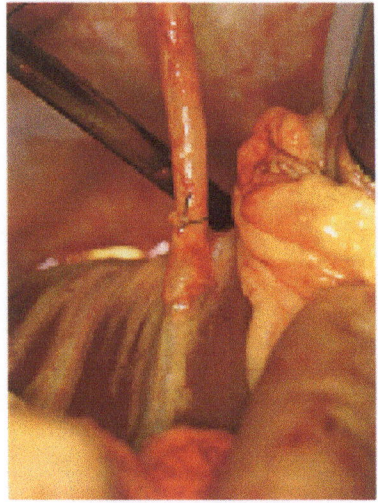

Abb. 2.15. Fertige Anastomose

- Als Schrittmacher dienen bei stabilem Sinusrhythmus eine passagere Vorhofelektrode, sonst eine Kammerelektrode oder die Kombination beider.
- Die Mediastinaldränage ist obligat; eine Pleuradränage wird bei Bedarf verwendet.
- Der Sternumverschluss erfolgt durch Drahtcerclagen sowie fortlaufende Faszien- bzw. Subkutannaht. Distal des Xiphoids muss der Faszienverschluss ausgesprochen sorgfältig erfolgen, um einen Oberbauchnarbenbruch zu verhüten. Die Hautnaht erfolgt inrakutan.

In Abb. 2.16 ist schematisch ein 2facher Koronarbypass gezeigt. Die Operationsergebnisse sind in Tabelle 2.6 zusammenfassend dargestellt.

Im Vergleich zwischen medikamentöser und chirurgischer Therapie ergeben sich nach der

2.7 Therapie

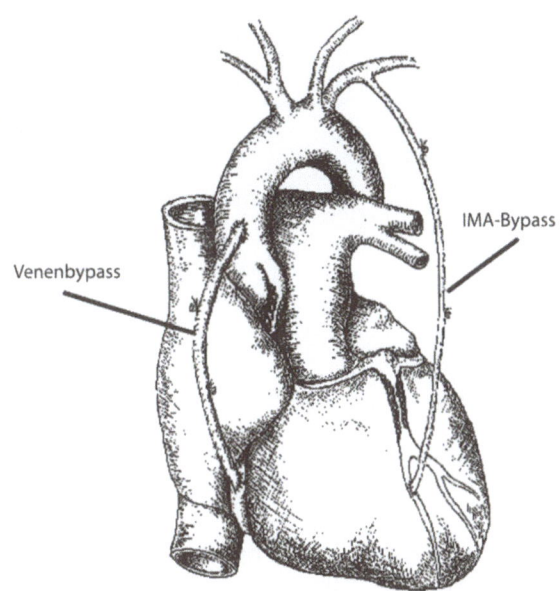

Abb. 2.16. Schema eines 2fachen Koronarbypass

Tabelle 2.6. Operationsergebnisse

Akute Komplikationen	Operationsletalität	1–3%
	Herzinfarkt	≤5%
	Infektionen	3–5%
	Rethorakotomie (Nachblutung)	3–6%
Offenheitsraten	V.-Saphena-Bypass	
	1-Jahres-Patency-Rate	85%
	5-Jahres-Patency-Rate	70–75%
	10-Jahres-Patency-Rate	40–60%
	IMA-Bypass[a]	
	10-Jahres-Patency-Rate	85–90%
Überlebensraten	1-Jahres-Rate	95% (93–98%)
	5-Jahres-Rate	88% (80–94%)
	10-Jahres-Rate	80% (77–82%)
	15-Jahres-Rate	50% (40–60%)

[a] Aufgrund von in der Literatur dokumentierten sehr guten Langzeitergebnissen ist der breite Einsatz des IMA-Bypass zu fordern

CASS-Studie (Registry Study of Survival) Überlebensraten, die v. a. die Bedeutung der chirurgischen Therapie bei eingeschränkter Ventrikelfunktion demonstrieren (Tabelle 2.7).

Tabelle 2.7. Vergleich der Überlebensraten von medikamentöser und chirurgischer Therapie

3-Gefäß-Erkrankung mit **leicht eingeschränkter** LV-Funktion und deutlicher Angina	1-Jahres-Überlebensrate	95% operativ 93% konservativ
	5-Jahres-Überlebensrate	90% operativ 71% konservativ
3-Gefäß-Erkrankung mit **schwer eingeschränkter** LV-Funktion und deutlicher Angina	1-Jahres-Überlebensrate	86% operativ 62% konservativ
	5-Jahres-Überlebensrate	69% operativ 32% konservativ

Nachsorge

Routinenachsorgemaßnahmen
- Einleiten einer Anschlussheilbehandlung (AHB)
- EKG und Röntgenthorax jeden 2. Tag postoperativ und bei Entlassung
- EKG und Belastungs-EKG vor Aufnahme der Arbeit (6–8 Wochen postoperativ)

Medikamentöse Therapie
Zur Vermeidung eines Frühverschlusses des V.-saphena-Bypass sollte die ASS-Therapie *innerhalb der ersten 24 h* nach koronarer Bypassoperation begonnen werden. Sie wird im Sinne einer Sekundärprophylaxe in einer Dosierung von 100 mg ASS täglich fortgeführt.

Weitere Maßnahmen
Das konsequente Meiden atherogener Risikofaktoren trägt zum Langzeitergebnis entscheidend bei! Eine erneute invasive Diagnostik (Herzkatheter) ist nur bei deutlicher Angina-pectoris-Symptomatik indiziert.

Angina-pectoris-Symptomatik

Etwa 90% aller Patienten profitieren vom operativen Eingriff bezüglich der präoperativ bestandenen Pektangina. Etwa 65% werden vollkommen beschwerdefrei, 25% erfahren eine deutliche Besserung. Auch noch nach 10 Jahren sind ca. 60% weitestgehend beschwerdefrei.

Das Auftreten einer postoperativen Anginasymptomatik wurde in der CASS-Studie (bei 9557 nachuntersuchten Patienten) mit folgender Größenordnung angegeben (Cameron et al. 1995):
- 1 Jahr postoperativ haben 24% der Patienten eine Angina pectoris.

Tabelle 2.8. Übersicht zu intraoperativen Flussraten und Offenheitsraten

Gefäß	Erster Einsatz	Flussrate	Patency
IMA	1964 (Kolessov; links IMA → RCX) 1968 (Green)	50 ml/min (35–70 ml/min)	>90% (nach 10 Jahren)
GEA	Ca. 1972 (Edwards)	70 ml/min (40–200 ml/min)	95 % (nach 2–5 Jahren)
RA	1973 (Carpentier)		90–95% (nach 2 Jahren)
IEA	1988 (Puig)		85% (nach ca. 2 Wochen) 75% (nach ca. 1 Jahr)
SA	1973 (Edwards) 1987 (Walterbusch/Penkov)		

Flussraten nach vorheriger intravasaler Papaverin- bzw. Adalatgabe und Beenden der EKZ

- 6 Jahre postoperativ haben 40% der Patienten eine Angina pectoris.

Verwendung anderer Bypassgefäße

Aufgrund überragender Langzeitergebnisse nach Koronarrevaskularisation mit der A. mammaria interna (IMA), wird auch die Verwendung anderer körpereigener Arterien propagiert. Dazu zählen die A. gastroepiploica (GEA), die A. epigastrica inferior (IEA), die A. radialis (RA) und die A. splenica (SA). Eine Übersicht zu intraoperativen Fluss- und Offenheitsraten gibt Tabelle 2.8.

Arterielle Bypassanlagen haben als Pedikel-Graft eine grundsätzlich bessere Offenheitsrate als freie Transplantate, wobei Letztere infolge spastischer Ereignisse hinsichtlich ihrer Ergebnisse limitiert sind.

Verwendung anderer Bypasstechniken

Neben der klassischen Bypassoperation unter Einsatz der Herz-Lungen-Maschine kommen auch minimalinvasive Techniken zum Einsatz. Unter dem Begriff minimale Invasivität werden bei strenger Definition operative Verfahren verstanden, die mit Hilfe kleinster Zugänge über Arbeitskanäle entsprechende Instrumentarien in den Körper einbringen, um die Operation, monitorkontrolliert, ausführen zu können.

Bezogen auf die Koronarchirurgie stellen hier operativer Zugang (Inzisionslänge) und Wegfall der extrakorporalen Zirkulation (einschließlich kardioplegischer Verfahren) mit den damit verbundenen Risiken Kriterien dar, die im Sinne minimaler Invasivität gelten können.

Eines der neuen Verfahren ist die so genannte MIDCAB-Operation.

- **MIDCAB-Operation** *(als IMA-RIVA-Bypass)* (MIDCAB: minimal invasiver direkter Koronararterienbypass)

Hierbei werden in der Regel die Arterien der Herzvorderwand (RIVA, bedarfsweise Diagonalarterie) über einen linkslateralen Zugang mit der abpräparierten A. mammaria direkt revaskularisiert, wobei das schlagende Herz mittels spezieller Haltegeräte stabilisiert wird.

Geschichte

1995 wurde die Technik mit ersten klinischen Ergebnissen von Subramanian publiziert.

Indikation

- RIVA-Abgangsstenose (als Einzelbefund, evtl. mit Diagonalarterienstenose)
- Notwendigkeit eines Minimaleingriffs bei Mehrgefäßerkrankung und deutlich erhöhter Morbidität und Letalität (evtl. Kombination von PTCA und Operation: Hybridoperation)

Aufklärung

Der Patient wird aufgeklärt über die Möglichkeit von:
- Infektionen
- Blutungen

Spezielle Risiken, über die ebenfalls aufgeklärt werden muss, sind:

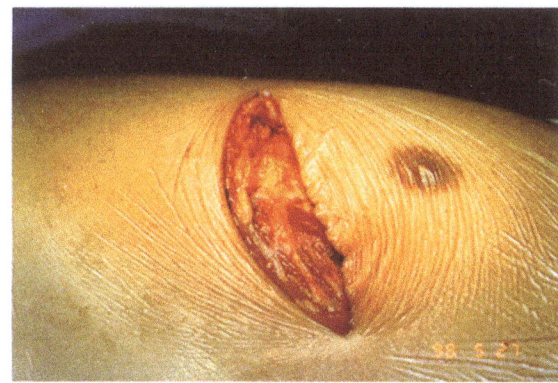

Abb. 2.17. Eröffnen des Thorax und der Pleura im 4. ICR

- Belüftungsstörungen der Lunge
- Beeinträchtigung der Herzfunktion (Ischämie, Infarkt, Rhythmusstörungen)
- Nierenfunktionsstörungen
- Gerinnungsstörungen (Einsatz von Heparin/Protamin)
- Störungen der Hirnfunktion sind infolge fehlender extrakorporaler Zirkulation (Mikroembolien) mit Wegfall der Aortenkanülierung sowie Abklemmung (Lösen aortaler Plaques) eher unwahrscheinlich.

Technik

- Der Patient wird in normaler Rückenlagerung mit angehobenem Thorax links (Rückenkissen) und angelagertem linkem Arm operiert. Ein Bein wird für die eventuelle V.-saphena-Entnahme durch Abwaschen vorbereitet.
- Die Inzision erfolgt in Höhe der submammären Falte, entsprechend dem 4. Interkostalraum links, beginnend am lateralen Sternumrand über etwa 8–10 cm.
- Es wird auf die 4. Rippe präpariert.
- Die Pleura wird im 4. ICR (an der Unterkante der 4. Rippe) eröffnet (Abb. 2.17).
- Die linke Lunge wird durch Platzieren eines Ballonkatheters im linken Hauptbronchus (Anästhesist) blockiert.
- Ein spezieller Spreizer (Thora-LIFT-Spreizer; Fa. USSC Auto Suture), der die proximale Thoraxwand anhebt und so die Mammariapräparation ermöglicht, wird eingesetzt.
- Die Antikoagulation erfolgt durch eine systemische Gabe von 10 000 IE Heparin (Anästhesie).

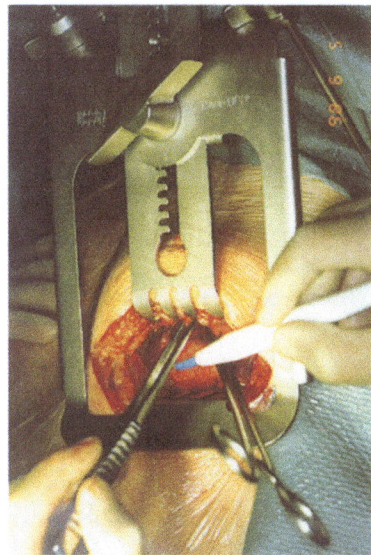

Abb. 2.18. Präparation der linken A. mammaria

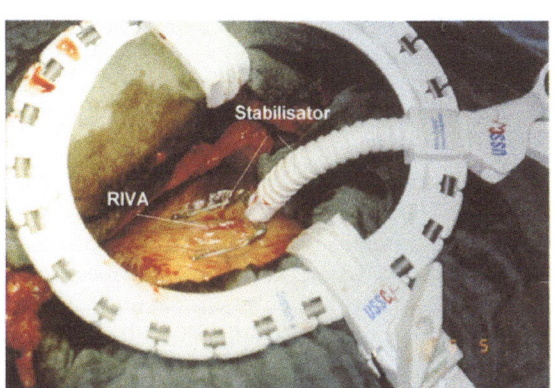

Abb. 2.19. Herzwandstabilisator

- Die linke A. mammaria interna wird präpariert. Die Technik entspricht der üblichen IMA-Präparation, wobei das Gefäß mit Schere oder Diathermie nach proximal (einfacher) und distal (schwieriger) dargestellt wird (Abb. 2.18).
- Die Qualität von *Einstrom* und *Gefäßkaliber* wird geprüft, und Adalat (intrakoronar oder von außen auf die Gefäßwand) wird gegeben. Ist die IMA ungeeignet (Verletzung, unzureichender „run in"), müssen die Beinvene oder die A. radialis entnommen werden.
- Die Koronararterie wird dargestellt (Verwechselung von RIVA und Diagonalast möglich).
- Die Koronararterie wird proximal und distal der Anastomosierungsstelle unterstochen

und mit Tourniquet angezügelt (Faden: GoreTex CV 4). Alternativ ist die Verwendung eines intraluminalen, 12 mm langen Shunts möglich (Produktname: FLOTHRU, Fa. BioVascular, Inc.). Durchmessergrößen in 0,25-mm-Abständen (von 1,25–3,5 mm) sind erhältlich.

- Ein spezieller Herzwandstabilisator wird eingesetzt (Abb. 2.19).
- Die Koronararterie wird längs inzidiert (6–8 mm).
- Zwischen IMA und RIVA wird end-zu-seit mit Prolenefaden 7-0 anastomosiert.
- Das Tourniquet wird freigegeben.
- Über der IMA wird der Fluss gemessen (Flussraten zwischen 15 und 30 ml/min).
- Die Protamingabe entspricht der vollen oder halben Dosis der Heparinmenge.
- Eine Schrittmacherversorgung ist in der Regel nicht erforderlich.
- Links wird eine Thoraxdränage eingelegt, und der Thorax wird schichtweise verschlossen.

OPCAB-Technik. Ein weiteres Verfahren stellt die so genannte OPCAB-Technik (OPCAB: off pump coronary artery bypass) dar, wobei ebenfalls ohne Herz-Lungen-Maschine operiert wird. Über eine reguläre (oder verkürzte) mediane Sternotomie wird eine komplette Revaskularisation der Koronargefäße am schlagenden Herzen durchgeführt, wobei ebenfalls spezielle Stabilisatoren für die Herzoberfläche zur Anwendung kommen. Da die Anastomosen an der Seiten- und Hinterwand (CX- und RCA-System) nur unter teilweiser Luxation des Herzens durchführbar sind, kann es zum Abfall der Herzleistung kommen. Die kontinuierliche Messung des Herzzeitvolumens ist daher unumgänglich und kann bei kritischer Kreislaufsituation zur Konversion des Verfahrens (Umstieg auf die Herz-Lungen-Maschine) zwingen.

Kommentar

Die Technik der koronaren Anastomose stellt eine Präzisionsarbeit dar. Sie lässt sich am kardioplegisch still stehenden Herzen unter besten Voraussetzungen durchführen. Verfahren der MIDCAB- und OPCAB-Operationen am schlagenden Herzen sind gewöhnungsbedürftig, auch wenn sie, wie jedes chirurgische Handwerk, erlernbar sind. Die Indikation zur Anwendung dieser Verfahren muss sich jedoch an der Frage

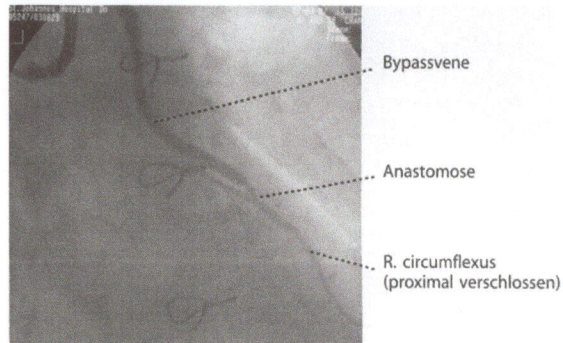

Abb. 2.20. Intakter Venenbypass etwa 1 Jahr nach der Operation

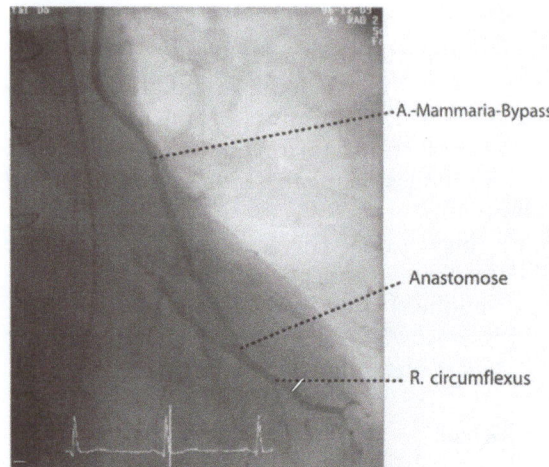

Abb. 2.21. Intakter A.-mammaria-Bypass etwa 10 Jahre nach der Operation

der optimalen Sicherheit orientieren und darf nicht nur einem chirurgischen Modetrend folgen.

Postoperative Koronarangiographie

Postoperative Koronarangiographien sind in Abb. 2.20 und Abb. 2.21 dargestellt.

2.7.5 Strategien zur Angiogenese (Gentherapie)

Es ist sicher ein faszinierender Gedanke, neue Gefäße auf Wunsch sprießen zu lassen! Fortschritte der Gentechnik haben hier einen völlig neuen therapeutischen Weg ermöglicht, der z. T. bereits zur klinischen Anwendung führte.

In tierexperimentellen Studien ließ sich durch Einbringen angiogenetischer Faktoren eine Gefäßneubildung induzieren. Dieses so genannte gentechnische Verfahren beruht auf der Wirksamkeit von Wachstumsfaktoren, die durch ihre Aktivität zur Angioneogenese beitragen.

Die zu diesem Zweck angewendeten Fibroblastenpräparate (FGF, fibroblast growth factor) können sowohl auf intravenösem Weg als auch direkt in das Myokard eingebracht werden, wobei letztere Technik das offensichtlich wirksamere Verfahren darstellt.

Die direkte Anwendung derartiger Substanzen am Herz ist möglich als:
- intrakoronare Gabe
- intramyokardiale Gabe
- intraperikardiale Gabe

Zu den Gefahren derartiger Wachstumsfaktoren zählen die Induktion von Tumorwachstum sowie Retinopathien.

Vom Standpunkt der Perfusion von Gewebearealen ist zu berücksichtigen, dass der Ersatz eines größeren Gefäßes (originale Koronararterie) erst durch eine Vielzahl kleinerer (angiogenetisch hervorgerufener) Kollateralen zu bewerkstelligen ist. Auch die zeitliche Dauer bis zur Entwicklung eines voll funktionierenden Ersatzkreislaufs stellt einen wichtigen Gesichtspunkt dar.

Vorgehensweise, Dosierungen, aber auch mögliche Risiken einer derartigen Therapie sind derzeit Diskussionsgrundlagen laufender Studien.

2.8 Literatur

Acar C, Ramsheyi A, Pagny JY et al. (1998) The radial artery for coronary artery bypass grafting: clinical and angiographic results at five years. J Thorac Cardiovasc Surg 116:981–989

Angelini GD, Bryan AJ, Dion R (1996) Arterial conduits in myocardial revascularization. Arnold, London

Ascione R, Lloyd CT, Gomes WJ, Caputo M, Bryan AJ, Angelini GD (1999) Beating versus arrested heart revascularization: evaluation of myocardial function in a prospective randomized study. Eur J Cardiothorac Surg 15:685–690

Bartels C, Maass M, Bein G et al. (2000) Association of serology with the endovascular presence of *Chlamydia pneumoniae* and cytomegalovirus in coronary artery and vein graft disease. Circulation 101:137–141

Bojar RM (1992) Adult cardiac surgery. Blackwell Scientific Publications, Oxford London

Cartier R, Brann S, Dagenais F, Martineau R, Couturier A (2000) Systematic off-pump coronary artery revascularization in multivessel disease: experience of three hundred cases. J Thorac Cardiovasc Surg 119:221–229

CASS Principal investigators and their associates (1983) Coronary artery surgery study: a randomized trial of coronary artery bypass surgery. Survival data. Circulation 68:939–950

Condado JA, Waksman R, Gurdiel O et al. (1997) Long-term angiographic and clinical outcome after percutaneous transluminal coronary angioplasty and intracoronary radiation therapy in humans. Circulation 96:727–732

Crouch JD, O'Hair DP, Keuler JP, Barragry TP, Werner PH, Kleinman LH (1999) Open versus endoscopic saphenous vein harvesting: wound complications and vein quality. Ann Thorac Surg 68:1513–1516

Eagle KA, Guyton RA, Davidoff R et al. (1999) ACC/AHA guidelines for coronary artery bypass graft surgery: executive summary and recommendations: a report of the American College of Cardiology/American Heart Association Task Force on Practice Guidelines (Commitee to revise the 1991 guidelines for coronary artery bypass graft surgery). Circulation 100:1464–1480

European Coronary Surgery Study Group (1982) Long-term results of prospective randomized study of coronary artery bypass surgery in stable angina pectoris. Lancet 2:1173–1180

Faggioli GL, Curl GR, Ricotta JJ (1990) The role of carotid screening before coronary artery bypass. J Vasc Surg 12:724–731

Fann JI, Pompili MF, Stevens JH et al. (1997) Port-access cardiac operations with cardioplegic arrest. Ann Thorac Surg 63:S 35–39

Farinas JM, Carrier M, Hébert Y et al. (1999) Comparison of long-term clinical results of double versus single mammary artery bypass grafting. Ann Thorac Surg 67:466–470

Flameng WJ (1997) Role of myocardial protection for coronary artery bypass grafting on the beating heart. Ann Thorac Surg 63:S 18–22

Gibbons RJ, Alpert JS, Eagle KA et al. (1999) ACC/AHA guidelines for the management of patients with acute myocardial infarction: executive summary and recommendations. Circulation 100: 1016–1030

Grüntzig A (1976) Perkutane Dilatation von Coronarstenosen. Beschreibung eines neuen Kathetersystems. Klin Wochenschr 54:543–545

Hattler BG, Griffith BP, Zenati MA et al. (1999) Transmyocardial laser revascularization in the patient with unmanageable unstabile angina. Ann Thorac Surg 68:1203–1209

Hines GL, Scott WC, Schubach SL, Kofsky E, Wehbe U, Gabasino E (1998) Prophylactic carotid endarterectomy in patients with high-grade carotid stenosis undergoing coronary bypass: does it decrease the incidence of stroke? Ann Vasc Surg 12:23–27

Kanagasabay RR, Parker DJ (1996) Long-term results of coronary artery bypass grafting. Curr Opin Cardiol 11:568–573

Kornowski R, Fuchs S, Leon MB, Epstein SE (2000) Delivery strategies to achieve therapeutic myocardial angiogenesis. Circulation 101:454–458

Liermann D, Bottcher HD, Kollath J et al. (1994) Prophylactic endovascular radiotherapy to prevent intimal hyperplasia after stent implantation in femoropopliteal arteries. Cardiovasc Intervent Radiol 17:12–16

Loop FD, Lytle BW, Cosgrove DM et al. (1986) Influence of the internal-mammary-artery graft on 10-year survival and other cardiac events. N Engl J Med 314:1–6

Meyer JA (1990) Werner Forssmann and catheterization of the heart, 1929. Ann Thorac Surg 49:497–499

Mickleborough LL, Walker PM, Takagi Y, Ohashi M, Ivanov J, Tamariz M (1996) Risk factors for stroke in patients undergoing coronary artery bypass grafting. J Thorac Cardiovasc Surg 112:1250–1259

Morris RJ, Strong MD, Grunewald KE et al. (1996) Internal thoracic artery for coronary artery grafting in octogenerians. Ann Thorac Surg 62:16–22

Myers WO, Gersh BJ, Fisher LD et al. (1987) Medical versus early surgical therapy in patients with triple-vessel disease and mild angina pectoris: A CASS Registry Study of Survival. Ann Thorac Surg 44:471–486

Newman MF, Kirchner JL, Phillips-Bute B et al. (2001) Longitudinal assessment of neurocognitive function after coronary-artery bypass surgery. N Engl J Med 344:395–402

O'Leary DH, Polak JF, Kronmal RA, Manolio TA, Burke GL, Wolfson SK (The Cardiovascular Health Study Collaboratory Research Group) (1999) Carotid-artery intima and media thickness as a risk factor for myocardial infarction and stroke in older adults. N Engl J Med 340:14–22

Reyes AT, Frame R, Brodman RF (1995) Technique for harvesting the radial artery as a coronary artery bypass graft. Ann Thorac Surg 59:118–126

Ridley PD, Wisheart JD (1996) Coronary ostial reconstruction. Ann Thorac Surg 62:293–295

Saikku P, Laitinen K, Leinonen M (1998) Animal models for *Chlamydia pneumoniae* infection. Atheroclerosis [Suppl 1]140:17–19

Sapirstein W, Zuckerman B, Dillard J (2001) FDA approval of coronary-artery brachytherapy. N Engl J Med 344:297–299

Selnes OA, McKhann GM (2001) Coronary-artery bypass surgery and the brain. N Engl J Med 344:451–452

Shor A, Phillips JI, Ong G, Thomas BJ, Taylor-Robinson D (1998) *Chlamydia pneumoniae* in atheroma: consideration of criteria for causality. J Clin Pathol 51:812–817

Sigwart U, Puel J, Mirkovitch V, Joffre F, Kappenberger L (1987) Intravascular stents to prevent occlusion and restenosis after transluminal angioplasty. N Engl J Med 316:701–706

Stille W, Stephen C (1999) Atherosklerose – Eine chronische Infektionskrankheit, verursacht durch *Chlamydia pneumoniae*. Versicherungsmedizin 51:12–17

Subramanian VA (1996) Clinical experience with minimally invasive reoperative coronary bypass surgery. Eur J Cardiothorac Surg 10:1058–1063

Thourani VH, Weintraub WS, Stein B et al. (1999) Influence of diabetes mellitus on early and late outcome after coronary artery bypass grafting. Ann Thorac Surg 67:1045–1052

Veterans Administration Coronary Artery Bypass Surgery Cooperative Study Group (1984) Eleven year survival in the Veterans Administration randomized trial of coronary bypass surgery for stable angina pectoris. N Engl J Med 311:333–339

Voelker R (1997) "Beating heart" surgery. J Am Med Assoc 277:780

Waksman R, Serruys PW (eds) (2000) Handbook of vascular brachytherapy. Dunitz, London

Yeghiazarians Y, Braunstein JB, Askari A, Stone PH (2000) Unstable angina pectoris. N Engl J Med 342:101–114

3 Ventrikelaneurysma nach Infarkt – linksventrikuläres Aneurysma

Ein linksventrikuläres Aneurysma wird häufig anlässlich einer Herzkatheteruntersuchung bei koronarer Herzkrankheit diagnostiziert. Meist handelt es sich um einen umschriebenen, an der normalen Kontraktion des Ventrikels nicht teilnehmenden Wandanteil, der als Dyskinesie bezeichnet wird und ein mehr oder minder großes Gebiet umfasst.

In ihrer asymptomatischen Form bedürfen diese Veränderungen keiner weiteren Therapie. Große und symptomatische Aneurysmen sind dagegen mit einer nicht unerheblichen Komplikationsrate behaftet und stellen im Spontanverlauf eine bedrohliche Erkrankung dar.

Geschichte

Bereits 1944 verwendete Beck die Fascia lata zur Aneurysmaverstärkung. 1958 führten Cooley et al. eine Aneurysmaresektion mittels HLM durch.

Ursachen

Das Ventrikelaneurysma kann verschiedene Ursachen haben:
- ischämische Ursachen (koronare Herzkrankheit)
- traumatische Ursachen (nach vorausgegangener Herzoperation)
- mykotische Ursachen (Infektionen)

Formen

Abbildung 3.1 zeigt die 2 Aneurysmaformen:
- wahres Aneurysma mit den Merkmalen:
  - Allschichtenaussackung
  - paradoxe systolische (und diastolische) Bewegung
  - meist anteriore Lage
- falsches Aneurysma mit den Merkmalen:
  - Ventrikelruptur mit Abgrenzung infolge epikardialer Verwachsungen
  - Risiko der Expansion und freien Ruptur
  - meist posteriore, diaphragmale Lage

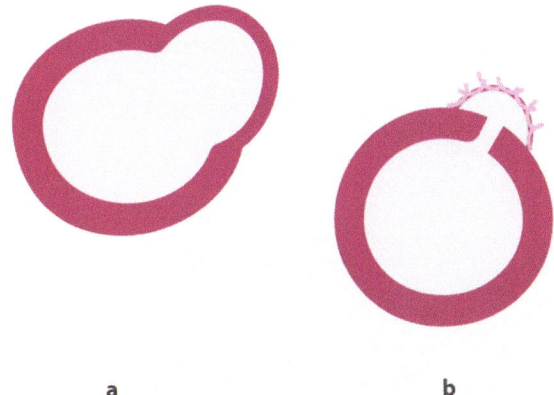

Abb. 3.1. Aneurysmaformen, **a** wahres Aneurysma, **b** falsches Aneurysma

Häufigkeit

Nach transmuralem Infarkt kommt es in 10–15% der Fälle zu einem Ventrikelaneurysma.

Klinik

- Angina pectoris (zugrunde liegende KHK)
- Dyspnoe, Belastungsinsuffizienz (linksventrikuläre Wandschwäche)
- periphere Ischämien (Embolisation von Ventrikelthromben, 10–15%)
- ventrikuläre Arrhythmien.

Komplikationen

Zu den Komplikationen (Abb. 3.2) zählen
- Embolie
- Ruptur
- Linksherzinsuffizienz
- Arrhythmien

Ventrikelgeometrie

Die gestörte linksventrikuläre Geometrie mit Erweiterung des inneren Durchmessers führt nach dem Laplace-Gesetz zu einer Erhöhung der

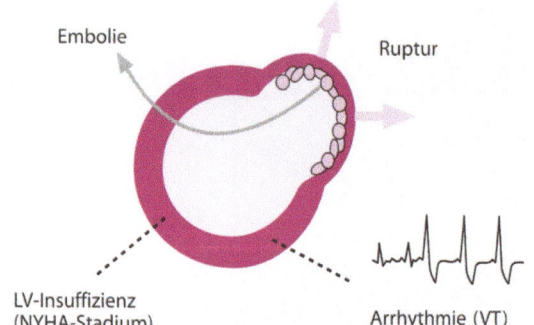

Abb. 3.2. Störungen und Komplikationen bei Aneurysmen

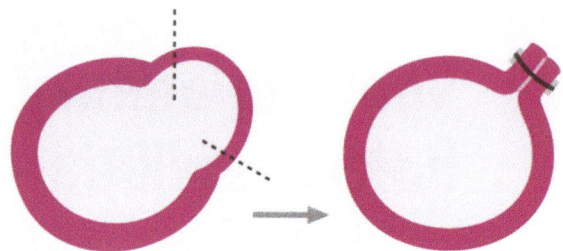

Abb. 3.4. Aneurysmektomie mit Verschluss (Linear-repair-Operation)

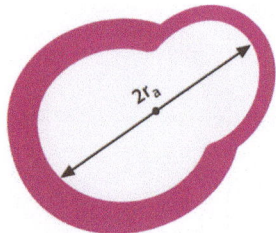

Abb. 3.3. Bedeutung der Ventrikelgeometrie im Hinblick auf das Laplace-Gesetz

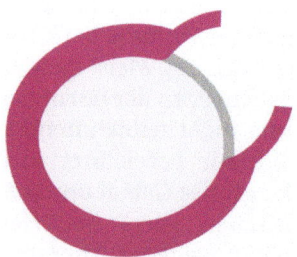

Abb. 3.5. Operation nach Jatene (1985) und (Dor u. Di Donato 1997; Dor et al. 1989) (endoventrikuläre Korrektur)

Wandspannung und damit zum Anstieg des Sauerstoffverbrauchs (Abb. 3.3). Als weitere Konsequenzen bestehen eine gestörte Kontraktilität und eine Minderung der linksventrikulären Funktion.

Diagnose

- Sonographie: Mittels Ultraschall ist ein direkter Nachweis des Aneurysmas möglich.
- Herzkatheteruntersuchung: Auch mit dieser Methode lässt sich das Aneurysma direkt nachweisen, zudem kann die Koronarpathologie abgeklärt werden.

Einteilung

Nach der Lokalisation werden unterschieden:
- antero-laterale Lage (Versorgungsgebiet der RIVA)
- postero-inferiore Lage (Versorgungsgebiet der RCA, RCX)

Therapie

■ **Konservative Therapie.** Unter konservativer Therapie werden folgende 10-Jahres-Überlebensraten prognostiziert:

- 90% bei asymptomatischem Aneurysma
- 46% bei symptomatischem Aneurysma

■ **Operative Therapie.** Große symptomatische Aneurysmen werden durch Aneurysmektomie mit und ohne kombinierte Myokardrevaskularisation (Abb. 3.4, 3.5) korrigiert.

Prinzipiell wird der aneurysmatische Anteil der Ventrikelwand reseziert und mittels Filzstreifen direkt verschlossen. Zusätzliche pathologische Veränderungen (Thromben, Septumdefekt, Papillarmuskeldefekt) werden mitkorrigiert. Ventrikuläre Arrhythmien können nach intraoperativem Mapping mittels Endokardresektionen behandelt werden (Differenzialindikation zum implantierbaren Defibrillator beachten!).

Indikationen

- Angina pectoris
- LV-Insuffizienz
- systemische Embolie (unter Antikoagulationsbehandlung)
- ventrikuläre Arrhythmie
- drohende Ruptur (bei sehr großem Aneurysma)

3 Ventrikelaneurysma nach Infarkt – linksventrikuläres Aneurysma

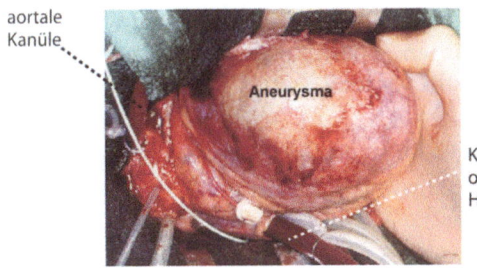

Abb. 3.6. Blick auf ein großes LV-Aneurysma aus chirurgischer Perspektive

Aufklärung

Der Patient wird über die Risiken einer Operation mit der Herz-Lungen-Maschine aufgeklärt.

Lagerung und Zugang

Die Operation erfolgt in Rückenlage nach medianer Sternotomie (Abb. 3.6).

Technik

- *Perfusionstechnik* und *Myokardprotektion*: Die HLM wird über eine arterielle (Aorta ascendens und 2 venöse Kanülen (obere und untere Hohlvene) angeschlossen. Die doppelte venöse Kanülierung ist wegen der Möglichkeit eines Infarkt-VSD zu empfehlen.
- *Kardioplegielösung* wird in die Aorta ascendens gegeben, anschließend erfolgt der Übergang auf den totalen kardiopulmonalen Bypass (Anzügeln der Tourniquets über oberer und unterer Hohlvene)
- Zur *Ventrikulotomie* (Abb. 3.7) wird beim Vorderwandaneurysma parallel zur RIVA durch den zentralen aneurysmatischen Wandanteil inzidiert, evtl. muss eine Diagonalarterie geopfert werden.
- Es erfolgt die Inspektion des linken Ventrikels (Abb. 3.8.) mit Beurteilung von:
  - Thromben (Abb. 3.9)
  - mitraler Halteapparat intakt?
  - Ausschluss eines VSD
- Der *Verschluss des Ventrikels* erfolgt meist direkt, und wird über seitliche Filzstreifen verstärkt (Abb. 3.10). Bei sehr stabilen Rändern nach Aneurysmektomie ist auch ohne Filzstreifen ein direkter Verschluss möglich.
- Je nach Koronarbefund (Angiographie) kann jetzt die *Revaskularisation* entsprechender *Koronararterien* erfolgen.

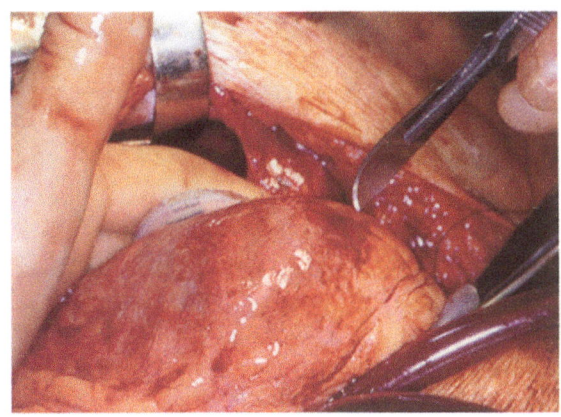

Abb. 3.7. Ventrikelinzision und Eröffnung

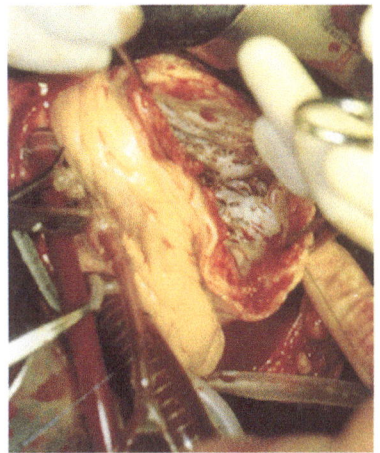

Abb. 3.8. Inspektion des linken Ventrikels

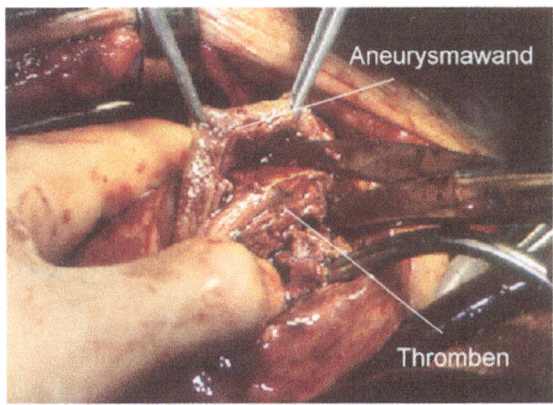

Abb. 3.9. Intraoperatives Ausschälen thrombotischer Auflagerungen

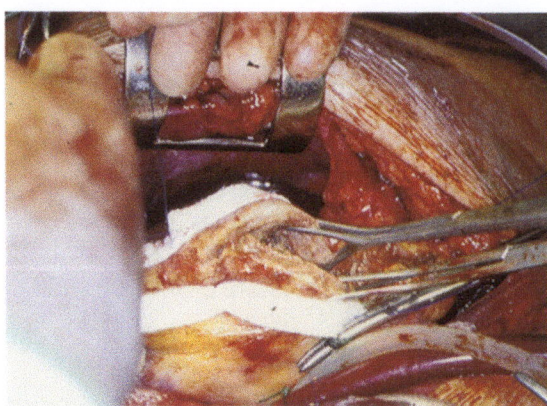

Abb. 3.10. Verschluss des Ventrikels, verstärkt über seitliche Filzstreifen

Tabelle 3.1. Ergebnisse der operativen Therapie

Frühergebnisse	Operationsletalität	ca. 5%
	30-Tage-Letalität	5–10%
Spätergebnisse	Kumulative Überlebensraten nach Aneurysmektomie (mit und ohne koronarer Bypassoperation)	
	30-Tage-Überlebensrate	90–95%
	1-Jahres-Überlebensrate	85%
	3-Jahres-Überlebensrate	75%
	5-Jahres-Überlebensrate	65%

Tabelle 3.2. Operationsletalität und Überlebensraten in Abhängigkeit von der präoperativen Symptomatik

Symptom	Letalität	5-Jahres-Überlebensrate
Angina	<10%	65–70%
LV-Insuffizienz	15–20%	55–60%
Arrhythmien	–10%	>80% (5 Jahre) (ohne VT, ohne akuten Herztod)[a]

- Das *Herz* wird nach dem Übergang auf den partiellen Bypass (Lösen der Hohlvenentourniquets) in Kopftieflage durch Ausblähen der Lungen, Ausmassieren des Herzens und zusätzlich über den Ascendens-Ventkatheter entlüftet.
- Die temporäre Versorgung erfolgt mittels Vorhof- und Kammerschrittmacherdrähten.
- Eine Mediastinaldränage wird eingelegt.
- Die Wunde wird schichtweise mittels Sternumdrähten, Subkutannaht und intrakutaner Hautnaht verschlossen.

■ **Ergebnisse.** Die Ergebnisse nach operativer Therapie sowie die Langzeitüberlebensraten sind in Tabelle 3.1 und 3.2 angegeben.

Literatur

Cooley DA, Collins H, Morris G, Chapman D (1958) Ventricular aneurysm after myocardial infarction: surgical excision with the use of temporary cardiopulmonary bypass. J Am Med Assoc 167:557–560

Dor V, Di Donato M (1997) Ventricular remodeling in coronary artery disease. Curr Opin Cardiol 12:533–537

Dor V, Saab M, Coste P, Kornaszewska M, Montiglio F (1989) Left ventricular aneurysm: a new surgical approach. Thorac Cardiovasc Surg 37:11–19

Gay WA (1978) Management of ventricular aneurysms following myocardial infarction. World J Surg 2:743–751

Grossi EA, Chimitz LA, Galloway AC et al. (1995) Endoventricular remodeling of left ventricular aneurysm. Functional, clinical, and electrophysiological results. Circulation [Suppl II) 92:98–100

Jatène AD (1985) Left ventricular aneurysmectomy. J Thorac Cardiovasc Surg 89:321–331

Kawata T, Kitamura S, Kawachi K, Morita R, Yoshida Y, Hasegawa J (1995) Systolic and diastolic function after patch reconstruction of left ventricular aneurysms. Ann Thorac Surg 59:403–407

Ostermeyer J, Breithardt G, Borggrefe M, Godehardt E, Seipel L, Bircks W (1984) Surgical treatment of ventricular tachycardias. Complete versus partial encircling endocardial ventriculotomy. J Thorac Cardiovasc Surg 87:517–525

Rizzoli G, Bellotto F, Gallucci V et al. (1988) Early and late determinants of survival after surgery of left ventricular aneurysm. Eur J Cardiothorac Surg 2:265–272

Salati M, Biasi P, Paje A, Santoli C (1993) Left ventricular geometry after endoventriculo-plasty. Eur J Cardiothorac Surg 7:574–579

Shapira OM, Davidoff R, Hilkert RJ, Aldea GS, Fitzgerald CA, Shemin RJ (1997) Repair of left ventricular aneurysm: long-term results of linear repair versus endoaneurysmorrhaphy. Ann Thorac Surg 63:701–705

Tebbe U, Kreuzer H (1989) Pros and cons of surgery of the left ventricular aneurysm. A review. Thorac Cardiovasc Surgeon 37:3–10

4 Ventrikelseptumdefekt nach Infarkt

Ein Ventrikelseptumdefekt nach Myokardinfarkt ist ein seltenes Ereignis. Sein Auftreten ist prognostisch äußerst ungünstig, da der Spontanverlauf und die operative Therapie mit einer sehr hohen Mortalitätsrate einhergehen.

Kommt es nach aufgetretenem Infarkt unter zunächst normalem Verlauf zu einer akuten Verschlimmerung mit Kreislaufinsuffizienz, muss, neben einem Reinfarkt, an einen Septumdefekt gedacht werden. 1–2% aller Todesfälle nach Myokardinfarkt sind durch einen Ventrikelseptumdefekt bedingt.

Geschichte

Der Ventrikelseptumdefekt nach Infarkt wurde erstmals 1847 von Lathan beschrieben und 1923 von Brunn klinisch diagnostiziert. Die erste erfolgreiche chirurgische Korrektur wurde 1957 von Cooley et al. veröffentlicht.

Ursachen

Ein Ventrikelseptumdefekt kann infolge eines durch koronare Herzkrankheit ausgelösten Myokardinfarkts, einer Septumischämie oder einer Septumruptur auftreten (Abb. 4.1).

Auftreten

Ein Ventrikelseptumdefekt tritt innerhalb der ersten 2 Wochen nach Infarkt auf, meist am 2. oder 3. Tag.

Häufigkeit

Bei 1–2% aller Myokardinfarkte muss mit einem Ventrikelseptumdefekt gerechnet werden.

Klinik

Infolge der akuten Rechtsherzbelastung kommt es zur Kreislaufinsuffizienz.

Diagnose

- **Auskultation:** Es findet sich ein systolisches Geräusch.
- **Sonographie:** Der Defekt lässt sich im Ultraschall durch Links-rechts-Shunt nachweisen.
- **Herzkatheteruntersuchung.** Mit dieser Methode können der Defekt nachgewiesen und die Koronarpathologie abgeklärt werden, zudem ist eine intrakardiale Druckmessung möglich.

Einteilung

Nach der Lokalisation werden
- eine anteriore Form und
- eine posteriore Form unterschieden (Abb. 4.2).

Therapie

- **Konservative Therapie.** Unter konservativer Intensivtherapie werden folgende Überlebensraten prognostiziert:
  - nach 1 Tag 75%
  - nach 1 Woche 50%
  - nach 1 Monat 20%

- **Operative Therapie.** Therapie der Wahl ist der *Verschluss des VSD und Infarktektomie* und evtl. Myokardrevaskularisation.

Prinzipiell werden der infarzierte Anteil der Ventrikelwand reseziert, der Septumdefekt geschlossen (entweder direkt oder mittels Patch) und die Ventrikulotomie durch einen Patch gedeckt.

Frisches Infarktstadium und ungenügende Stabilität der infarzierten Muskulatur (Septum und Ventrikelwand) schaffen ungünstige Gewebeverhältnisse für einen festen operativen Verschluss.

4 Ventrikelseptumdefekt nach Infarkt

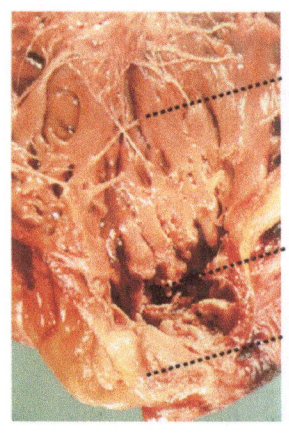

Abb. 4.1. Post-mortem-Bild einer Septumruptur (Blick in den linken Ventrikel)

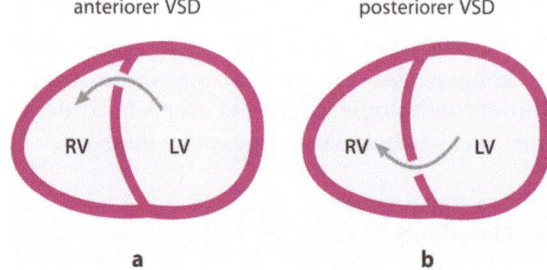

Abb. 4.2 a, b. Lokalisation des Ventrikelseptumdefekts (VSD), **a** Anteriorer VSD, **b** Posteriorer VSD, *RV* rechter Ventrikel, *LV* linker Ventrikel

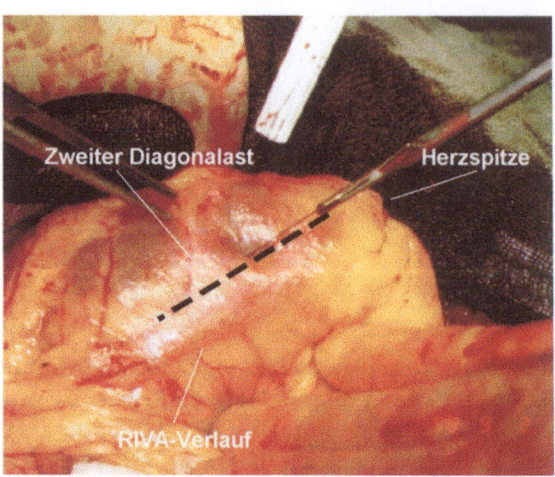

Abb. 4.3. Ventrikelinzision bei anteriorem Ventrikelseptumdefekt

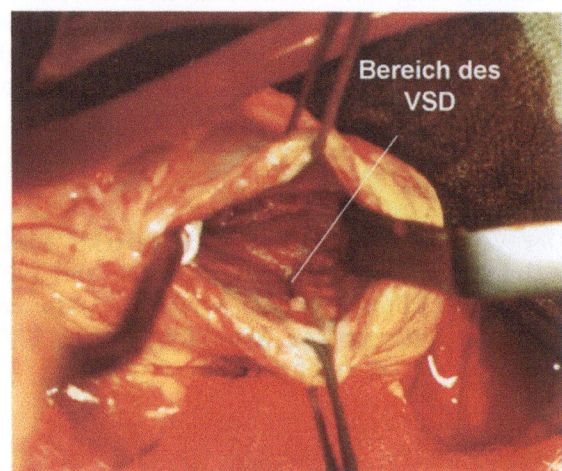

Abb. 4.4. Blick in den linken Ventrikel

■ **Indikation.** Nach Diagnosestellung ist eine absolute Operationsindikation gegeben. Bestehen stabile Kreislaufverhältnisse, sollte die Operation um einige Tage (bis ca. 1 Woche) verschoben werden, damit günstigere Gewebeverhältnisse (stabile Nahtränder) vorliegen.

■ **Aufklärung.** Der Patient wird über die Risiken einer Operation mit der Herz-Lungen-Maschine und zusätzlich das hohe Risiko des intraoperativen Herzversagens aufgeklärt.

■ **Lagerung und Zugang.** Der Patient wird in Rückenlage nach medianer Sternotomie operiert.

■ **Technik**
■ *Perfusionstechnik* und *Myokardprotektion*
Die HLM wird über eine arterielle Kanüle (Aorta ascendens) und 2 venöse Kanülen (obere und untere Hohlvene) angeschlossen.
■ *Kardioplegielösung* wird in die Aorta ascendens gegeben, es wird auf den totalen kardiopulmonalen Bypass übergegangen (Anzügeln der Tourniquets über oberer und unterer Hohlvene).
■ Die *Ventrikulotomie* erfolgt, je nach Lokalisation, entweder im Bereich der Vorder- oder Hinterwand (möglichst via linken Ventrikel; ergibt stabilere Wandverhältnisse beim Verschluss). Sie beträgt etwa 8 cm.
  – Inzision bei *Vorderwandinfarkt und anteriorem Septumdefekt*: Inzisionslinie ca. 1,5 cm parallel zur RIVA, wobei evtl. ein mittlerer oder distaler Diagonalarterienast geopfert werden müssen (Abb. 4.3, 4.4).
  – Inzision bei *Hinterwandinfarkt und posteriorem Septumdefekt*: Inzisionslinie direkt zwischen der rechten Posterolateralarterie (RPLA) und der Circumflexarterie (RCX).

- Der *Verschluss des VSD* ist meist direkt möglich. Teflonunterstützte U-Nähte werden zunächst durch den Septumrand eingestochen (3-0-Prolene, doppelt armiert) und gegen die Ventrikelwand gegen einen Filzstreifen (der auch später zum Ventrikelverschluss mitbenutzt werden kann) oder gegen Einzelfilzstücke ausgestochen.

  Ein direkter Verschluss ist bei wandnahem Defekt ohne Patchplastik möglich: Die U-Nähte werden entlang des Defektrands und der Ventrikelvorderwand gestochen (Abb. 4.5 a) und der Defekt durch Verknoten der vorgelegten Nähte verschlossen (Abb. 4.5 b).
- Die Dichtigkeit wird nach Verknoten der Fäden bei totalem Bypass durch erneute Gabe von Kardioplegielösung überprüft: Die im rechten Ventrikel ankommende Lösung würde durch eventuelle Lecks zum linken Ventrikel sichtbar austreten.
- Der *Ventrikel* wird meist durch einen ovalären PTFE-Patch verschlossen, der über seitliche Filzstreifen fortlaufend eingenäht wird. Beim Vorhandensein eines Aneurysmas werden, nach vorausgegangener Resektion des Infarktgebiets, die meist stabilen Wandanteile direkt mit dem Patch vernäht (ohne Filzstreifen) (Abb. 4.6).
- Je nach Koronarbefund (Angiographie) können jetzt die entsprechenden *Koronararterien* revaskularisiert werden. Das verschlossene Infarktgefäß muss nicht revaskularisiert werden, jedoch ist beim proximalen RIVA-Verschluss zum Erhalt der Septalarterien und Diagonaläste u. U. ein Bypass sinnvoll.
- *Das Herz* wird nach Übergang auf partiellen Bypass (Lösen der Hohlvenen-tourniquets) in Kopftieflage durch Ausblähen der Lungen, Ausmassieren des Herzens und zusätzlich über den Ascendens-Ventkatheter *entlüftet*.
- Die temporäre Versorgung erfolgt mittels Vorhof- und Kammerschrittmacherdrähten.
- Es werden 2 Mediastinaldränagen eingelegt.
- Die Wunde wird schichtweise mittels Sternumdrähten verschlossen

Ergebnisse

- Die Operationsletalität liegt bei 20–25%.
- Die 30-Tage-Letalität liegt bei 35%.
- Ein Rest- oder Rezidiv-VSD tritt in 10–25% der Fälle auf.

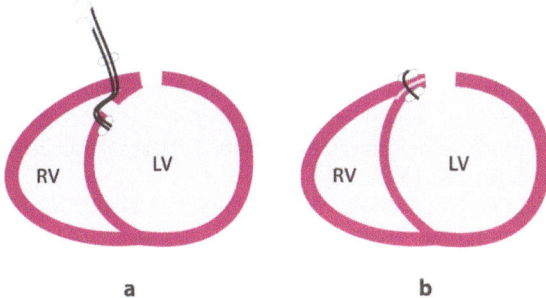

Abb. 4.5. a Stechen der U-Nähte entlang des Defektrands und der Ventrikelvorderwand, **b** nach Verknoten der vorgelegten Nähte resultieren der Defektverschluss, *LV* linker Ventrikel, *RV* rechter Ventrikel

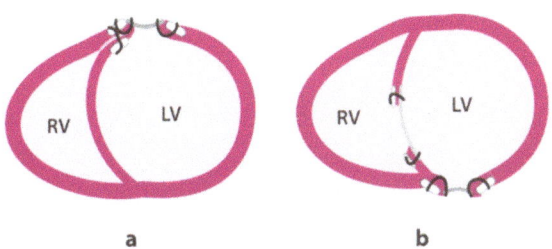

Abb. 4.6. a Patchverschluss nach anteriorer Ventrikulotomie, **b** Patchverschluss nach posteriorer Ventrikulotomie und Patchverschluss des Septumdefekts, *LV* linker Ventrikel, *RV* rechter Ventrikel

Die 5-Jahres-Überlebensrate beträgt etwa 75%.

Die Chirurgie des posterioren VSD weist eine doppelt so hohe Letalitätsrate auf wie die Korrektur beim anterioren Defekt.

Literatur

Cooley DA, Belmonte BA, Zeis LB, Schnur S (1957) Surgical repair of ruptured interventricular septum following acute myocardial infarction. Surgery 41:321

Cox FF, Morshuis WJ, Plokker HWT et al. (1996) Early mortality after surgical repair of postinfarction ventricular septal rupture: Importance of rupture location. Ann Thorac Surg 61:1752–1757

Crenshaw BS, Granger CB, Birmbaum Y et al. (2000) Risk factors, angiographic patterns, and outcomes in patients with ventricular septal defects complicating acute myocardial infarction. Circulation 101:27–32

Dalrymple-Hay MJR, Langley SM, Sami SA et al. (1998) Should coronary artery bypass grafting be performed at the same time as repair of a postinfarct ventricular septal defect? Eur J Cardiothorac Surg 13:286-292

David TE, Dale L, Sun Z (1995) Postinfarction ventricular septal rupture: repair by endokardial patch with infarct exclusion. J Thorac Cardiovasc Surg 110:1315-1322

Deboer HD, Deboer WJ (1998) Early repair of postinfarction ventricular septal rupture: infarct exclusion, septal stabilization, and left ventricular remodeling. Ann Thorac Surg 65:853-854

Deboer HD, Mariani MA, Deboer WJ (1998) Correlates of survival in patients with postinfarction ventricular septal defect. Ann Thorac Surg 65:299

Heitmiller R, Jacobs ML, Daggett WM (1986) Surgical management of postinfarction ventricular septal rupture. Ann Thorac Surg 41:683-691

Killen DA, Piehler JM, Borkon AM, Gorton ME, Reed WA (1997) Early repair of postinfarction ventricular septal rupture. Ann Thorac Surg 63:138-142

Musumeci F, Shukla V, Mignosa C, Casali G, Ikram S (1996) Early repair of postinfarction ventricular septal defect with gelatine-resorcin-formol biological glue. Ann Thorac Surg 62:486-488

Parry G, Goudevenos J, Adams PC, Reid DS (1994) Septal rupture after myocardial infarction: is very early surgery really worthwile? Eur Heart J 13:373

Pezzella AT (1997) Postinfarct ventricular septal defects. Ann Thorac Surg 64:294-295

Shibata T, Suehiro S, Ishikawa T, Hattori K (1997) Repair of postinfarction ventricular septal defect with joined endocardial patches. Ann Thorac Surg 63:1165-1167

5 Herzklappenerkrankungen

Von den 4 zum Herzen gehörenden Klappen kommt bezüglich der Erkrankungshäufigkeit und damit der Notwendigkeit einer chirurgischen Therapie der Aorten- und Mitralklappe die wichtigste Bedeutung zu. Erworbene Klappenerkrankungen betreffen überwiegend das linke Herz und sind meist rheumatischer Ursache. Die pathologischen Veränderungen mit Entstehung einer Stenose, Insuffizienz oder deren Kombination führen zu entsprechenden hämodynamischen Konsequenzen und klinischen Symptomen. Während Klappenstenosen eine *Druckbelastung* des vor der Stenose gelegenen Herzabschnitts bewirken, führen Klappeninsuffizienzen zu einer *Volumenbelastung* der vor und hinter dem Klappendefekt gelegenen Herzanteile. Grundsätzlich wird eine Volumenbelastung besser toleriert, was sich in einer längeren Lebenserwartung äußert.

Zur Beurteilung des Schweregrads einer Klappenerkrankung und damit auch der Operationsindikation werden klinische Symptome und hämodynamische Parameter herangezogen. Durch die Zuordnung in Stadien können Therapien bezüglich ihres Risikos und ihrer Ergebnisse miteinander verglichen und zur Prognose Stellung genommen werden.

Seit 1953 werden zur Klassifikation nach der New York Heart Association (NYHA) 4 klinische Schweregrade (I-IV) unterschieden:
- Stadium I: leichte Erkrankung, ohne Belastungseinschränkung
- Stadium II: beginnende Belastungseinschränkung, keine Herzinsuffizienz
- Stadium III: Herzinsuffizienz bei geringer Belastung
- Stadium IV: Dekompensation (mit und ohne Schock)

Das Auftreten von Symptomen bedeutet grundsätzlich einen Wendepunkt zum Schlechten.

Zur präoperativen Beurteilung und Einschätzung der Klappenfunktionsstörung stehen eine Reihe diagnostischer Methoden zur Verfügung (Tabelle 5.1).

5.1 Möglichkeiten zur Bestimmung einer Klappenstenose

5.1.1 Bestimmung von Druckgradienten

Der Stenosegrad einer Herzklappe wird mittels Druckgradienten beurteilt. Die Gradientenmessungen erfolgen entweder
- angiographisch mittels Herzkatheter (invasiv) oder
- auf echokardiographischem Wege (nichtinvasiv) mit der Dopplermethode.

- *Ermittlung des Peak-to-peak-Gradienten:* Hierbei handelt es sich um eine Linksherzkatheteruntersuchung mit Messung des systolischen Drucks im linken Ventrikel (Messpunkt 1) und Messung des systolischen Spitzendrucks in der Aorta (Messpunkt 2) nach Rückzug durch die Klappe (in Abb. 5.1 am Beispiel der Aortenklappe). Die Differenz beider Messwerte ergibt den systolischen Druckgradienten ΔP (Abb. 5.1).
- *Ermittlung des maximalen instantanen Gradienten:* Ebenfalls angiographisch mittels der Herzkathetertechnik lässt sich ein instantaner maximaler Gradient berechnen. Projiziert man die Kurven für die ventrikulären und aortalen Druckwerte übereinander, kann der instantane (augenblickliche) maximale Gradient ausgerechnet werden. Dieser liegt immer über dem angiographisch gemessenen Peak-to-peak-Wert (Abb. 5.2).

Tabelle 5.1. Präoperative Beurteilung und Einschätzung der Klappenfunktionsstörung

Klinische Symptomatik	Anamnese:	Einteilung in Schweregrade (entsprechend NYHA)	
Nichtinvasive Diagnostik	EKG	Prüfen der Belastbarkeit KHK-Ausschluss	
	Echokardiographie	Ventrikelfunktion Messung des Druckgradienten Klappenöffnungsfläche (Aorta: 2–4 cm²; Mitralklappe 4–6 cm²) Größenbestimmungen (Durchmesser)	Linker Ventrikel diastolisch < 5,6 cm Linker Vorhof < 4 cm Interventrikuläres Septum < 1,1 cm Rechter Ventrikel diastolisch < 3 cm
		Nachweis von Vegetationen Klappenbeweglichkeit, besonders vor und nach Klappenrekonstruktion	
Invasive Diagnostik	Herzkatheter	Beurteilung der linksventrikulären Funktion (Ejektionsfraktion) Größe des Regurgitationsvolumens (Stadieneinteilung) KHK-Ausschluss Messung intrakardialer Druckwerte Messung des Druckgradienten	

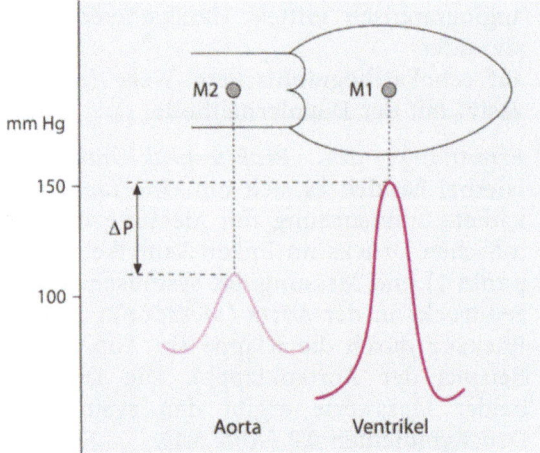

Abb. 5.1. Ermittlung des Peak-to-peak-Gradienten

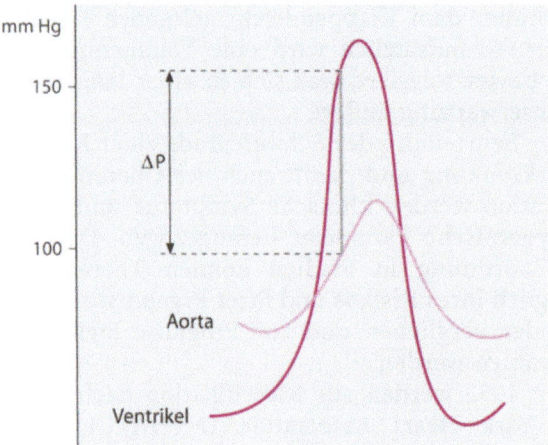

Abb. 5.2. Ermittlung des maximalen instantanen Gradienten

Ermittlung des mittleren systolischen Gradienten: Werden mehrere Gradienten (G1, G2,...Gn) in gleichem zeitlichem Abstand bestimmt, lässt sich durch einfache Berechnung (Summe der Gradienten dividiert durch deren Anzahl n) der mittlere Gradient ermitteln (Abb. 5.3).

> Für klinische Belange hat sich die Messung des Peak-to-peak-Gradienten als zuverlässigste Methode durchgesetzt, gefolgt von der Messung des mittleren systolischen Gradienten. Die Bestimmung des maximalen instantanen Gradienten ist mit einer größeren Ungenauigkeit behaftet.

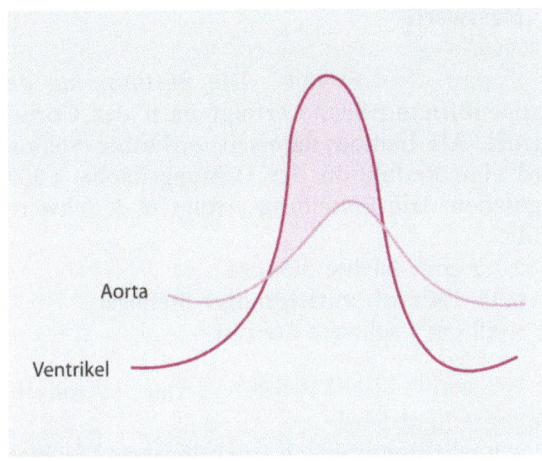

Abb. 5.3. Ermittlung des systolischen Gradienten

- *Ermittlung des Gradienten mittels Echokardiographie:* Als nichtinvasive Methode zur Klassifikation von Klappenstenosen gilt die Echokardiographie. Hierzu werden nach dem Dopplerprinzip Flussgeschwindigkeiten ermittelt und nach der modifizierten Bernoulli-Gleichung auf Gradienten (mittlerer oder maximaler Druckgradient) umgerechnet.

5.1.2 Bestimmung der Klappenöffnungsfläche

Die Klappenöffnungsfläche kann auf invasivem oder nichtinvasivem Wege bestimmt werden.

Invasive Methode

Bei der invasiven Methode dient die Formel nach Gorlin als Berechnungsgrundlage. Sie ist aufgrund von Messungen am isolierten Herzen aufgestellt worden und erlaubt eine annäherungsweise Berechnung der Klappenöffnungsfläche (KÖ).

Dazu müssen folgende Parameter (am Beispiel der Aortenklappe) auf invasivem Wege (Herzkatheter) ermittelt werden:
- Herzminutenvolumen
- Klappendurchflussrate
- mittlerer systolischer Ventrikeldruck
- mittlerer systolischer Aortendruck
- Klappenkonstante als feste Größe

Sie stehen in folgender mathematischer Beziehung zueinander (Gorlin-Gleichung):

Tabelle 5.2. Zahlenwerte für die Klappenkonstante K

Klappe	K
Aortenklappe	44,5
Trikuspidalklappe	44,5
Pulmonalklappe	44,5
Mitralklappe	31,5

$$\text{KÖ} = \frac{Q}{K \cdot \sqrt{LV_{sm} - Ao_{sm}}}$$

mit $KÖ$ Klappenöffnungsfläche, Q Klappendurchflussrate, K Klappenkonstante, LV_{sm} mittlerer systolischer Ventrikeldruck, Ao_{sm} mittlerer systolischer Aortendruck.

Zur Ermittlung der Klappendurchflussrate Q muss aus dem Herzminutenvolumen der systolische Aortenfluss ausgerechnet werden, da nur während der Systolendauer Blut durch die Aortenklappe fließt. Wird das Herzminutenvolumen durch die Systolenzeit (Minuten) dividiert, erhält man den Aortenfluss, der als Wert Q_{aortal} in den Zähler der Gorlin-Gleichung eingesetzt wird.

Für die Konstante K werden je nach Klappe unterschiedliche Zahlenwerte eingesetzt (Tabelle 5.2).

Nichtinvasive Methode

Die Klappenöffnungsfläche kann echokardiographisch auf 2 Wegen bestimmt werden:
- planimetrische Methode (unterliegt einer gewissen Fehlerbreite)
- Messung der Druckhalbwertszeit (PHT = pressure half time)

5.2 Aortenklappe

Die Aortenklappe ist eine zum Hochdrucksystem des Herzens gehörende dreisegelige Klappe zwischen linkem Ventrikel und Aorta. Entsprechend dem Abgang des linken und rechten Koronarostiums oberhalb der Klappe spricht man vom links- bzw. rechtskoronaren sowie dem akoronaren Segel. Die Segel sind durch 3 Kommissuren getrennt.

Die normale Aortenklappenöffnungsfläche (AÖF) hat eine Größe von 2–4 cm^2.

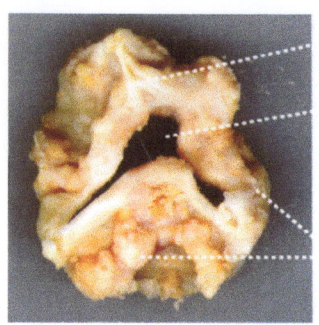

verschmolzene Kommissur

verbliebene restliche Öffnungsfläche

stark verkalkte, verformte Klappensegel

Abb. 5.4. Operationspräparat einer degenerativ veränderten Aortenklappe

5.2.1 Aortenklappenstenose (AS)

Je nach Lokalisation zur Aortenklappe treten Stenosen
- als valvuläre Form (die Klappe betreffend),
- als subvalvuläre Form (den linksventrikulären Ausflusstrakt betreffend) und
- als supravalvuläre Form (in der proximalen Aorta ascendens)

auf. Die valvuläre Stenose ist am häufigsten und soll hier besprochen werden.

Ätiologie

Herzklappenerkrankungen sind degenerativer Art (Abb. 5.4): Altersbedingte Stenosen treten nach der Helsinki Aging Study bei >75-Jährigen in 3% und bei >85-Jährigen in 9% der Fälle auf.
- Im jungen Alter spielen oft Anlageanomalien (bikuspide Klappe) eine Rolle, zudem kann es nach Endokarditis zur Klappenerkrankung kommen.

Hämodynamik

Der vorgeschaltete Herzanteil (linker Ventrikel) erleidet eine kompensatorische Hypertrophie infolge Verkleinerung der Öffnungsfläche, die Wanddicke nimmt zu (konzentrische Hypertrophie), was mit einer Erhöhung des linksventrikulären enddiastolischen Drucks (LVEDP) und konsekutiv des Pulmonalvenendrucks einhergeht.

Symptome

Symptome der Herzklappenerkrankung sind: *Herzinsuffizienz*, *Synkopen* sowie *Pektangina*, begleitet von *Dyspnoe* und *Herzrhythmusstörungen*. (20% der akuten Herztodesfälle sind auf eine Aortenstenose zurückzuführen.)

Messwerte

■ **Klappenöffnungsfläche.** Die Bestimmung der Klappenöffnungsfläche erfolgt nach der Gorlin-Formel. Als hämodynamisch wirksame Stenose wird eine Reduktion der Öffnungsfläche < 50% angesehen. Die Einteilung erfolgt in 3 Schweregrade:
- $\geq 1{,}5$ cm^2: leichte Stenose
- $0{,}95\text{–}1{,}4$ cm^2: mittelgradige Stenose,
- $\leq 0{,}9$ cm^2: schwere Stenose

■ **Systolischer Druckgradient.** Der systolische Druckgradient wird
- echokardiographisch (nichtinvasive Dopplermessung) oder
- invasiv über den Herzkatheter gemessen.

In beiden Untersuchungstechniken ergeben sich trotz gleichem Stenosegrad unterschiedliche Messwerte. Liegt der angiographisch gemessene Wert z.B. bei 50 mmHg (Peak-to-peak-Gradient), ergibt sich in der echokardiographischen Bestimmung (Doppler) ein um etwa 20–30 mmHg höherer Wert (ungenaueres Messprinzip).

Je nach Schwere der Stenose und dem gemessenen Druckgradienten (ΔP) können 4 Schweregrade unterschieden werden:
- Stadium I: <40 mmHg
- Stadium II: 40–80 mmHg
- Stadium III: 80–120 mmHg
- Stadium IV: >120 mmHg

Wichtig ist, dass der transvalvulär gemessene Druckgradient abhängig vom *Herzzeitvolumen* und somit als alleiniger Parameter kritisch zu bewerten ist! Mit sinkender Auswurfleistung (systolische Dysfunktion) wird auch ein geringerer Druckgradient ermittelt, d.h. auch eine höhergradige Stenose kann dadurch unterschätzt werden.

■ **Klappenwiderstand.** Bei der Erhebung und Beurteilung grenzwertiger hämodynamischer Messwerte [erniedrigtes Herzminutenvolumen (HZV), mittelgradiger Druckgradient ΔP] kann zur Entscheidungshilfe (Operationsindikation) dieser Stenosen zusätzlich der Klappenwiderstand gemessen werden. Die Berechnung ist als Ergänzung zur Messung der Klappenöffnungsfläche zu werten. Der Widerstand wird nach folgender Formel berechnet:

$$R = \frac{HF \cdot \Delta P \cdot ET}{HZV} \cdot 1{,}33$$

mit *R* Klappenwiderstand [Ns cm^{-5}], *HF* Herzfrequenz [/min], *AP* mittlerer Druckgradient [mmHg], *ET* Ejektionszeit [s], *1,33* Umrechungsfaktor nach Wood.

Liegt ein Widerstand $>2{,}5 \cdot 10^{-3}$ Ns cm^{-5} vor, ist die Klappenstenose als höhergradig einzustufen.

Druckkurven

Abbildung 5.5 zeigt eine normale arterielle Druckkurve (A. radialis). Besondere Merkmale sind der rasche systolische Anstieg bis zum Maximum (Peak) und die deutlich ausgeprägte Inzisur als Ausdruck des Aortenklappenschlusses.

Abbildung 5.6 zeigt eine arterielle Druckkurve (A. radialis) bei Aortenklappenstenose. Besondere Merkmale sind der etwas verlangsamte systolische Anstieg, der zeitlich etwas verzögert auftretende systolische Spitzendruck (ca. 120 ms), eine Reduktion des Maximaldrucks (je nach Stenosegrad) und eine praktisch fehlende Inzisur als Ausdruck der gestörten Aortenklappenbeweglichkeit.

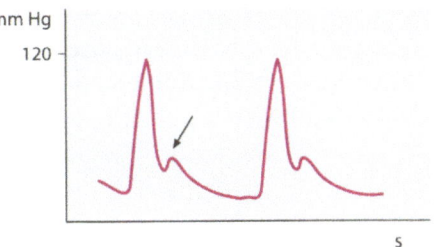

Abb. 5.5. Normale arterielle Druckkurve, *Pfeil* Inzisur (Ausdruck des Aortenklappenverschlusses)

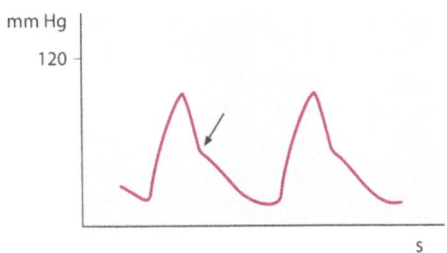

Abb. 5.6. Arterielle Druckkurve (A. radialis) bei Aortenklappenstenose, *Pfeil* praktisch fehlende Inzisur (Ausdruck der gestörten Klappenbeweglichkeit)

Diagnose

Die Diagnose wird anhand von folgenden Befunden gestellt:
- *Klinik* (s. Symptome)
- *Auskultation* (Systolikum über Aortenklappe)
- *EKG* (Linkstyp, Linkshypertrophiezeichen)
- *Echokardiogramm* (Segelbeweglichkeit, Druckgradientenbestimmung)
- *Linksherzkatheter* (LV-Funktion, Druckgradient, Koronarographie)

Spontanverlauf

Der Verlauf ist auch bei höhergradigen Stenosen über viele Jahre asymptomatisch.

Es muss mit einer Stenoseprogredienz von 6–8 mmHg/Jahr gerechnet werden, was mit einer jährlichen Reduktion der Klappenöffnungsfläche von 0,1 cm^2 einhergeht.

Für symptomatische, höhergradige Stenosen ergeben sich folgende Mortalitätsraten:
- 3-Jahres-Mortalität: etwa 50%
- 10-Jahres-Mortalität: etwa 90%

Nach eingesetzter Symptomatik ist die Überlebensrate *deutlich* reduziert:
- bei Herzinsuffizienz auf 1–2 Jahre
- bei Synkopen auf 2–3 Jahre
- bei Pektangina auf 4–5 Jahre

5.2.2 Aortenklappeninsuffizienz (AI)

Einteilung und Ätiologie

Während der *akuten Form* meist eine *Endokarditis* oder *akute Dissektion* zugrunde liegt, kommt für die chronische Form die *rheumatische Genese* oder eine *Dilatation der Aortenwurzel bei Progression eines Aneurysmas* in Betracht. Auch die *chronische Dissektion* kann zur Aorteninsuffizienz führen.

Hämodynamik

Ein unvollständiger Klappenschluss mit Pendelfluss führt zur Volumenüberlastung der vorgeschalteten Herzanteile. Der enddiastolische Druck und das Volumen des linken Ventrikels sind erhöht, ebenso der pulmonale Venendruck.

Im *Akutstadium* besteht die Gefahr des Lungenödems. Das chronische Stadium zeichnet sich durch eine kompensatorische Dilatation des linken Ventrikels aus. Der ansteigende linksventrikuläre enddiastolische Druck (LVEDP) und der Abfall der Ejektionsfraktion zeigen das Überschreiten der Kompensationsmechanismen an. Zu diesem Zeitpunkt ist das endsystolische Volumen (ESV) deutlich erhöht. Auffallend ist die große Blutdruckamplitude.

Verlauf

- **Akute AI.** Die akute AI hat unter alleiniger medikamentöser Therapie eine schlechte Prognose (Gefahr des Lungenödems und kardiogenen Schocks).

- **Chronische AI.** Die chronische AI wird nach folgenden Kriterien beurteilt:
1. Der asymptomatische Patient mit normaler LV-Funktion ist durch einen langen symptomfreien Verlauf gekennzeichnet (oft über 20 Jahre). Diese Patienten entwickeln mit 4,3%/Jahr eine Symptomatik. Die Mortalität liegt bei <0,2%/Jahr.
2. Asymptomatische Patienten mit reduzierter LV-Funktion entwickeln mit >25%/Jahr eine Symptomatik. Damit kommt es innerhalb von 2–3 Jahren zur Operationsindikation.
3. Symptomatische Patienten (mit Dyspnoe, Herzinsuffizienz, Orthopnoe, Lungenödem) werden in der Regel rasch operiert, sodass zum Verlauf unter konservativer Therapie keine größeren Studien existieren.

Diagnose

Die Diagnose wird anhand folgender Befunde erhoben:
- *Klinik* (s. Symptome, niedriger diastolischer RR-Wert)
- *Auskultation* (Diastolikum; Systolikum infolge relativer Stenose möglich)
- *EKG* (Linkstyp, Linkshypertrophiezeichen)
- *Echokardiogramm* (Segelbeweglichkeit, Ventrikelbeweglichkeit)
- *Linksherzkatheter* (Ventrikelfunktion, Koronarographie)

Druckkurve

Abbildung 5.7 zeigt ein Beispiel für eine arterielle Druckkurve (A. radialis) bei Aortenklappeninsuffizienz. Besondere Merkmale sind ein rascher systolischer Anstieg, ein Doppelgipfel des systolischen Maximaldrucks, der Erhalt der Charakteristik bei der Klappeninzisur und ein deutlich erniedrigter diastolischer Druck (<50 mmHg).

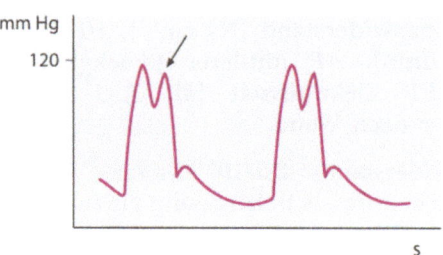

Abb. 5.7. Arterielle Druckkurve (A. radialis) bei Aortenklappeninsuffizienz, *Pfeil* Doppelgipfel

Tabelle 5.3. Aorteninsuffizienzquantifizierung mit Hilfe des Regurgitationsvolumens

AI-Stadium	Regurgitationsfraktion
Grad I (mild)	<20%
Grad II (mäßig)	20–40%
Grad III (ausgeprägt)	40–60%
Grad IV (schwer)	>60%

Stadien

Die Einteilung in Schweregrade dient zur Beurteilung des Spontanverlaufs und ist bei der Indikationsstellung zur Operation hilfreich.

Nach angiographischen Kriterien werden 4 Stadien unterschieden, wobei die Kontrastierungen des linksventrikulären Ausflusstrakts bzw. des gesamten linken Ventrikels registriert werden:
- Stadium I: diastolische Anfärbung des klappennahen linken Ventrikels, komplette Auswaschung in der Systole
- Stadium II: schwache Anfärbung des gesamten linken Ventrikels während der Diastole
- Stadium III: deutliche Anfärbung des gesamten linken Ventrikels; Kontrastmitteldichte entspricht der in der Aorta
- Stadium IV: sofortige, komplette Anfärbung des linken Ventrikels; Kontrastmitteldichte übersteigt die in der Aorta

Die Bestimmung des Regurgitationsvolumens (in Prozent) durch die Kernspinuntersuchung kann zur Quantifizierung der Aorteninsuffizienz (AI) herangezogen werden (Tabelle 5.3).

Prognose

Abhängig vom Schweregrad wird unter medikamentöser Therapie bei leichter bis mäßiger Insuffizienz eine 10-Jahres-Überlebensrate von 90% erreicht. Nach einmaliger Dekompensation kann auch nach 10 Jahren noch mit einer Überlebensrate von etwa 60% gerechnet werden. Bei mäßiger bis schwerer Insuffizienz besteht eine 5-Jahres-Überlebensrate von 75%. Die 10-Jahres-Überlebensrate liegt bei 50%.

5.2.3 Chirurgische Therapie bei Aortenklappenerkrankung

Bei Stenose und Insuffizienz wird prinzipiell der Klappenersatz durchgeführt. Klappenrekonstruktionen sind bei Insuffizienz infolge aneurysmatischer Dilatation des Aortenanulus möglich (Operation nach David u. Yacoub). Die Technik des Klappenersatzes nach Ross wird ebenfalls beschrieben.

■ **Transaortaler Aortenklappenersatz (AKE) mittels einer biologischen oder künstlichen Prothese**

Geschichte

1953 wurde der „Klappenersatz" mittels Kugelklappe (in Aorta-descendens-Position!) durch Hufnagel beschrieben. Harken führte 1960 den ersten direkten Aortenklappenersatz bei Insuffizienz durch. 1963 kam es zur Kombination von Aortenklappenersatz und suprakoronarem Ersatz der Aorta ascendens unter Belassen der koronarostientragenden Wandanteile (Sinus). Starr propagierte die getrennte Verwendung von Klappe und Gefäßprothese. 1964 wurde die Kombination von Aortenklappenersatz und Ersatz der Aorta ascendens unter Exzision der Sinus mit Reimplantation der Koronarostien in die Prothese von Wheat beschrieben, mit ebenfalls getrennter Verwendung von Klappe und Gefäßprothese. 1968 schließlich führten Bentall u. DeBono unter Verwendung einer gemeinsamen, Klappen-tragenden Gefäßprothese, dem Klappenconduit, den kombinierten Aortenklappenersatz und den Ersatz der Aorta ascendens mit Exzision der Sinus und Reimplantation der Koronarostien in die Prothese durch.

Indikation bei Stenose

Allgemeine Kriterien sind
■ Auftreten von Symptomen
■ Druckgradient (peak-to-peak, systolisch) über 50 mmHg
■ AÖF < 1 cm^2

Grundsätzlich muss zwischen symptomatischen und asymptomatischen Patienten unterschieden werden. Hieraus lassen sich differenzierte Aussagen zur Indikation ableiten.
1. Bei klinischer Symptomatik (Dyspnoe, Pektangina, Synkopen) und höhergradiger Stenose besteht eine absolute Indikation zum Klappenersatz.
2. Bei asymptomatischer Stenose kann abgewartet werden. Hier muss der Spontanverlauf (plötzlicher Herztod) gegen das Operationsrisiko abgewogen werden. Ist eine Stenose lediglich hämodynamisch als schwer einzustufen (und der Patient dabei asymptomatisch), ist eher keine Operationsindikation gegeben, da die Mortalität des Spontanverlaufs deutlich < 5% liegt und damit der Komplikationsrate nach Klappenersatz ähnelt.
Ein belastungsabhängiger Hochdruck sowie eine deutliche linksventrikuläre Hypertrophie stellen unter den asymptomatischen Patienten eine Operationsindikation dar, da sich die Prognose des Spontanverlaufs in dieser Gruppe erheblich verschlechtert.
3. Eine weitere Indikationsgruppe sind Patienten, bei welchen eine koronare Bypasschirurgie indiziert ist, mit welcher der Klappenersatz kombiniert werden könnte:
   – Patienten mit hochgradiger Aortenstenose (Druckgradient peak-to-peak systolisch > 80 mmHg) benötigen einen Klappenersatz.
   – Patienten mit milder Stenose (Druckgradient peak-to-peak 30–50 mmHg, Dopplerfluss 3–4 m/s) sollten ebenfalls kombiniert operiert werden.
   – Bei Patienten mit geringer Stenose (Druckgradient < 30 mmHg) kann ebenfalls der Klappenersatz in Kombination durchgeführt werden, auch wenn die Studienlage nicht eindeutig ist (Klasse-II b-Evidenz der amerikanischen kardiologischen Richtlinien, AHA/ACC Guidelines, 1999).

Indikation bei Insuffizienz

■ Akute Insuffizienz bei Endokarditis oder Dissektion (Typ A)
■ linksventrikuläre Dilatation
■ Auftreten von Symptomen (NYHA-Stadium II–III)

Im asymptomatischen Stadium kann abgewartet werden, wobei alle 6 Monate echokardiographisch kontrolliert werden sollte. Bei einer linksventrikulären Vergrößerung oder beim Auftreten einer Belastungsinsuffizienz ist die Operationsindikation zu stellen. Grundsätzlich stellen linksventrikuläre Funktionsstörungen, auch bei asymptomatischen Patienten, eine Operationsindikation dar.

Aufklärung

Eingriffe an der Aortenklappe werden unter Einsatz der Herz-Lungen-Maschine mit den damit verbundenen Risiken durchgeführt. Abgesehen von den allgemeinen Operationsrisiken sollte über folgende spezielle Komplikationen aufgeklärt werden:
- Luftembolie (Hirnstörung) infolge Aorteneröffnung
- paravalvuläres Leck (1–4%)
- Endokarditis (1–2% pro Jahr für mechanische und biologische Prothesen)
- Herzrhythmusstörungen (in bis zu 50% der Fälle)

Lagerung und Zugang

Es wird in Rückenlage nach medianer Sternotomie operiert.

Technik

- Die HLM wird über eine arterielle (Aorta ascendens) und eine venöse 2-Stufen-Kanüle (rechter Vorhof → untere Hohlvene) angeschlossen.
- Die A. pulmonalis wird teilweise von der Aorta abpräpariert.
- Elektrisch wird Kammerflimmern induziert, die Aorta ascendens wird abgeklemmt und ventral quer eröffnet (etwa 4 cm oberhalb der Klappenbasis).
- Zur Myokardprotektion wird Kardioplegielösung in die Koronarostien gegeben. Bei deutlich hypertrophiertem Ventrikel kann die 1 1/2- bis 2fache Kardioplegielösungsmenge der Initialdosis indiziert sein.
- Die Klappensegel werden exzidiert. Dabei muss die Nähe des Erregungsleitungssystems zur Basis des rechtskoronaren Segels beachtet werden (Auslösen eines Herzblocks möglich).
- Das sorgfältige Entkalken des Anulus dient der Vergrößerung der Öffnungsfläche und der besseren Abdichtung beim Einknoten der Klappe (Vermeidung paravalvulärer Lecks).
- Die Klappenöffnung wird ausgemessen.
- Ein linksventrikulärer Vent wird durch die Klappe eingelegt (alternativ in den linken Ventrikel via Herzspitzenzugang oder die rechte obere Lungenvene).
- Die Klappenfäden (Ethibond 2-0) werden als teflonbewehrte U-Nähte gestochen. Je nach anulärem Durchmesser werden 12–18 Fäden gebraucht.
- Die neue Klappe wird subkoronar positioniert und eingeknotet.
- Bei der Orientierung der Klappensegel (Kunstklappen) ist Folgendes zu beachten: Bei Doppelflügelklappen (Abb. 5.8), bei welchen insgesamt 3 Durchflussöffnungen entstehen, muss ein Segel in der Position zum ursprünglichen rechtskoronaren Segel ausgerichtet werden.
Bei Verwendung einer Kippscheibenklappe, die 2 unterschiedlich weite Öffnungsflächen zulässt, sollte die größere Öffnungsfläche der Position des akoronaren Segels entsprechen, da hier der Hauptanteil des Auswurfvolumens fließt.
- Nach Einknoten erfolgt die sorgfältige Prüfung auf:
  - Unversehrtheit der koronaren Ostien (Kunst- und Bioklappe)
  - freie Beweglichkeit der Klappensegel (Kunstklappe)
  - Ausschluss von Leckagen (Klappennahtring zur Aortenwand)
- Die Aortotomie wird mit fortlaufender Naht verschlossen (2-mal 5-0-Prolene, einfach armiert).
- Das linke Herz und die Aorta werden sorgfältig entlüftet mittels:
  - Ausblähen der Lungen vor dem Knoten der Aortotomienaht
  - Aszendenspunktion nach Öffnen der Aortenklemme

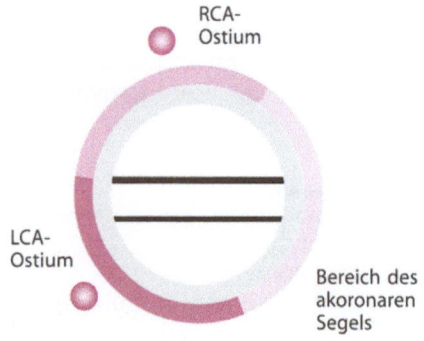

Abb. 5.8. Doppelflügelklappe

- beim Beenden der Herz-Lungen-Maschinenzeit.

Das Punktieren der Herzspitze kann zusätzlich der Entlüftung dienen, ist jedoch nicht obligat.

- Pleuraergüsse werden entlastet (häufig bei akuter Klappenoperation oder unvollständig rekompensierten Patienten).
- Eine passagere Schrittmacherversorgung des Herzens ist notwendig (Kammer- und Vorhofdrähte, wobei die Kammerdrähte infolge möglicher AV-Blockierung obligat sind).
- Das Mediastinum wird dräniert (bei uneröffneter Pleura reicht eine Dränage).

Bemerkungen
1. Der enge Aortenanulus (≤19 mm) zwingt manchmal zu einer Anuloplastik. Hierfür stehen verschiedene Techniken zur Verfügung. Nach Exzision der Klappensegel wird eine Inzision des akoronaren Anulus (Zugang nach Nicks) oder der Kommissur zwischen links- und akoronarem Anulus (Zugang nach Manouguian) in Richtung Mitralklappe durchgeführt (beide Techniken als posteriorer Zugang). Dieser Bereich wird durch einen zungenförmigen Dacronpatch erweitert (Prolene 5-0 oder 4-0, doppelt armiert). Der Patch wird in den Aortenverschluss einbezogen (Abb. 5.9).
Eine mehr radikale Erweiterung bietet der anteriore Zugang nach Konno und Rastan. Hier werden durch 2 Inzisionen der rechtskoronare Anulus (links des RCA-Ostiums) und der rechtsventrikuläre Ausflusstrakt eröffnet (Risiko der Blockbildung, Koronarverletzung und einer langen Operationszeit).

Das operative Vorgehen bei kleinem anulärem Durchmesser (19–21 mm) muss einerseits das Operationsrisiko der Erweiterungsplastik (längere Ischämiezeit, Blutung der Patchnaht), aber auch die Nachteile einer zu kleinen implantierten Klappe (so genannter Mismatch zwischen Klappengröße und Körperoberfläche des Patienten) mit dem Risiko eines dadurch ausgelösten plötzlichen Herztods, berücksichtigen.
In der Literatur sind zu diesem Problem zahlreiche Studien publiziert worden. Perikardbioprothesen und Homografts wurden als hämodynamisch besonders günstig eingestuft. Auch Kunstprothesen der Größen 19 und 21 mm haben im Langzeitverlauf (Regression der Ventrikelgröße) gute Resultate gezeigt, sodass eine Bewertung schwierig erscheint. Grundsätzlich sollten bei einer Körperoberfläche >1,9 m² die Implantation von 19- oder 21-mm-Klappen vermieden werden und die Erweiterungsplastik erfolgen.

2. Beim Doppelklappenersatz (AKE und MKE) sollte zuerst die Mitralklappe implantiert werden. Bei umgekehrter Reihenfolge ist das Stechen des anterioren Klappenanulus der Mitralklappe erheblich erschwert, da dieser vom starren Klappenring der bereits implantierten Aortenklappe fixiert wird.
3. Der Durchmesser des sinotubulären Übergangs spielt eine große Rolle in der Entwicklung einer postoperativen Aorteninsuffizienz bei der Implantation von Stentlessklappen. Zur Vermeidung dieser Komplikation sollte der äußere Klappendurchmesser einer gerüstfreien Klappe kleiner als der sinotubuläre Durchmesser sein (David 1999).

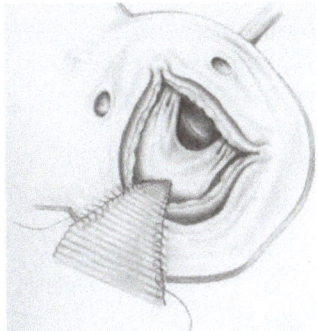

Abb. 5.9 a, b. Operative Technik bei Erweiterungsplastik des Aortenanulus, **a** anuläre Inzisionen, **b** Einnähen des Patches, *1* Inzision nach Manouguian, *2* Inzision nach Nicks

Ergebnisse

Die Letalität beim Aortenklappenersatz ist abhängig vom Schweregrad der Erkrankung, dem Alter des Patienten sowie der Wahl des Implantats.

Die Verwendung von Homografts geht mit einer deutlich erhöhten Letalität mit bis zu 6% einher.

Im Langzeitverlauf sind Klappenthrombosen und thrombembolische Ereignisse für die Prognose entscheidend. Zudem sind Blutungskomplikationen (bei Notwendigkeit zur Antikoagulation) und deren Risiken (Hirnblutung, Nierenblutung) zu bedenken.

Die Häufigkeiten der genannten Komplikationen sind in Tabelle 5.4 dargestellt. Eine Übersicht über die Operationsergebnisse ist in Tabelle 5.5 und Tabelle 5.6 dargestellt.

Ross-Operation (Pulmonalklappentransfer)

Die Aortenklappe wird durch die eigene Pulmonalklappe ersetzt (Pulmonaltransfer), während die Pulmonalklappe wiederum durch eine fremde, menschliche Pulmonal- oder Aortenklappe ersetzt wird. Es handelt sich somit um einen Doppelklappeneingriff im Gegensatz zum Einfachklappeneingriff beim isolierten Aortenklappenersatz.

Tabelle 5.4. Komplikationen bei Aortenklappenersatz

Komplikation	Häufigkeit [%]
Klappenthrombose	< 0,1
Thrombembolie	1,5–2
Hirninsult	0,5–1

Tabelle 5.5. Operationsergebnisse beim transthorakalen Aortenklappenersatz

AKE bei Stenose	
Operationsletalität	2–3% (20–59 Jahre)
	3–5% (50–79 Jahre)
Neurologisches Defizit	3–5%
5-Jahres-Überlebensrate	75%
10-Jahres-Überlebensrate (ohne Operationsletalität)	60%
AKE bei Insuffizienz	
Operationsletalität	2–5%
EF > 50%	5-Jahres-Überlebensrate >90% (unabhängig von der NYHA-Klasse)
EF < 50%	5-Jahres-Überlebensrate 63% (NYHA-Klasse III–IV)

Tabelle 5.6. Operationsletalität nach Reoperationen sowie Kombinationseingriffen

Operation	Operationsletalität [%]
AKE-Reoperation	6–7
AKE plus MKE	5–10
AKE plus MKE plus TKE	10–14
AKE-MKE-Reoperation	11–12

Geschichte

Die Operationstechnik (Pulmonalklappenswitch) wurde erstmals 1967 von Ross beschrieben.

Indikation

Die Ross-Operation ist prinzipiell in jedem Alter möglich, wird aber bevorzugt bei jüngeren Erwachsenen und Kindern eingesetzt.

Kontraindikation

- Durchmesser des Aortanulus > 27 mm
- Patienten mit rheumatischer Erkrankung der Aotenklappe (diskutiert wird ein möglicher Befall des pulmonalen Autografts)

Aufklärung

Der Patient wird über allgemeine und spezielle Risiken aufgeklärt:
- Allgemeine Risiken:
  - Blutungen
  - Infektion
  - Operation mit der Herz-Lungen-Maschine
- Spezielle Risiken
  - Verletzung der Septalarterie mit Septalinfarkt
  - Risiko der Luftembolie (Hirnstörung)
  - Arrhythmien
  - verlängerte Operationszeit

Prinzip

Die eigene Pulmonalklappe wird entnommen und in Aortenposition implantiert (pulmonaler Autograft) (Abb. 5.10). Die Pulmonalklappe wird

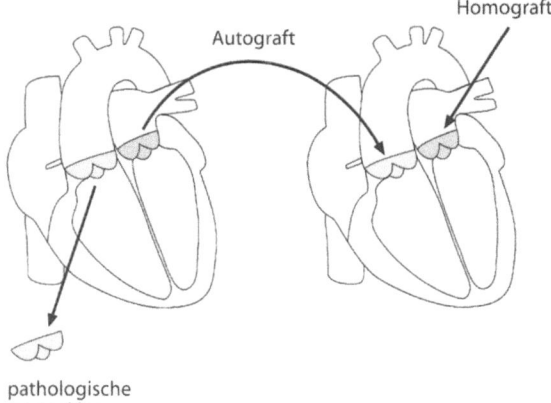

Abb. 5.10. Prinzip des Pulmonalklappentransfers

durch Implantation eines pulmonalen oder aortalen Homografts ersetzt (Abb. 5.10).

Lagerung und Zugang

Es wird in Rückenlage nach medianer Sternotomie operiert.

Technik

- Nach *Sternotomie und Perikarderöffnung* werden Aorta und Pulmonalarterie präparatorisch komplett voneinander getrennt (am besten vor Beginn der extrakorporalen Zirkulation, wenn die Pulmonalarterie noch nicht kollabiert ist).
- Die Herz-Lungen-Maschine wird über eine arterielle (Aorta ascendens) und 2 venöse Kanülen (in beide Hohlvenen) angeschlossen.
- Elektrisch wird Kammerflimmern induziert, die Aorta ascendens wird abgeklemmt.
- Die Aorta wird entweder durch eine quere, suprakoronare Inzision (etwa 4 cm oberhalb des RCA-Ostiums) oder durch eine Längsarteriotomie eröffnet.
- Zur Myokardprotektion wird Kardioplegielösung in die Koronarostien infundiert.
- Die einzelnen Operationsschritte sind:
  1. Die Aortenklappe wird exzidiert, ein LV-Vent wird eingelegt, anschließend wird systemisch auf 28 °C (Rektaltemperatur) gekühlt.
  2. Zur Explantation der Pulmonalklappe wird ein Zylinder, bestehend aus der Klappe und der Pulmonalarterie, mit mehreren Zentimetern Länge entnommen. Zunächst erfolgt eine sparsame quere Eröffnung der Pulmonalarterie vor ihrer Aufzweigung distal, wobei die Pulmonalklappe inspiziert wird. Klappenanomalien (bikuspide, quadrikuspide Klappe) schließen den Gebrauch aus. Danach wird die distale Pulmonalarterie komplett quer durchtrennt.
  Eine vordere, quere Inzision eröffnet den Ausflusstrakt des rechten Ventrikels unmittelbar vor Beginn der Klappe. Die Präparation erfolgt unter sorgfältiger Beachtung des linken Koronarsystems, wobei besonders auf die mögliche Verletzung des ersten Septalasts des RIVA zu achten ist (Abb. 5.11).
  Eine Wiederholung der Gabe von Kardioplegielösung durch die linke Koronararterie erlaubt die Kontrolle auf dichte Verhältnisse der unmittelbar hinter der Pulmonalarterie gelegenen Abschnitte (Hauptstamm, RIVA, erster Septalast) und ggf. deren Übernähung, die später aus technischen Gründen nicht mehr möglich ist.
  3. Die Pulmonalklappe wird in die Aortenposition transferiert (pulmonaler Autograft) und fortlaufend in subkoronarer Position mit Prolene 4-0 oder 5-0 anastomosiert (Klappenbasis).
  Der Zylinder wird entsprechend des linken und rechten koronaren Ostiums (Sinus) zurechtgeschnitten, die Kommissuren werden gebildet (mit Ausnahme des nichtkoronaren Sinus) und einzeln fixiert (3-mal Prolene 4-0).
  Die Wandanteile werden durch fortlaufende Naht unter Aussparung beider Ostien fixiert (2-mal Prolene 4-0). Auch im nichtkoronaren Sinus werden die Wand von Autograft und Aorta fortlaufend genäht (Prolene 4-0). Die Aorta wird fortlaufender verschlossen (2-mal Prolene 5-0 oder 4-0, einfach armiert).
  4. Für den Pulmonalklappenersatz (pulmonaler Homograft) wird der distale, mit der Pulmonalklappe resezierte Teil des rechtsventrikulären Ausflusstrakts rekonstruiert und fortlaufend end-zu-end zwischen Homograft und Ausflusstrakt (Prolene 4-0 oder 3-0) bzw. Pulmonalarterienstamm (Prolene 5-0) anastomosiert.

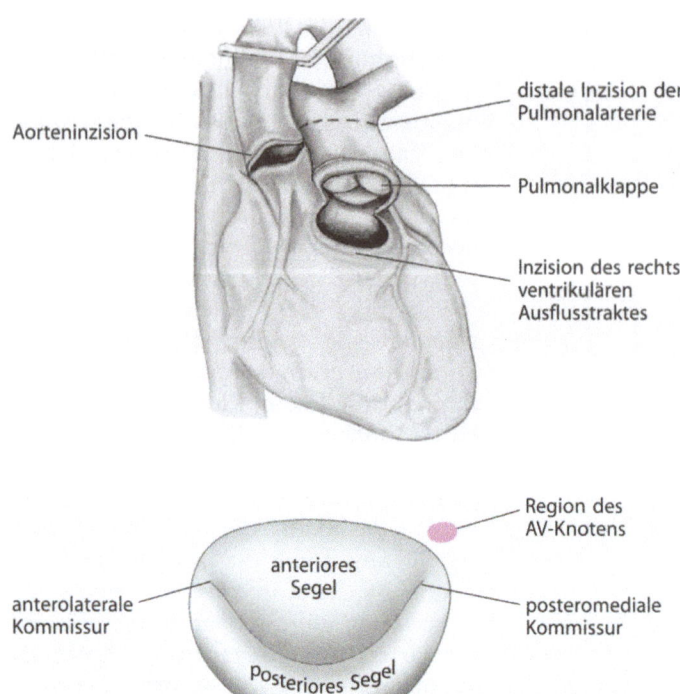

Abb. 5.11. Aorteninzision

Abb. 5.12. Normale Mitralklappe aus chirurgischer Sicht (Blick vom linken Vorhof)

Ergebnisse

Die Operationsletalität liegt bei 1–2%. Degenerative Prozesse an der Pulmonalklappe haben eine Reoperationsrate von <20% innerhalb von 20 Jahren zur Folge.

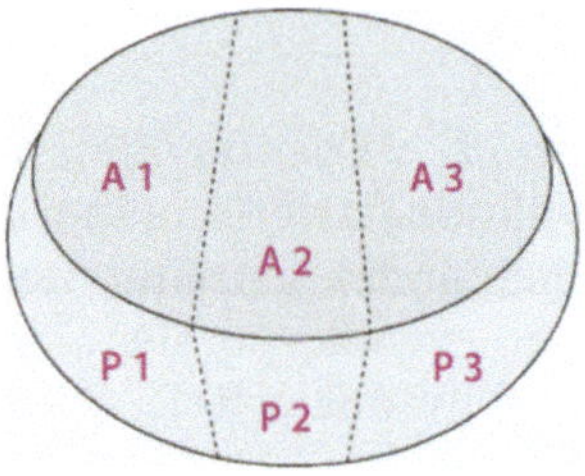

Abb. 5.13. Nomenklatur der Mitralklappensegelabschnitte, *A* anteriores Segel, *P* posteriores Segel; *1, 2, 3* werden von links nach rechts (aus chirurgischem Blickwinkel) vergeben

5.3 Mitralklappe

Die Mitralklappe ist eine zum Hochdrucksystem des Herzens gehörende bikuspide Klappe zwischen linkem Vorhof und linkem Ventrikel. Der Segelapparat besteht aus einem größeren anterioren (aortalen oder septalen) und einem kleineren posterioren (muralen) Segel, die durch 2 Kommissuren getrennt sind (Abb. 5.12, 5.13). Der subvalvuläre Apparat wird aus Sehnenfäden und den Papillarmuskeln gebildet (Abb. 5.14). Die Mitralklappenöffnungsfläche (MÖF) liegt bei 4–6 cm².

Eine Übersicht über die Erkrankungen der Mitralklappe gibt Tabelle 5.7. Abbildung 5.15 ist ein typisches Beispiel für postrheumatische Veränderungen an der Mitralklappe. Abbildung 5.16 zeigt eine postinfarzielle Papillarmuskelruptur mit einem anterioren insuffizienten Segel.

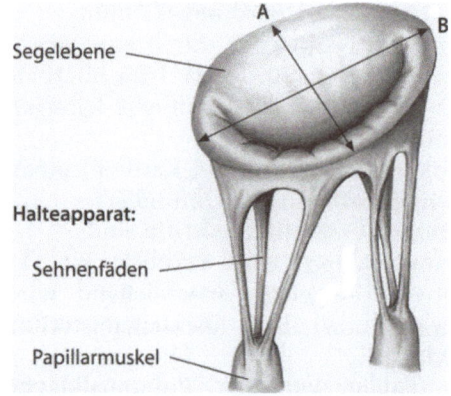

Abb. 5.14. Aufbau der Mitralklappe, *A* anteroposteriorer Durchmesser, *B* transversaler Durchmesser, beide Durchmesser stehen in einem Verhältnis 3:4

Tabelle 5.7. Erkrankungen der Mitralklappe

Ätiologie	Rheumatisch (60%)		
	Degenerativ (21%)	Morbus Barlow (floppy valve)	
		Fibroelastisches Defizit	
		Marfan-Syndrom	
	Endokarditis (5%)		
	Ischämisch (8%)		
Art der Dysfunktion	Stenose		
	Insuffizienz		
	Kombinierte Formen		
Pathologie (Einteilung nach Carpentier)	Stenose	Typ A: isolierte Klappenstenose	
		Typ B: Stenose mit kombinierter subvalvulärer Läsion	
	Insuffizienz	Typ I: normale Segelbeweglichkeit, intakte Klappenebene	Dilatation des Anulus Perforation der Segel
		Typ II: Segelprolaps	Sehnenfadenruptur Sehnenfadenelongation Papillarmuskelruptur Papillarmuskelelongation
		Typ III: eingeschränkte Segelbeweglichkeit	Kommissurenfusion Sehnenfädenfusion

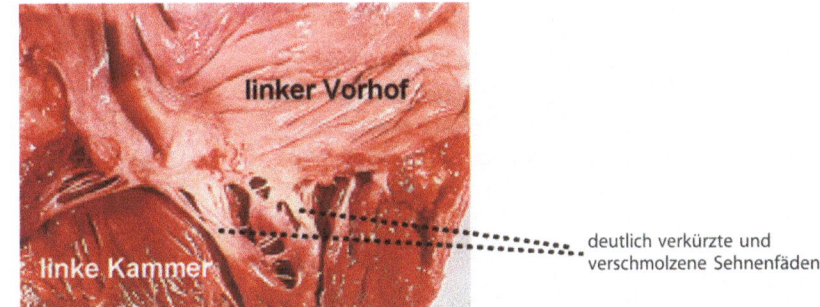

Abb. 5.15. Postrheumatische Veränderungen an der Mitralklappe

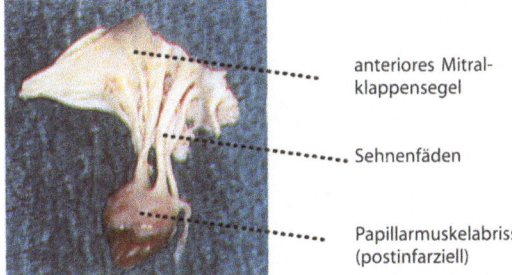

Abb. 5.16. Papillarmuskelruptur mit Insuffizienz des anterioren Segels

5.3.1 Mitralklappenstenose (MS)

Die Mitralklappenstenose ist eine sich über 10–20 Jahre entwickelnde Erkrankung (meist nach einem rheumatischen Fieber).

Hämodynamik

Es besteht eine Druckbelastung des vorgeschalteten Herzanteils (linker Vorhof) mit nachfolgender Dilatation. Unter Belastung wird eine ungenügende HZV-Erhöhung beobachtet.

Spontanverlauf

Der Spontanverlauf wird bestimmt durch das Auftreten von Symptomen (Dyspnoe, Leistungsminderung) und Komplikationen (Vorhofflimmern, Thromben, Embolien).

Unbehandelte symptomatische Patienten haben eine kumulative 10-Jahres-Überlebensrate von etwa 60%, asymptomatische Patienten weisen eine 10-Jahres-Überlebensrate von >80% auf.

Tabelle 5.8. Stadieneinteilung der Mitralklappenstenose (MS)

Leichte MS (NYHA II)	MÖF	>2,0 cm²
ΔP <5 mmHg	PAP	<35 mmHg
	PCWP	<20 mmHg
Mittelgradige MS (NYHA III)	MÖF	1,0–2,0 cm²
ΔP ≥5 mmHg	PAP	<50 mmHg
	PCWP	<25 mmHg
Hochgradige MS (NYHA IV)	MÖF	<1,0 cm²
ΔP >15 mmHg	PAP	>50 mmHg
	PCWP	>25 mmHg

MÖF Mitralklappenöffnungsfläche; *PAP* Pulmonalarteriendruck; *PCWP* pulmonalkapillarer Druck; ΔP = Druckgradient über der Mitralklappe

30–40% aller symptomatischen Patienten entwickeln im Langzeitverlauf ein Vorhofflimmern, welches das HZV um 20% verringert. Diese Tatsache verschlechtert die Langzeitprognose erheblich. So beträgt beim Vorhofflimmern die 10-Jahres-Überlebensrate medikamentös behandelter, symptomatischer Patienten nur etwa 25%, wohingegen sie auf 46% ansteigt, wenn ein Sinusrhythmus vorliegt.

Beim Vorhofflimmern werden Vorhofthromben bei etwa 20% und systemische arterielle Embolien in 10–20% der Patienten beobachtet.

Der Übergang vom Sinusrhythmus zum Vorhofflimmern wird häufig von einem Lungenödem begleitet.

Symptome

Ab einer Klappenöffnungsfläche <2,5 cm² treten Symptome auf.
- Dyspnoe bei schwerer Belastung: MÖF <1,8 cm²
- Dyspnoe bei leichter Belastung: MÖF <1,5 cm²
- Orthopnoe: MÖF <1,0 cm²
- Leistungsminderung und periphere Zyanose

Die Leistungsminderung der Mitralklappe wird in Analogie zur NYHA in unterschiedliche Stadien eingeteilt (Tabelle 5.8).

Prognose

Für die rheumatische Stenose (alle Stadien) ergibt sich bezüglich der Prognose eine kumulative
- 5-Jahres-Überlebensrate von ca. 50%
- 10-Jahres-Überlebensrate von ca. 33%
- 15-Jahres-Überlebensrate von ca. 20%

In Abhängigkeit vom NYHA-Stadium ergibt sich unter medikamentöser Therapie folgende Prognose:
- NYHA I–II: 10-Jahres-Überlebensrate 85%
- NYHA III: 10-Jahres-Überlebensrate 40%
- NYHA IV: 5-Jahres-Überlebensrate 15%

Die schwere pulmonale Hypertonie schränkt die Prognose auf etwa 3 Jahre ein.

Diagnose

Die Diagnose erfolgt anhand folgender Befunde:
- *Klinik* (s. Symptome)
- *Auskultation* (Diastolikum, lauter 1. Herzton)
- *EKG* (Rechtsschenkelblock)
- *Echokardiogramm* (Ventrikelkonfiguration, Thromben bei Vorhofflimmern)
- *Linksherzkatheter* [Ventrikelfunktion, intrakardiale Druckwertmessung (s. Messwerte in Tabelle 5.8, Druckkurven in Abb. 5.17–5.20), Koronarographie]

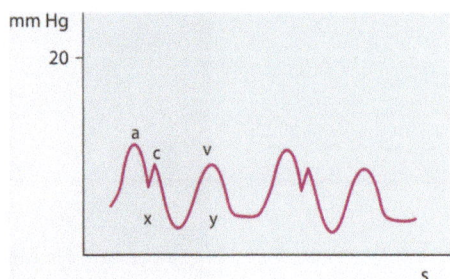

Abb. 5.17. Normale zentrale-venöse Druckkurve (CVP), Merkmale: *a*-Welle (Vorhofkontraktion) als Kurvenmaximum; *x*-Absteigende (Vorhoferschlaffung); *v*-Welle (Vorhoffüllung) kleiner als *a*-Welle; *y*-Absteigende (Verziehen der AV-Klappenebene während der Kammerfüllung); der maximale Druck liegt <10 mmHg

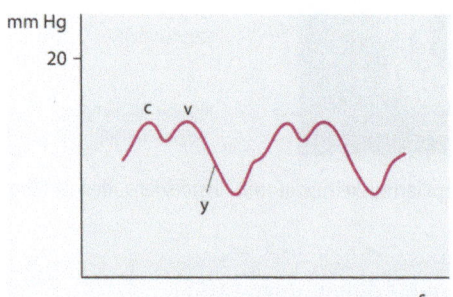

Abb. 5.18. CVP-Druckkurve bei schwerer Mitralstenose und absoluter Arrhythmie, Merkmale: fehlende *a*-Welle (infolge Vorhofflimmerns); *c*- und *v*-Welle liegen dicht beieinander (fehlende *x*-Komponente der Vorhoferschlaffung bei Flimmern)

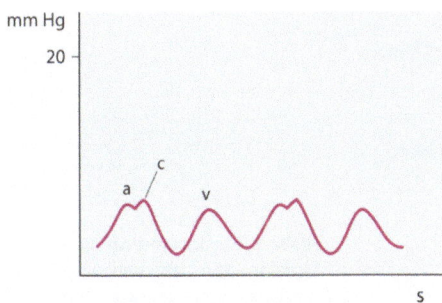

Abb. 5.19. Normale pulmonalkapillare Druckkurve (PCWP) bei Sinusrhythmus, Merkmale: *a*- und *v-Welle* als typische Maxima; *a-Welle* (Kontraktion linker Vorhof) erscheint im Vergleich zum EKG nach dem QRS-Komplex; *c-Welle* erscheint nicht immer (oft Kombination mit *a-Welle*); der maximale Druck liegt < 10 mmHg

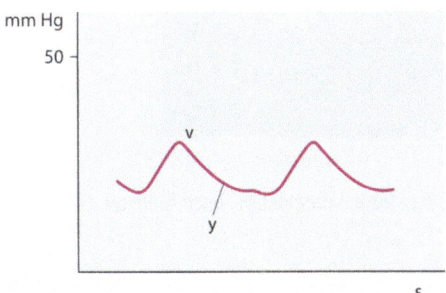

Abb. 5.20. PCWP-Druckkurve bei schwerer Mitralstenose und Vorhofflimmern, Merkmale: *a-Welle* fehlt bei Arrhythmie, erscheint bei Sinusrhythmus; *y-Absteigende* verzögert

Operation

Die MS wird durch offene Kommissurotomie oder transatrialen Mitralklappenersatz (MKE) behandelt.

Geschichte

1963 führten Starr u. Edwards den ersten Mitralklappenersatz mit Implantation einer Kugelklappe durch.

Indikation

- Auftreten von Symptomen (NYHA-Stadium II, III, IV)
- MÖF < 1 cm²

Aufklärung

Eingriffe an der Mitralklappe werden unter Einsatz der Herz-Lungen-Maschine mit den damit verbundenen Risiken durchgeführt, im Speziellen:

- Luftembolie (Hirnstörung) infolge Vorheröffnung
- paravalvuläres Leck (bis 2%)
- Endokarditis (1–2% pro Jahr für mechanische und biologische Prothesen)

Lagerung und Zugang

Der Patient wird in Rückenlage operiert. Standardzugang ist die mediane Sternotomie, es ist aber auch die antero-laterale Thorakotomie rechts im 4. ICR möglich.

Technik

- Die HLM wird über eine arterielle (Aorta ascendens) und 2 venöse Kanülen (obere und untere Hohlvene) angeschlossen. Die Verwendung *einer* venösen Kanüle (2-Stufen-Kanüle) ist ebenfalls möglich.
- Kardioplegielösung wird in die Aorta ascendens infundiert (hypothermer Herzstillstand bei 30–32 °C). Die Wiederholung der Applikation von Kardioplegielösung über die Ascendenskanüle ist mit der Gefahr der Luftembolisation (Eröffnung des linken Herzens während der Mitraloperation, Aufsteigen von Luft in die Aorta ascendens) in das Koronarsystem verbunden. Aus diesem Grund sollte die Aorta ascendens über eine kurze ventrale Inzision eröffnet werden und die Kardioplegielösung direkt in die Koronarostien gegeben werden.
- Der linke Vorhof wird in Höhe der Einmündung der rechten oberen (und unteren) Lun-

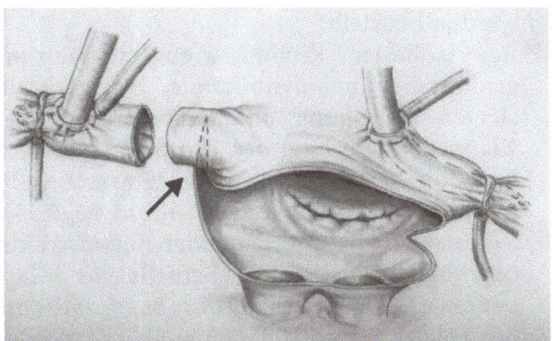

Abb. 5.21. Alternativzugang bei Mitralklappenoperation: Standarderöffnung mit zusätzlicher Durchtrennung der oberen Hohlvene, *Pfeil* Verlängerung der Inzision, Erläuterung s. Text

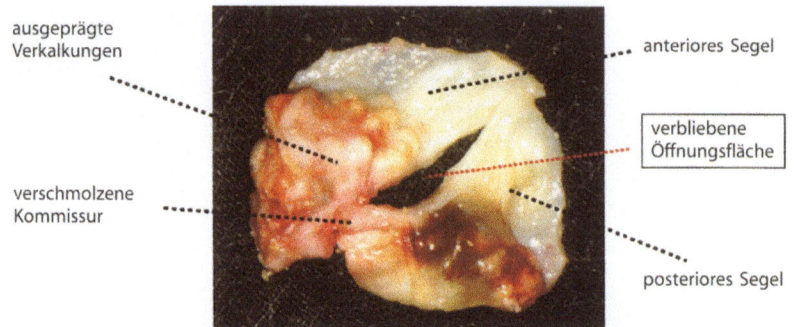

Abb. 5.22. Operationspräparat nach Exzision der stark verkalkten Klappensegel mit deutlich reduzierter Öffnungsfläche

genvene eröffnet. Die vielzitierte interatriale Furche (interatrial groove) als Übergang vom rechten zum linken Vorhof ist meist schlecht auszumachen. Dieser Zugang kann unter folgenden Umständen ungünstig sein:
- zu kleiner linker Vorhof
- Verwachsungen nach Voroperationen
- Zustand nach Aortenklappenersatz

Als alternative Zugänge bieten sich an:
1. Zugang nach Meyer durch das Dach des linken Vorhofs zwischen Aorta und oberer Hohlvene (superior approach)
2. Zugang nach Guiraudon mittels zusätzlicher Längsinzision durch den rechten Vorhof und das Septum (transseptal biatrial)
3. Zugang wie bei der Standarderöffnung mit zusätzlicher Durchtrennung der oberen Hohlvene (1 cm vor ihrer Einmündung) und bogenförmiger Verlängerung der Standardinzision in das Dach des linken Vorhofs gegen die Aorta (Abb. 5.21).
Dieser Zugang erlaubt einen sehr guten Blick auf die Mitralklappe, erfordert jedoch die direkte Kanülierung der oberen Hohlvene.

- Der linke *Vorhof* (auf eventuelle Thromben; besonders bei Arrhythmie) und die *Klappe* werden beurteilt.
- Bei isolierter Kommissurenverschmelzung erfolgt die *Kommissurotomie*. Bei generalisierter Verkalkung und Deformierung der Klappensegel erfolgt der *Klappenersatz* nach Exzision der Segel. Der Halteapparat sollte möglichst belassen werden (Abb. 5.22, 5.23).
- Bei Insuffizienz und fehlender Rekonstruktionsmöglichkeit erfolgt ebenfalls der Klappenersatz unter Erhalt der Segel mitsamt des subvalvulären Halteapparats.
- Beim Stechen des Mitralklappenanulus muss die Nähe zu folgenden Strukturen beachtet werden: AV-Knoten, Circumflexarterie und Aortensegel (Abb. 5.24).

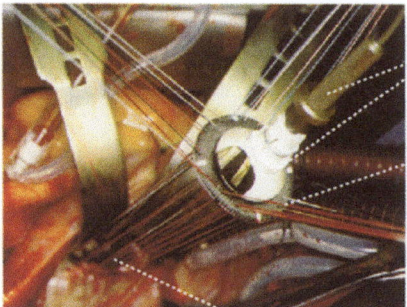

Abb. 5.23. Doppelflügelkunstklappe nach Stechen der Fäden

- Die Orientierung einer Doppelflügelklappe erfolgt in antianatomischer Position (rechter Winkel) zu den ursprünglichen Mitralsegeln.
- Nach Implantation von Gerüst-Bioprothesen sollte das Herz zum Entlüften nicht luxiert werden, da die Gefahr von Perforationen der Klappe durch die Ventrikelwand besteht.
- Eventuelle Pleuraergüsse müssen entsprechend dräniert werden (gehäuft bei nicht vollständig rekompensierten oder als Notfall operierten Klappenpatienten).

Bemerkungen
Bei Doppelklappenersatz (AKE und MKE) sollte zuerst immer die Mitralklappe implantiert werden. Bei umgekehrter Reihenfolge ist sonst das Stechen des anterioren Klappenanulus der Mitralklappe erheblich erschwert, da dieser vom starren Klappenring der bereits implantierten Aortenklappe fixiert wird.

Ergebnisse

Mitralklappenersatz

Die Operationsletalität beim Mitralklappenersatz beträgt:
- 2–4% bei Patienten im Alter von 20–59 Jahren

5.3 Mitralklappe

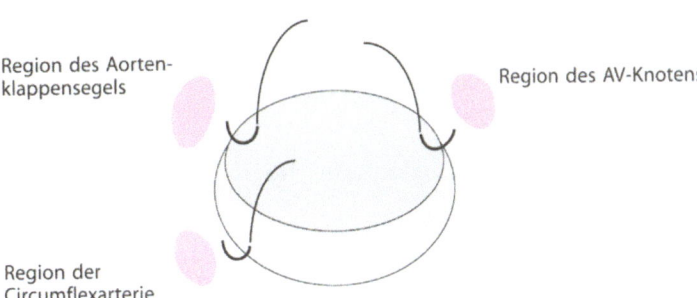

Abb. 5.24. Stechen des Mitralklappenanulus und benachbarte Strukturen

- 4–6% bei Patienten im Alter von 50–69 Jahren
- 9–13% bei Patienten im Alter von 70–89 Jahren

Die Überlebensraten betragen:
- 5-Jahres-Überlebensrate: 80%
- 10-Jahres-Überlebensrate: 60%

Kommissurotomie

- Operationsletalität 1–2%
- Rezidivrate, ca. 3% pro Jahr
- Reoperationsrate (10 Jahre) 15%

- *MKE-Reoperation*: Die Operationsletalität beträgt ca. 7%.
- *MKE-AKE-Reoperation*: Die Operationsletalität liegt bei ca. 12%.

5.3.2 Mitralklappeninsuffizienz (MI)

Einteilung und Ätiologie

Infolge Sehnenfadenabrisses oder Papillarmuskelruptur kann der Herzinfarkt zur akuten Klappeninsuffizienz führen (ischämische Ursache ca. 14%). Chronische Formen entwickeln sich häufiger aus degenerativer (63%) oder rheumatischer (13%) Ursache oder nach Endokarditis (6%).

Hämodynamik

Während der Systole des linken Ventrikels wird das Volumen normal in die Aorta, z. T. jedoch zurück in den linken Vorhof (Regurgitationsfraktion) ausgeworfen, was zur Volumenüberlastung des linken Vorhofs führt, die über Jahre (bis zu 20) gut toleriert wird. Im *Akutstadium* besteht die Gefahr des Lungenödems. Im *chronischen Stadium* dilatieren der linke Vorhof und der linke Ventrikel mit hohen systolischen und diastolischen Pulmonalarteriendruckwerten (Abb. 5.25, 5.26).

Konsekutive Veränderungen in der Lungenstrombahn (wie auch bei der Mitralstenose) können bis zum fixierten Lungengefäßhochdruck führen (bei MI weniger ausgeprägt als bei chronischer MS).

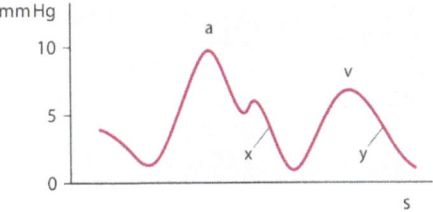

Abb. 5.25. Beispiel für eine normale linksatriale Druckkurve (LA-Druckkurve). Merkmale: *a-Welle* (Vorhofkontraktion) als Kurvenmaximum; *x-Absteigende* (Vorhoferschlaffung); *v-Welle* (Vorhoffüllung) kleiner als *a-Welle*; *y-Absteigende* (Verziehen der AV-Klappenebene während der Kammerfüllung)

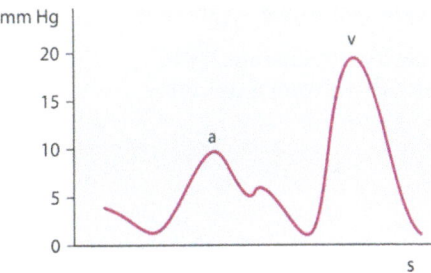

Abb. 5.26. Beispiel für eine LA-Druckkurve bei Mitralinsuffizienz, Merkmale: *v-Welle* deutlich erhöht (höher als *a-Welle*)

Symptome

Zunächst wird die MI gut toleriert, sie verläuft über lange Jahre asymptomatisch, resultiert aber schließlich in einer Leistungsminderung und führt letztendlich zur Herzinsuffizienz (linkes Herz, im Spätverlauf rechtes Herz).

Diagnose

Die Diagnose wird anhand folgender Befunde gestellt:
- *Klinik* (s. Symptome)
- *Auskultation* (Holosystolikum über Herzspitze)
- *EKG* (p-mitrale Linksbelastungszeichen, im fortgeschrittenen Stadium Rechtsbelastungszeichen)
- *Echokardiogramm* (großer, dilatierter linker Ventrikel; pathologische Segelbeweglichkeit, Segelprolaps).
  In der Beurteilung der Möglichkeit einer Rekonstruktion stellt diese Untersuchung das entscheidende Kriterium dar.
- *Linksherzkatheter* (Ventrikelfunktion, Regurgitationsvolumen, Vorhoferweiterung)
- *Vorhofdruckregistrierung* [deutlich *erhöhte* v-Welle (Abb. 5.26), aus deren Höhe jedoch nicht auf den Insuffizienzgrad geschlossen werden kann]

Verlaufsprognose unter medikamentöser Therapie

- 5-Jahres-Überlebensrate: 80%
- 10-Jahres-Überlebensrate: 60%

Operation

Die Mitralklappe wird rekonstruiert (MKR) oder ersetzt (MKE).

Indikationen

- Auftreten von Symptomen (NYHA-Stadium II, III, IV)
- angiographisches Stadium III und IV (Nachweis der pathologischen, retrograden Lungenvenenfüllung im Lävokardiogramm)
- akute Endokarditis

Kontraindikationen

- Schwere linksventrikuläre Schädigung. Diese wird durch folgende Parameter bestimmt:
  - Ejektionsfraktion (EF) < 40% (normal ≥ 70%)
  - endsystolisches Volumen deutlich > 30 ml/m² (normal < 30 ml/m²)
- Das NYHA-Stadium IV geht mit einer hohen perioperativen Letalität einher und stellt aus diesem Grund schon eine Kontraindikation dar.

Aufklärung

Die Aufklärung entspricht derjenigen bei einer Operation zur Behandlung einer Mitralstenose!

Lagerung und Zugang

Operiert wird in Rückenlage nach medianer Sternotomie.

Technik

- Die HLM wird über arterielle (Aorta ascendens) und venöse Kanülen (obere und untere Hohlvene) angeschlossen.
- Der linke Vorhof wird in kardioplegischem, hypothermem (28–30 °C) Herzstillstand bei abgeklemmter Aorta eröffnet.
- Die Klappen werden inspiziert, und die Erkrankung wird analysiert. *Klappenanulus* (dilatiert?), *Sehnenfäden* (verkürzt, verschmolzen, rupturiert?) und Segel (Prolaps, Jet-Phänomen?) werden beurteilt. Diese Phase der Operation entscheidet, ob rekonstruiert werden kann oder nicht. Sie lässt sich nicht allein durch Operationsbücher erlernen und bedarf einer großen Erfahrung.

Mögliche *Rekonstruktionsverfahren* sind:
- quadranguläre Resektion (bei posteriorem Segelprolaps; in der Regel im Bereich des P2-Segments)
- Sehnenfadenplastik (bei anteriorem Segelprolaps mittels 5-0-PTFE-Faden)
- Sehnenfadenverkürzung (bei Dilatation)
- Sehnentransfer (bei Abriss)
- trianguläre Resektion (bei anteriorem Prolaps mit großem Gewebeüberschuss möglich; wird zugunsten der Sehnenfadenplastik jedoch nicht empfohlen)

Die rekonstruierte Klappe wird auf kompetente Schlussfähigkeit geprüft (intraoperative Ventrikelfüllung). Die rekonstruierte Klappe wird durch *Anuloplastik* stabilisiert (Carpentier- oder Duran-Ring). Nach Abgang von der HLM erfolgt die transösophageale Echokontrolle.

Die Größe des Anuloplastierings (Abb. 5.27) wird bestimmt durch:

5.3 Mitralklappe

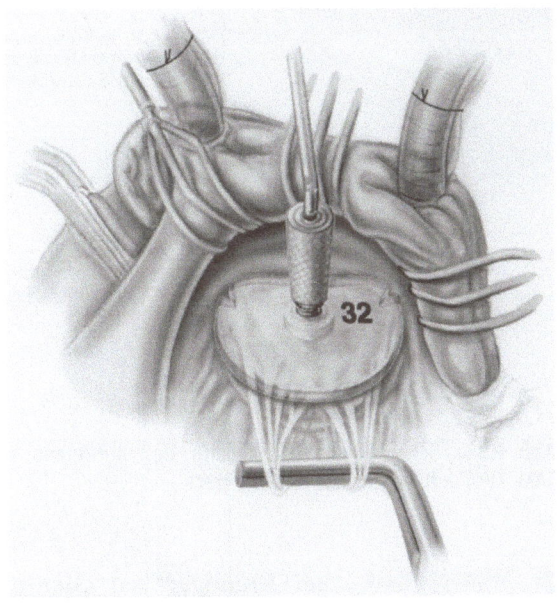

Abb. 5.27. Größenbestimmung des Anuloplaste-Rings mit Genehmigung aus: Baxter Healthcare Corp (1998)

- Unterfahren des anterioren Segels mit rechtwinkliger Klemme und Aufspannen an seinen Sehnenfäden zum posterioren Segel hin.
- Aufsetzen des Klappenmessgeräts an der Basis des anterioren Segels.
- Korrekt gewählte Ringgröße bei vollständiger Bedeckung des Segels durch das Messgerät.
- Bei zu klein gewähltem Ring kommt es zur übermäßigen Raffung des Klappenanulus und zur gewissen Redundanz der Segelanteile, die während des Klappenschlusses (in der Systole) in den linksventrikulären Ausflusstrakt prolabieren (SAM-Phänomen) und so zu dessen Obstruktion führen können.

Ein Beispiel mit Erweiterung des Klappenanulus (Anuloektasie) und Korrektur durch Ringplastik (Anuloplastie) ist in Abb. 5.28 dargestellt, ein Beispiel für Gewebeüberschuss des posterioren Klappensegels mit nachfolgender Insuffizienz und Korrektur durch quadranguläre Resektion und Anuloplastik in (Abb. 5.29): Der hierbei entstandene Segeldefekt wird reseziert (meist P2-Segment), genäht und mittels Ringplastik stabilisiert. Die unterhalb des Rings gelegenen Nähte sind zur Raffung des Klappenanulus erforderlich und sollten zusätzlich durch Teflonplättchen unterlegt werden.

Bei anteriorem Segelprolaps ist ein Sehnenfadenersatz notwendig. Der Abstand zwischen dem freien Rand des anterioren Segels und dem Papillarmuskel ergibt die benötigte Länge des zu ersetzenden Sehnenfadens (Abb. 5.30). Diese beträgt etwa 2–2,5 cm. Je nach Beschaffenheit der Spitze des Papillarmuskels werden die hier gestochenen Nähte mit Perikardstückchen unterlegt. Der Faden sollte am freien Segelrand doppelt gestochen werden.

Komplikationen nach Rekonstruktion
1. Weiterhin bestehende Insuffizienz infolge mangelhafter Technik
2. linksventrikuläres Versagen durch lange Ischämiezeit und ungenügende Herzprotektion
3. Auftreten von SAM (Abb. 5.31)

Die so genannte systolische anteriore Bewegung (systolic anterior movement, SAM) stellt eine übernormale Bewegung der mitralen Klappensegel (während ihres Schlusses in der Systole) nach anterior dar, was zur Flussbeeinträchtigung im linksventrikulären Ausflusstrakt führt. Hierbei können ein ungenügend rekonstruiertes posteriores Segel mit verbliebenem Gewebeüberschuss, aber auch ein vergrößertes anteriores Segel (oder beide) sich als systolisches Strömungshindernis erweisen (Abb. 5.31). Die Häufigkeit wird in der Literatur mit 1–5% angegeben. SAM können bei der intraoperativen echokardiographischen Kontrolle nach Rekonstruktion diagnostiziert werden.

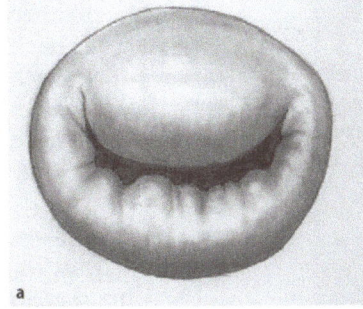 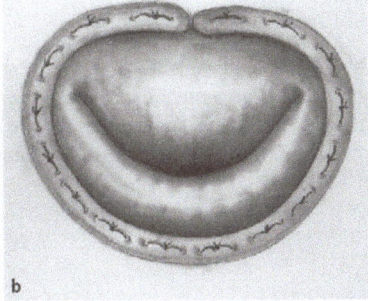

Abb. 5.28 a, b. Klappenanulus und Korrektur durch Ringplastik, **a** Klappeninsuffizienz mit unvollständigem Segelschluss infolge dilatiertem Längs- und Querdurchmesser, **b** Carpentier-Ring

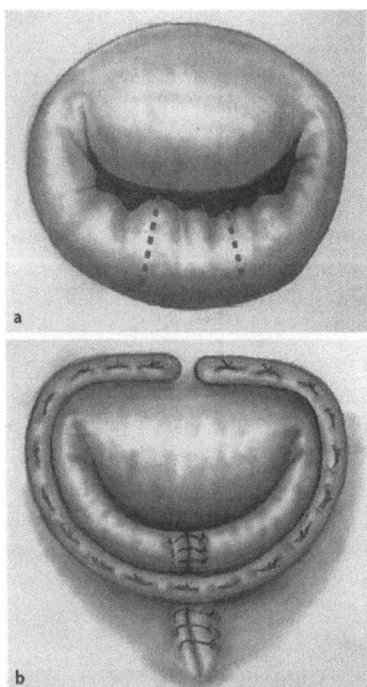

Abb. 5.29. a Gewebeüberschuss des posterioren Segels mit Markierung der Resektionslinien, **b** Resektion und Naht des entstandenen Segeldefekts, Stabilisation mittels Ringplastik. Die unterhalb des Rings gelegenen Nähte sind zur Raffung des Klappenanulus erforderlich

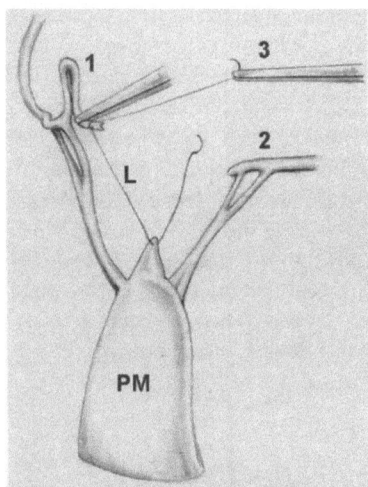

Abb. 5.30. Sehnenfadenersatz bei anteriorem Segelprolaps, *1* anteriores Klappensegel, das gegen den Anulus gehalten wird, *2* posteriores Klappensegel, *3* GoreTex-Faden zum Sehnenfadenersatz, *PM* Papillarmuskel, *L* Länge des zu ersetzenden Fadens

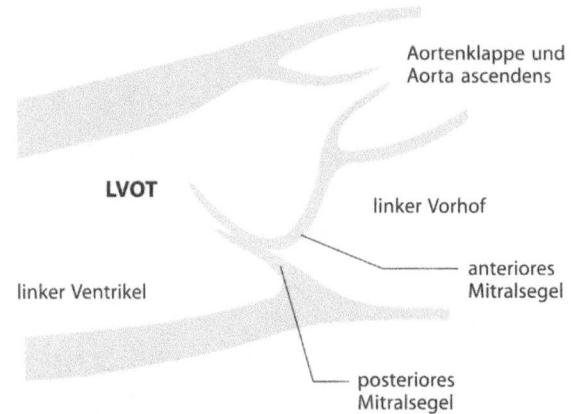

Abb. 5.31. Schematische Darstellung des Auftretens von SAM, *LVOT* left ventricular outflow tract

■ **Klappenersatz.** Bei Unmöglichkeit oder ungenügendem Ergebnis der Rekonstruktion erfolgt der Klappenersatz unter Erhaltung des subvalvulären Halteapparats.

Ergebnisse

Die perioperative Letalität für Rekonstruktion und Ersatz steht in direkter Abhängigkeit zum funktionellen Stadium (NYHA-Klassifikation) und zur chirurgischen Erfahrung (Rekonstruktionstechniken). Bei Operationen im Stadium III kann eine Operationsletalität für beide Verfahren um 2–3% erzielt werden. Im Langzeitverlauf ist mit folgenden Ergebnissen bzw. Reinterventionsraten zu rechnen:
- 5-Jahres-Überlebensrate bei Mitralklappenrekonstruktion 75–85%
- Reoperationsrate (nach 5 Jahren) bei Mitralklappenrekonstruktion
  - bei rheumatischer Erkrankung 25%
  - bei nicht rheumatischer Erkrankung 5–10%
- 5-Jahres-Überlebensrate bei Mitralklappenersatz 55–70%
- Reoperationsrate bei Mitralklappenersatz
  - nach 5 Jahren 5%
  - nach 10 Jahren bei mechanischer Klappe 5%
  - nach 10 Jahren bei biologischer Klappe 25%

■ **Prognose bei schwerer Insuffizienz.** Bei Formen mit schwerer Insuffizienz werden folgende Überlebensraten prognostiziert:

- 4-Jahres-Überlebensrate
  - 52% bei konservativer Therapie
  - 78% bei operativer Therapie
- 8-Jahres-Überlebensrate
  - 32% bei konservativer Therapie
  - 65% bei operativer Therapie

5.3.3 Mitralklappenprolaps

Häufigkeit

Bei etwa 4% der Bevölkerung (2–6%) besteht ein Mitralklappenprolaps.

Verlauf

Der Mitralklappenprolaps stellt eine relativ häufige Klappenstörung dar, ist jedoch in seiner Prognose benigne. In seinem Spontanverlauf ist er bezüglich der Lebenserwartung der Normalbevölkerung angeglichen.

Komplikationen

Komplikationen sind durch Auftreten einer Mitralinsuffizienz möglich. Es kann sich ein Vorhofflimmern entwickeln.
Im Langzeitverlauf ist mit dem Auftreten eines plötzlichen Herztods, als schwerwiegendster Komplikation, in weniger als 2% der Fälle zu rechnen. Eine Endokarditis ist ebenfalls selten.

Diagnose

Es lässt sich ein mittelsystolischer Klick, gefolgt von einem spätsystolischen Geräusch auskultieren. In der Echokardiographie (meist apikaler 4-Kammer-Blick und parasternale Längsachse) kann der prolabierende Segelanteil nachgewiesen werden.

Therapie

Beim asymptomatischen Patienten erfolgt bei Eingriffen mit einem erhöhten Risiko der Bakteriämie eine Endokarditisprophylaxe.
Beim symptomatischen Patienten wird bei transitorisch ischämischen Attacken (TIA) und bei >65 Jährigen mit Vorhofflimmern Acetylsalicylsäure (ASS) gegeben. Patienten nach zerebralem Insult sollten Marcumar erhalten. Eine deutliche Klappeninsuffizienz (z. B. n. Chordaruptur) muss operiert werden.

5.4 Trikuspidalklappe

Die zum Niederdrucksystem des Herzens zählende Trikuspidalklappe stellt das Ventil zwischen rechtem Vorhof und rechter Kammer dar. Sie unterliegt einer weitaus geringeren mechanischen Beanspruchung (Druckbeanspruchung), sodass Erkrankungen dieser Klappe relativ selten auftreten. Im Vordergrund stehen Insuffizienz und Endokarditis, die eine chirurgische Behandlung erforderlich machen können.

5.4.1 Anatomie

Der Klappenapparat besteht aus 3 Segeln (trikuspid) und 2 Papillarmuskeln mit den entsprechenden Sehnenfäden:
- *Klappensegel:* anteriores Segel, posteriores Segel, septales Segel, jeweils getrennt durch eine entsprechende anteroposteriore, posteroseptale und anteroseptale Kommissur.
- *Halteapparat:* Ein anterolateraler Papillarmuskel inseriert am anterioren und posterioren Segel, der posteromediale Muskel zieht zum septalen Segel.
- *Klappengrößen:* In Kenntnis der Normalwerte (echokardiographisch bestimmt) können Abweichungen für die Diagnose, zur Beurteilung des Schweregrads und zur Operationsindikation herangezogen werden. Die Öffnungsfläche variiert von 9–13 cm². Die maximale Länge (Anulusdurchmesser) liegt bei 12 cm (Abb. 5.32).

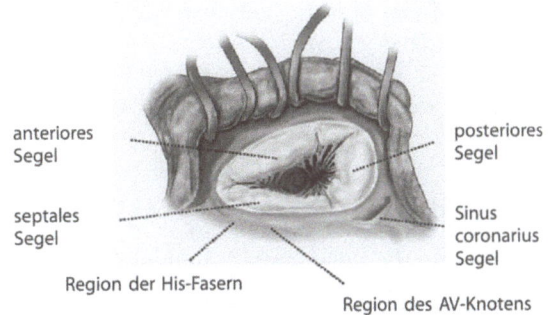

Abb. 5.32. Blick aus chirurgischer Sicht auf die Trikuspidalklappe, mit Genehmigung aus: Baxter Healthcare Corp (1998)

5.4.2 Trikuspidalklappeninsuffizienz (TI)

Geschichte

Bereits 1704 wurde diese Klappenstörung durch Homberg erstmals beschrieben.

Einteilung und Ätiologie

Es werden unterschieden:
- funktionelle (sekundäre) Insuffizienz (häufigere Ursache)
  - Mitralklappenfehler
  - Aortenklappenfehler
  - Erkrankungen mit pulmonaler Hypertonie
- organische (primäre) Insuffizienz (seltenere Ursache), entsteht durch primäre Erkrankungen der Klappenanteile
  - Endokarditis (Drogenabhängige)
  - Degeneration
  - angeborene Fehler (AV-Kanal-Defekt, Morbus Ebstein)
  - Trauma

Hämodynamik

Als Folge von Mitral- und Aortenklappenfehlern kommt es zur Druckzunahme im rechten Ventrikel mit nachfolgender Ventrikelvergrößerung und Dilatation des Trikuspidalklappenanulus.

Symptome und Befunde

- Müdigkeit
- Belastungsinsuffizienz
- Ödeme (Zeichen der Rechtsherzbelastung)
- Lebervergrößerung
- abdominale Stauungsbeschwerden
- evtl. Aszites
- tastbarer Venenpuls (V. jugularis)
- eher unspezifisches EKG (Rechtsherzbelastung, Rechtsschenkelblockierungen)

Diagnostik

Die Diagnostik wird gestellt anhand folgender Befunde
- klinische Zeichen der Rechtsherzinsuffizienz
- hochfrequentes Systolikum (über 4–5 ICR links parasternal) in der Auskultation
- Echokardiographie (Dilatation rechter Vorhof und Kammer)
- Rechtsherzkatheteruntersuchung (Dextrokardiographie) mit:

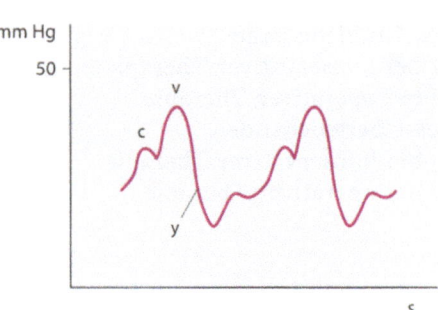

Abb. 5.33. CVP-Kurve bei deutlicher Trikuspidalinsuffizienz, Merkmale: *v-Welle* deutlich erhöht, *x-Absteigende* (Vorhoferschlaffung) fehlt; auch eine normale RA-(CVP)-Druckkurve schließt eine Klappeninsuffizienz nicht aus (z. B. bei RA-Dilatation)

- Angiographie des rechten Ventrikels (Reflux in RA?)
- *Druckmessung*, simultane Messung der Drücke im rechten Vorhof (RA) und in der Pulmonalarterie (PA) (Abb. 5.33)

Parameter (invasive Messwerte im Herzkatheter), die für eine schwere Trikuspidalinsuffizienz sprechen, sind:
- Kontrastmittelreflux bis in die Hohlvenen
- ein Mitteldruck >10 mmHg im rechten Vorhof
- ein anulärer Durchmesser in der Systole >30 mm

Verlauf

Der Spontanverlauf isolierter Trikuspidalerkrankungen ist schwer bestimmbar, weil sie häufig mit anderen Klappenfehlern in Kombination auftreten. Entsprechend unterschiedlich sind die Angaben in der Literatur.

Operation

Verfahren der Wahl ist die Anuloplastie.

Geschichte

1969 wurde die Ringplastik durch *Carpentier* eingeführt, seit 1972 ist Technik der Anuloplastie nach De Vega bekannt.

Indikationen

- schwere Insuffizienz (Parameter s. oben) mit entsprechender Symptomatik (NYHA-Stadium III–IV)

- akute Endokarditis
- akute Insuffizienz mit Herzinsuffizienz oder kardialer Dekompensation
- Simultaneingriff bei der Korrektur der Mitral- oder Aortenklappe

Kontraindikation

Bei schwerer rechtsventrikulärer Schädigung ist die Anuloplastie kontraindiziert.

Aufklärung

Der Patient wird allgemein über das Risiko von Blutungen oder einer Infektion aufgeklärt. Speziell bestehen wie bei allen Eingriffen mit der Herz-Lungen-Maschine) zusätzlich
- das Embolierisiko (intrakardiale Luftansammlung)
- das Risiko von Rhythmusstörungen (AV-Überleitungsstörung)

Lagerung und Zugang

Operiert wird in Rückenlage nach medianer Sternotomie.

Technik

- Die HLM wird über eine arterielle (Aorta ascendens) und 2 venöse Kanülen (obere und untere Hohlvene) angeschlossen.
- Kardioplegielösung wird in die Aorta ascendens gegeben (mit Abfluss in den Kreislauf am partiellen Bypass, d.h. bei nicht angezogenen Hohlvenentourniquets).
- Es folgt der Übergang auf den totalen kardiopulmonalen Bypass (Anzügeln der Hohlvenentourniquets).
- Der rechte Vorhof wird im kardioplegischen, hypothermen (30–32 °C) Herzstillstand bei abgeklemmter Aorta eröffnet.
- Die Klappe und der Vorhof werden inspiziert und analysiert (Thromben?, Vegetationen?, Halteapparat intakt?).
- Rekonstruktionsverfahren sind:
  - Verfahren nach DeVega (Abb. 5.34): Zur Naht wird 4-0-Prolenefaden verwendet. Ein Teflonstück wird gestochen. Mit der Naht wird am anterioren Segel begonnen und fortlaufend über die Kommissur bis zum Ende des posterioren Segels gestochen. Hier wird ein zweites Teflonstück

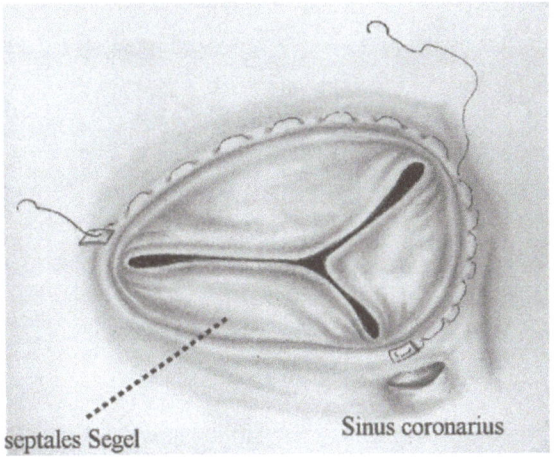

Abb. 5.34. Rekonstruktionsverfahren nach DeVega

  doppelt gestochen und die Naht entgegengesetzt bis zum Beginn am anterioren Segel zurückgeführt und das 1. Teflonstück gestochen. Danach werden die Segel durch Zug angenähert und die Naht wird verknotet. Die Klappenöffnung sollte für 2 Finger (des Assistenten) durchgängig sein. Das septale Segel wird bei dieser Technik nicht gerafft. Der anuläre Durchmesser wird auf etwa 1/3 reduziert.
  - Verfahren mittels Ringplastik: Die Ringgröße wird mittels Klappenmessgerät bestimmt, wobei die Messung über der Basis des septalen Segels erfolgt. Die beiden seitlichen Kerben entsprechen den Kommissuren des septalen Segels (häufige Größen sind 28–30 mm) (Abb. 5.35). U-Nähte werden entlang des Klappenanulus gesetzt, wobei das septale Segel am Segelansatzrand, jedoch nicht entlang des eigentlichen Anulus, gestochen werden darf (Sitz des AV-Knotens und der His-Fasern). Der Ring wird gestochen, positioniert und eingeknotet (Abb. 5.36).
  - Klappenersatz mittels Prothese (Abb. 5.37): Beim Blick in den eröffneten rechten Vorhof muss auf die Mündung des Koronarsinus am Unterrand des septalen Segels, die Lage des AV-Knotens und den Verlauf des His-Bündels am Unterrand des septalen Segels sowie der Kommissur zum anterioren Segel geachtet werden.
- Die rekonstruierte Klappe wird durch Einbringen von Kochsalzlösung in den rechten Ventrikel auf Dichtigkeit geprüft.

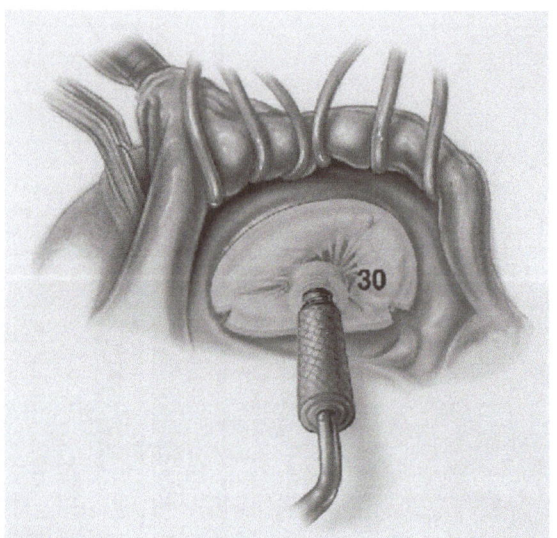

Abb. 5.35. Bestimmung der Ringgröße mit einem Klappenmessgerät, mit Genehmigung aus: Baxter Healthcare Corp (1998)

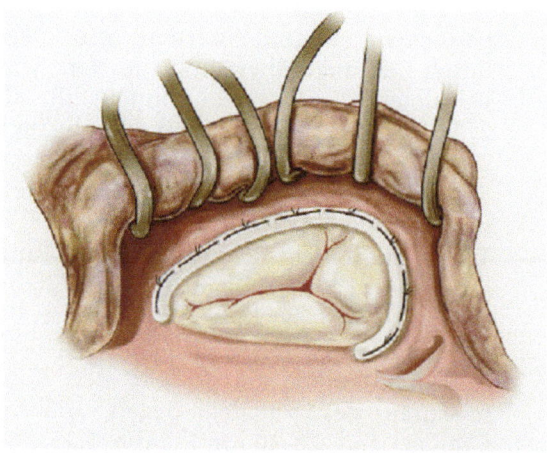

Abb. 5.36. Rekonstruktion mittels Ringplastik: Stechen, Positionieren und Einknoten des Rings, mit Genehmigung aus: Baxter Healthcare Corp (1998)

Ergebnisse

Die Ergebnisse variieren stark in Abhängigkeit von:
- der Vorschädigung des rechten Ventrikels.
- dem Vorliegen einer pulmonalen Hypertonie
- der Notwendigkeit weiterer kardialer Eingriffe

Die Operationsletalität beträgt:
- beim isolierten Trikuspidalklappeneingriff 5%
- beim Trikuspidalklappeneingriff in Kombination mit Mitralklappenchirurgie 10%
- beim Trikuspidalklappeneingriff in Kombination mit Aorten- und Mitralklappeneingriff 20%
- bei Trikuspidalreklappenersatz >20%

Prognose

- 10-Jahres-Überlebensrate: 50%
- 15-Jahres-Überlebensrate: 20%

5.5 Klappenendokarditis

Entzündungen des Endokards manifestieren sich meist im Bereich der Herzklappen, wobei Aorten- und Mitralklappe, aufgrund ihrer höheren mechanischen Beanspruchung, weitaus häufiger befallen werden.

Ursachen

- chronische Infektionen
- immunsuppressive Therapie
- Drogenabhängige
- Piercing

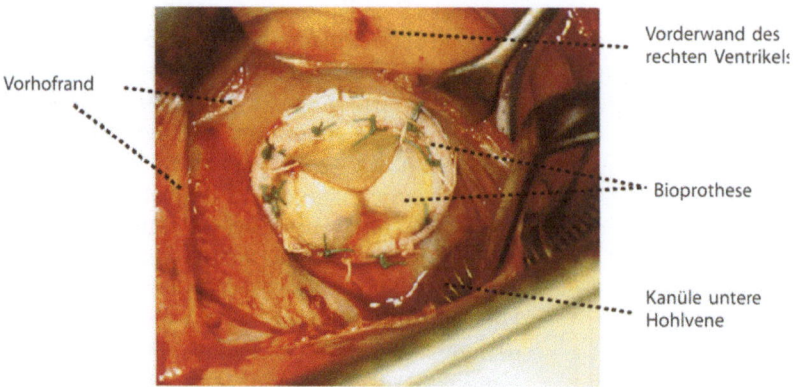

Abb. 5.37. Klappenersatz mittels Prothese, Blick in den eröffneten rechten Vorhof

Symptome

Bei Klappenendokarditis kommt es zu:
- anhaltendem Fieber
- Müdigkeit
- Gewichtsverlust
- neu auftretenden oder wechselnden Herzgeräuschen
- systemischen Embolien

Komplikationen der Endokarditis

Abbildung 5.38 zeigt typische Hautveränderungen bei Klappenendokarditis, im Sinne von septischen Embolien am Fuß. Durch die zentrale Stellung der Klappen im Kreislauf stellt die Klappenendokarditis einen gefährlichen Streuherd dar. Eine bedrohliche Komplikation sind Embolien des Gehirns, die bis zum Hirnabszess führen können. Aus diesen Gründen muss eine Endokarditis der Herzklappen so bald als möglich saniert werden.

Abbildung 5.39 zeigt ein Operationspräparat bei Endokarditis der Aortenklappe.

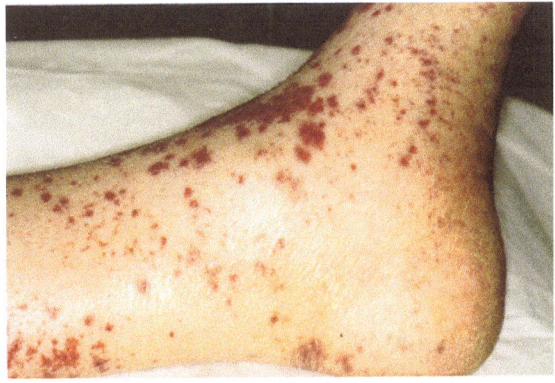

Abb. 5.38. Hautveränderung bei Klappenendokarditis

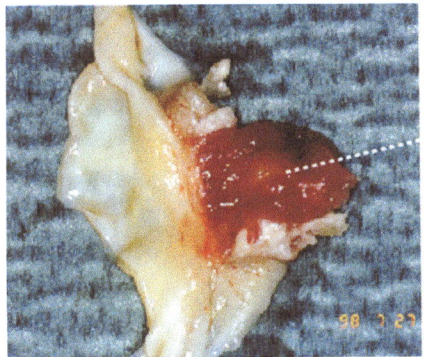

Abb. 5.39. Operationspräparat einer Aortenklappe bei Endokarditis

Diagnose

Der Keimnachweis (gelingt in >90%) in 3 innerhalb von 24 h oder in 2 innerhalb von 48 h abgenommenen Blutkulturen ist diagnoseweisend.

Erreger

- *Streptococcus viridans* (35%)
- *Staphylococcus aureus* (20%)
- Enterokokken (20%)

Therapie

Vorgehensweise bei Endokarditis

- **Medikamentöse Therapie.** Antibiotika werden nach Antibiogramm über 4–6 Wochen gegeben (Therapieschema nach Daschner s. Tabelle 5.9).

- **Chirurgischer Eingriff.** Die Operation erfolgt:
  - *elektiv:* möglichst nach vorausgegangener antibiotischer Therapie (nach 4–6 Wochen bei stabilem Zustand, nach 1 Woche bei instabilem Zustand)
  - *dringlich:*
    - bei Klappendysfunktion (Insuffizienz)
    - bei drohender oder persistierender Sepsis
    - bei drohenden oder erfolgten Embolien

Zunächst wird das infizierte Gewebe reseziert (evtl. Eröffnung anulärer Abszesse) anschließend ist der Klappenersatz mit mechanischer oder biologischer Klappe (evtl. Homograft) möglich. Der Vorzug eines bestimmten Klappentyps ist nach der Literatur nicht eindeutig belegt. Die Rekonstruktion erscheint sinnvoll, wenn sie nach Entfernung des infizierten Gewebes noch möglich ist.

Das Risiko eines erneuten endokarditischen Klappenbefalls besteht bei:
- akuter, ungenügend vorbehandelter Endokarditis in bis zu 15% der Fälle
- nach ausreichender Vorbehandlung in bis zu 4% der Fälle

Die Klappenendokarditis bei Drogenabhängigen mit fehlender Compliance kann bei isoliertem Befall der Trikuspidalklappe alternativ durch Entfernen der Klappe (Valvektomie) ohne Klappenersatz behandelt werden, um eine Reinfektion der implantierten oder rekonstruierten Klappe zu vermeiden. Bei primär guter rechtsventrikulärer Funktion wird dieser Eingriff gut toleriert. Im Spätverlauf entwickeln etwa 30% der Fälle eine Rechtsherzschädigung (Arbulu et al. 1993).

Tabelle 5.9. Therapieschema bei Klappenendokarditis nach Daschner (1992)

■ **Streptokokken** (Viridansgruppe)		
Penicillin G*	7 Mio. IE i.v. (als Kurzinfusionen über 30–60 min)	8-stündlich für 4 Wochen
Plus		
Gentamycin	1,0 mg/kg i.v.	8-stündlich für 2 Wochen
* *Bei Penizillinallergie*		
Vancomycin	1,0 g i.v.	12-stündlich für 4 Wochen
Oder		
Ceftriaxon	1,0 g i.v.	12-stündlich für 4 Wochen
■ **Staphylokokken**		
Oxacillin*	4,0 g i.v. (als Kurzinfusionen über 30–60 min)	8-stündlich für 4-6 Wochen
* *Bei Penizillinallergie oder Oxacillinresistenz*		
Vancomycin	0,5 g i.v.	6-stündlich für 4-6 Wochen
■ **Enterokokken**		
Ampicillin*	5,0 g i.v. (als Kurzinfusionen über 30–60 min)	8-stündlich für 6 Wochen
Plus		
Gentamycin	1,0 mg pro kg i.v.	8-stündlich für 4-6 Wochen
**Bei Penizillinallergie*		
Vancomycin	0,5 g i.v.	6-stündlich für 6 Wochen

Prognose

Die Überlebensrate nach 14 Jahren beträgt ca. 40%.

Prophylaxe

Richtlinien zur Endokarditisprophylaxe sind von der Endokarditisarbeitsgruppe der Paul-Ehrlich-Gesellschaft sowie den Empfehlungen der Deutschen Gesellschaft für Herz-Kreislauf-Forschung erstellt worden.

1. Endokarditisrisikogruppen:
- angeborene Herzfehler (außer: Sekundumdefekt des Vorhofseptums)
- erworbene Klappenfehler
- operierte Klappenfehler
- vorausgegangene Endokarditis
- orthotope Herztransplantation

2. Notwendigkeit der Prophylaxe bei Eingriffen am
- *Oropharynx* (zahnchirurgische Maßnahmen, Adenotomie, Tonsillektomie)
- *Respirationstrakt* (Bronchoskopie)
- *Gastrointestinaltrakt* (Ösophagusdilatation, Ösophagusvarizensklerosierung, Gallenwegchirurgie, ERCP, Lithotrypsie der Gallen-Pankreas-Gänge)
- *Urogenitaltrakt* (Zystoskopie, Lithotrypsie, sonstige Eingriffe)
- alle *Infektsanierungen* (Abszess, Phlegmone)

3. Schema zur Endokarditisprophylaxe (Tabelle 5.10)

Tabelle 5.10. Endokarditisprophylaxe

■ Bei Infektionsmöglichkeit mit Streptokokken, Enterokokken (Oropharynx, Gastrointestinaltrakt, Urogenitaltrakt)	
Amoxicillin	3 g oral 1 h vor und
	1 g oral 6 h nach dem Eingriff
■ Bei Penizillinunverträglichkeit	
Clindamycin	600 mg oral 1 h vor und
	300 mg 6 h nach dem Eingriff
■ Bei Infektionsmöglichkeit mit Staphylokokken (Hautinfektionen, Kathetereingriffe mit Hautpunktion)	
Clindamycin	600 mg oral 1 h vor und
	300 mg 6 h nach dem Eingriff
■ Dialysepatienten bedürfen keiner Prophylaxe	

5.6 Überlegungen zur Klappenwahl

Es werden weltweit 150 000–180 000 Klappen pro Jahr implantiert. Bezüglich der Überlebensraten im Langzeitverlauf ließen sich in 2 großen prospektiven Studien keine Unterschiede zwischen mechanischen und biologischen Prothesen (Schweineklappen) feststellen (Hammermeister et al. 1993).

Somit wird die Wahl der Klappe von Nebenwirkungen und Kontraindikationen (Tabelle 5.11) bestimmt sowie von der Tatsache, ob eine Rezidivoperation oder das Risiko einer Thrombembolie bzw. Blutung unter Antikoagulation als schwerwiegender zu erachten ist.

Bei der Klappenwahl sind zu berücksichtigen:
- Alter
- evtl. körperliche Aktivitäten (Sport, Aktivurlaub)
- Herzrhythmus (absolute Arrhythmie, Sinusrhythmus)
- thrombembolische Ereignisse in der Anamnese

Im Allgemeinen wird die mechanische Klappe eher bei jüngeren Patienten sowie bei Patienten bis 65–70 Jahre, die biologische Klappe eher bei über 70-jährigen Patienten mit Kontraindikation zur Antikoagulation verwendet.

5.6.1 Mechanische Klappe

Eine künstliche Herzklappe setzt hohe Anforderungen an das Material, schließlich muss es sich in einer Größenordnung von 10^9 Zyklen in einer feindlichen Umgebung bewähren.

Das Grundgerüst bildet ein Titanring, in den die Klappenflügel eingesetzt sind. Diese bestehen aus Graphit und sind von einer besonderen Kohlenstoffschicht (Pyrolitkarbon) überzogen, was zur verminderten Thrombogenität beiträgt.

Tabelle 5.11. Vor- und Nachteile von mechanischen und biologischen Klappen

Klappentyp	Vorteile	Nachteile
Mechanische Klappe	Lange Haltbarkeit	Dauerhafte Antikoagulation
Biologische Klappe	Fehlende Antikoagulation	Kürzere Haltbarkeit

Über den Titanring ist nach außen ein aus Dacron (Polyester) bestehender Nahtring angelegt, der zum Stechen und zur Verankerung der Klappe bei der Implantation dient (Abb. 5.40).

Eine zunehmende Aufmerksamkeit wurde in letzter Zeit dem Phänomen der Kavitation geschenkt, deren Auftreten nach der Implantation von Kunstklappen zunehmend erforscht wurde.

Die Geschwindigkeit, mit welcher sich eine mechanische Klappe schließt, kann zur Kavitation führen. Darunter versteht man die schnelle Bildung gasförmiger Bläschen. Unterschreitet der Umgebungsdruck der Flüssigkeit (in diesem Fall Blut) den Gasdruck innerhalb der Bläschen, können diese kollabieren. Ein derartiger Kollaps (auch als Implosion bekannt) setzt hohe Gewalten frei, die Schockwellen sowie thermische Wellen erzeugen, welche zu Schäden in ihrer Umgebung führen. Für implantierte mechanische Klappen können daraus Erosionen entstehen. Ein Grund, der in der Vergangenheit zur Rücknahme eines Klappentyps führte und heute Gegenstand der Klappenprüfung im Kreislaufsimulator (bei Neuentwicklungen) als Bedingung beinhaltet.

Zum anderen, für klinische Belange sicherlich entscheidender, werden die Möglichkeit der Thrombozytenaktivierung und so die Entstehung von thrombembolischen Ereignissen diskutiert. Auch die Hämolyserate bei Kunstklappen könnte hier ihre Ursache haben.

5.6.2 Biologische Klappe

Im Unterschied zur Kunstklappe sind biologische Klappen entweder in einem Gerüst eingenäht oder gerüstfrei.

Die Klappensegel bestehen aus der Schweineaortenklappe oder Rinderperikard. Damit die Segelanordnung in der Klappenprothese und damit die physiologische Ventilfunktion erhalten bleiben, werden diese in einem Gerüst derart aufgehängt und eingenäht, dass ihre anatomische Anordnung wiederhergestellt ist. Derartige Gerüstklappen (stented prosthesis) haben einen mit Dacron überzogenen Nahtring.

Alternativ sind auch gerüstfreie Bioprothesen (stentless prosthesis) entwickelt worden, die den Vorteil einer noch geringeren Thrombogenität haben (Abb. 5.40, 5.42).

Durch eine ebenfalls sehr niedrige Thrombogenität und v. a. eine exzellente Hämodynamik zeichnen sich so genannte Homograftklappen aus, die von Verstorbenen entnommen werden.

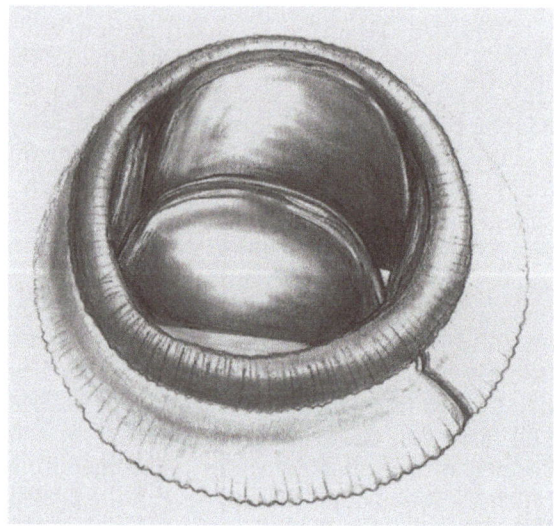

Abb. 5.40. Schema einer Kunstklappe

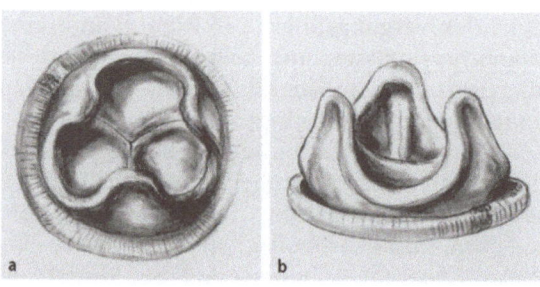

Abb. 5.41 a, b. Schema einer Gerüst-Bioklappe, **a** Ansicht von oben, **b** Ansicht von der Seite

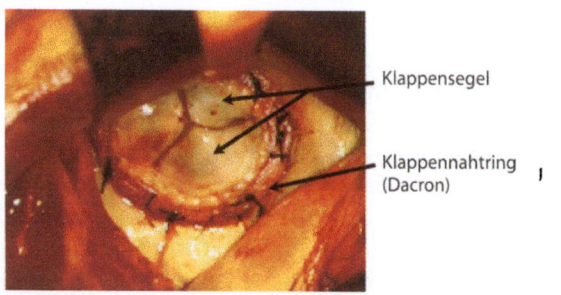

Klappensegel

Klappennahtring (Dacron)

Abb. 5.42. Klappenersatz mit in Mitralposition implantierter Bioprothese: Blick in den eröffneten linken Vorhof

Die Präservierung (Lagerung in flüssigem Stickstoff) und die Kosten schränken ihre Anwendung jedoch ein.

Als Nachteile der gerüstfreien Bioprothesen gelten die längere Operationszeit (technisch aufwändiges Einnähen der Klappe) und das Risiko einer Aorteninsuffizienz infolge möglicher technischer Probleme bei der Implantation. Im Spätverlauf ist durch das Einwachsen von Gewebe (Pannus) entlang der Nahtlinie eine Stenosierung möglich.

Klappen aus Rinderperikard weisen nach der Studienlage eine längere Haltbarkeit auf.

Um transvalvuläre Gradienten niedrig zu halten, sollte die jeweils größtmögliche Klappe implantiert werden. Unter hämodynamischen Gesichtspunkten werden gerüstfreie Bioprothesen diesem Anspruch am ehesten gerecht. Bei mechanischen Prothesen sind es z. B. die High-performance- oder Regent-Klappe von St. Jude Medical (SJM) und die Top-hat-Klappe von CarboMedics.

5.7 Nachsorge bei Klappenpatienten

5.7.1 Antikoagulanzien

Antikoagulanzien nach Klappenersatz sind zur Verhütung lebensbedrohlicher thromboembolischer Komplikationen oft unumgänglich.

Je nach implantiertem Klappentyp und vorliegendem Herzrhythmus gelten die in Tabelle 5.12 aufgeführten Richtlinien.

> *Wichtig:* Die Bestimmung des Quick-Werts erfolgt, länderspezifisch, mit unterschiedlichen Reagenzien (*verschiedene Thromboplastinpräparate*) und hat z. T. stark abweichende Werte für den therapeutischen Bereich! Die hier empfohlenen Werte beziehen sich auf das Präparat *Neoplastin Plus* der Fa. *Boehringer Mannheim Diagnostica*.

Nach modernen Kriterien wäre grundsätzlich die Umrechnung in INR-Werte wünschenswert. Dieser Wert stellt einen einheitlichen Maßstab auf internationaler Ebene dar und wurde bereits 1983 durch die WHO eingeführt.

Er errechnet sich nach folgender Formel:

$$INR = R^{ISI}$$

Es bedeuten *INR* international normalized ratio, *R* Quotient aus Thromboplastinzeit (Patientenplasma) dividiert durch die Thrombolastinzeit eines Normalplasmapools (Kalibrationsplasma oder Standardhumanplasma), *ISI* internationaler Sensitivitätsindex: Dieser wird vom Hersteller des jeweiligen Thromboplastins durch

Tabelle 5.12. Richtlinien zur Nachsorge von Klappenprothesen

	Sinusrhythmus	Arrhythmie
Bioprothese – Schweineklappe – Perikardklappe	Keine Antikoagulation	Antikoagulation (Marcumar): – Leere Anamnese: Quick-Wert um 40% – Thrombembolien: Quick-Wert: 20–25%
Kunstprothese – Doppelflügelklappe – Kippscheibenklappe	Antikoagulation (Marcumar): Quick-Wert: 35–40%	Antikoagulation (Marcumar): Quick-Wert: 20–25%

Tabelle 5.13. Beziehung zwischen Quick-Wert (TPZ) und INR-Wert

	Normale Gerinnung	Therapeutischer Bereich	Blutungsrisiko
TPZ	100%	ca. 20%	ca. 9%
INR	1%	ca. 2,4%	ca. 4,5%

Kalibrierung an einem internationalen Referenzthromboplastin berechnet.

Die Beziehung zwischen Quick-Wert (TPZ) und INR-Wert ist in Tabelle 5.13 gezeigt.

Nach den Richtlinien der amerikanischen kardiologischen Gesellschaften (AHA- und ACC-Guidelines von 1998) werden die in Tabelle 5.14 aufgeführten INR-Richtgrößen in der postoperativen Antikoagulation empfohlen. Die Angaben beziehen sich sowohl auf mechanische als auch auf biologische Prothesen mit künstlichem Nahtring. Sie gelten nicht für so genannte Homografts (Freestyle-Klappen).

Kommentar

In unserer Institution werden alle mechanischen und biologischen Klappen antikoaguliert, wenn eine Arrhythmie besteht. Mechanische Klappen in Aortenposition und Sinusrhythmus können unter weniger scharfer Antikoagulation (Quick-Wert um 40%) eingestellt werden.

Biologische Klappen werden unter Sinusrhythmus gar nicht antikoaguliert. Sie erhalten unmittelbar postoperativ eine niedermolekulare subkutane Heparintherapie bis zur Verlegung. Eine vorübergehende Antikoagulation bis zur Endothelialisierung des Klappennahtrings, wie sie in kardiologischen Richtlinien über einige Wochen empfohlen wird, führen wir nicht durch, da wir keine klappenbezogenen thrombembolischen Ereignisse unserer Patienten beobachtet haben.

Wird der Patient mit einer initial eingeleiteten Antikoagulation verlegt, ist die Hemmschwelle oft groß, diese abzusetzen. Der Vorteil einer Bioprothese, nämlich ohne Antikoagulation auszukommen, wäre dann hinfällig.

5.7.3 Alternativen in der Antikoagulation

Studien zur Antikoagulation bei tiefer Venenthrombose, Lungenembolie, Schlaganfall und instabiler Angina pectoris zeigen, dass niedermolekulare Heparine (NMH) gegenüber den hochmolekularen, unfraktionierten Heparinen (UFH) eine ebenso gute, wenn nicht gar bessere Risiko-Nutzen-Relation aufweisen. In Anbetracht dieser Tatsachen sind Untersuchungen zur Antikoagulation von Klappenpatienten mit NMH erfolgt.

In der ersten Vergleichsstudie dieser Art ist die Wirksamkeit von NMH erbracht worden (Montalescot et al. 2000). Da umgekehrt auch über thrombembolische Ereignisse unter niedermolekularer Heparintherapie nach Klappenoperationen berichtet wurde, muss derzeit die etablierte Therapie mit Koumarinen (z. B. Marcumar®) weiter empfohlen werden.

5.7.3 Allgemeine Nachsorge

EKG, Röntgenthorax sowie Echokardiogramm werden standardmäßig in der frühen postoperativen Phase durchgeführt. Eine AHB- wird, entsprechend wie bei KHK-Patienten, eingeleitet.

Im Langzeitverlauf sollten die Klappen- und die Ventrikelfunktion in jährlichen Abständen echokardiographisch überprüft werden.

Tabelle 5.14. In der postoperativen Antikoagulation empfohlene INR-Richtgrößen für mechanische und biologische Prothesen mit künstlichem Nahtring

Position	Klappe	Risikofaktoren	Substanz	INR-Wert
Aortal	Mechanisch	Keine	Marcumar	2,0–3,0
	Mechanisch	Mit	Marcumar	2,5–3,5
	Biologisch	Keine	Aspirin	80–100 mg/Tag
	Biologisch	Mit	Marcumar	2,0–3,0
Mitral	Mechanisch	Unabhängig	Marcumar	2,5–3,5
	Biologisch	Ohne	Aspirin	80–100 mg/Tag
	Biologisch	Mit	Marcumar	2,5–3,5

Als Risikofaktoren gelten: Vorhofflimmern, vorausgegangene Thrombembolie, Hyperkoagulation, reduzierte LV-Funktion

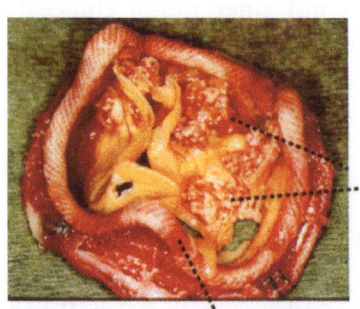

Abb. 5.43. Explantierte Bioprothese mit ausgeprägten degenerativen Veränderungen

Zusammenfassend gilt:
Arrhythmien und Klappentyp entscheiden über den Einsatz von Antikoagulanzien, wobei das Auftreten von thrombembolischen Ereignissen wesentlich von der Qualität der Blutverdünnung beeinflusst wird. Deshalb haben sich Verfahren der eigenen Gerinnungskontrolle mittels spezieller Messgeräte bewährt. Diese werden nach entsprechender Schulung vom Patienten im häuslichen Bereich eingesetzt und auch von den Kassen finanziert.

5.8 Langzeitprognose nach Implantation von Bioprothesen

Bezogen auf alle Klappenstörungen, d.h.
- Endokarditis,
- paravalvuläres Leck und
- Degeneration,

ergeben sich bei biologischen Klappenimplantaten für die Reoperationshäufigkeit folgende Zahlen:
- 5% nach 5 Jahren
- 30% nach 10 Jahren
- 55% nach 15 Jahren

Abbildung 5.43 zeigt eine explantierte Bioprothese (aus der Aortenposition) mit ausgeprägten *degenerativen Veränderungen* im Bereich der Klappensegel nach 6-jähriger Laufzeit.

Neuere Studien zeigen, dass bei älteren Patienten (>70 Jahre) mit biologischem Klappenersatz degenerative Veränderungen der implantierten Klappe deutlich seltener auftreten.

5.9 Literatur

Acar J, Bodnar E (1995) Textbook of acquired heart valve disease, vol I, II. ICR Publishers, London

Alexiou C, Langley SM, Stafford H, Haw MP, Livesey SA, Monro JL (2000) Surgical treatment of infective mitral valve endocarditis: predictors of early and late outcome. J Heart Valve Dis 9:327–334

Anderson RH, Lal M, Ho SY (1996) Anatomy of the aortic root with particular emphasis on options for its surgical enlargement. J Heart Valve Dis [Suppl III] 5:S 249–S 257

Arbulu A, Holmes RJ, Asfaw I (1993) Surgical treatment of intractable right-sided infective endocarditis in drug addicts: 25 years experience. J Heart Valve Dis 2:129–139

Arom KV, Emery RW (1997) Minimally invasive mitral operations. Ann Thorac Surg 63:1219–1220

Baxter Healthcare Corp (1998) Technical product manual. Baxter, Duarte, CA

Benetti FJ, Mariani MA, Rizzardi JL, Benetti I (1997) Minimally invasive aortic valve replacement. J Thorac Cardiovasc Surg 113:806–807

Bodnar E, Frater R (1992) Replacement cardiac valves. McGraw-Hill, New York

Bonow RO, Carabello B, Leon AC de et al. (1998) ACC/AHA guidelines for the management of patients with valvular heart disease: executive summary. A report of the American College of Cardiology/American Heart Association Task Force on Practice Guidelines (Committee on Management of Patients with Valvular Heart Disease). Circulation 98:1949–1984

Christakis GT, Goldman BS (1997) Do small aortic valves influence long-term survival? Ann Thorac Surg 63:933–934

Dalrymple-Hay MJR, Leung Y, Ohry SK et al. (1999) Tricuspid valve replacement: bioprosthesis are preferable. J Heart Valve Dis 8:644–648

Daschner F (1992) Antibiotika am Krankenbett, 6. Aufl. Springer, Berlin Heidelberg New York

David TE (1999) Aortic valve surgery: where we are and where we shall go. J Heart Valve Dis 8:495–498

David TE, Omran A, Ivanov J et al. (2000) Dilatation of the pulmonary autograft after the Ross procedure. J Thorac Cardiovasc Surg 119:210–220

Deloche A, Jebara VA, Relland JYM et al. (1990) Valve repair with Carpentier techniques – The second decade. J Thorac Cardiovasc Surg 99:990–1002

De Paulis R, Bobbio M, Ottino G et al. (1990) The De Vega tricuspid annuloplasty. J Cardiovasc Surg 31:512–517

De Vega NG (1972) La anuloplasstia selectiva, regulable y permanente. Una technica original para el tratamiento de la insuficiencia tricuspide. Rev Esp Cardiol 25:555–556

Gams E, Hagl S, Schad H, Heimisch W, Mendler N, Sebening F (1990) Significance of the subvalvular apparatus for left-ventricular dimensions and systolic function: experimental replacement of the mitral valve. Thorac Cardiovasc Surg 39:5–12

Gonzales-Lavin L, Metras D, Ross DN (1996) Anatomic and physiologic bases for the Ross procedure. J Heart Valve Dis 5:383–390

Hammermeister KE, Sethi GK, Henderson WG, Oprian C, Kim T, Rahimtoola A (1993) A comparison of outcomes in men 11 years after heart valve replacement with a mechanical valve or bioprothesis. N Engl J Med 328:1289–1296

Hansen DE, Sarris GE, Niczyporuk MA (1989) Physiologic role of the mitral apparatus in left ventricular regional mechanics, contraction synergy, and global systolic performance. J Thorac Cardiovasc Surg 97:521–533

Hilton TC (2000) Aortic valve replacement for patients with mild to moderate aortic stenosis undergoing coronary artery bypass surgery. Clin Cardiol 23:141–147

Jamieson WRE, Edwards FH, Schwartz M, Bero JW, Clark RE, Grover FL (1999) Risk stratification for cardiac valve replacement. National cardiac surgery database. Ann Thorac Surg 67:943–951

Jessurum ER, Hemel NM van, Kelder JC et al. (2000) Mitral valve surgery and atrial fibrillation: is atrial fibrillation surgery also needed? Eur J Cardiothorac Surg 17:530–537

Konno S, Imai Y, Iida Y, Nakajima M, Tatsuno T (1975) A new method for prosthetic valve replacement in congenital aortic stenosis associated with hypoplasia of the aortic valve ring. J Thorac Cardiovasc Surg 70:909–917

Kumar N, Kumar M, Duran CMG (1995) A revised terminology for recording surgical findings of the mitral valve. J Heart Valve Dis 4:70–75

Langley SM, Alexiou C, Stafford HM et al. (2000) Aortic valve replacement for endocarditis: Determinants of early and late outcome. J Heart Valve Dis 9:697–704

Letsou GV, Reardon MJ (1998) Minimally invasive valve surgery. Curr Opin Cardiol 13:105–110

Llosa JC, Gosalbez F, Cofiño JL, Naya JL, Valle JM (2000) Pulmonary valve endocarditis: mid-term follow up of pulmonary valvectomies. J Heart Valve Dis 9:359–363

Manouguian S, Seybold-Epting W (1979) Patch enlargement of the aortic valve ring by extending the aortic incision into the anterior mitral leaflet: new operative technique. J Thorac Cardiovasc Surg 78:402–412

Montalescot G, Polle V, Collet JP et al. (2000) Low molecular weight heparin after mechanical heart valve replacement. Circulation 101:1083–1086

Paulsen PK, Jensen BK, Hasenkam JM, Nygaard H (1999) High-frequency pressure fluctuations measured in heart valve patients. J Heart Valve Dis 8:482–487

Prager RL, Fischer CR, Kong B et al. (1997) The aortic homograft: evolution of indications, techniques, and results in 107 patients. Ann Thorac Surg 64:659–664

Reul H, Son JAM van, Steinseifer U et al. (1993) In vitro comparison of bileaflet aortic heart valve prothesis. St. Jude Medical, CarboMedics, modified Edwards-Duromedics, and Sorin-Bicarbon valves. J Thorac Cardiovasc Surg 106:412–420

Ross DN (1967) Replacement of aortic and mitral valves with a pulmonary autograft. Lancet 2:956–958

Shah P, Raney AA, Duran CMG, Oury JH (1999) Multiplane transesophageal echocardiography: a roadmap for mitral valve repair. J Heart Valve Dis 8:625–629

Shatapathy P, Aggarwal BK, Kamath SG (2000) Tricuspid valve repair: a rational alternative. J Heart Valve Surg 9:276–282

Van Auker MD, Hla A, Meisner JS, Strom JA (2000) Simultaneous Doppler/catheter measurements of pressure gradients in aortic valve disease: a correction to the Bernoulli equation based on velocity decay in the stenotic jet. J Heart Valve Dis 9:291–298

Van Nooten G, Caes F, Francois K (1995) The valve choice in tricuspid valve replacement: 25 years of experience. Eur J Cardiothorac Surg 9:441–447

Weisel RD, Ikonomidis JS (1993) The results of cardiac valve procedures. Curr Opin Cardiol 8:237–243

Yankah AC, Yacoub MH, Hetzer R (1997) Cardiac valve allografts. Science and practice. Steinkopff, Darmstadt

6 Vorhofseptumdefekt (Atrium-septum-defekt oder ASD)

Ätiologie

Beim Vorhofseptumdefekt handelt es sich um einen angeborenen Herzfehler.

Formen

Neben den isolierten Defekten im Septumbereich bestehen zahlreiche Varianten sowie assoziierte Anomalien:
- Fehlmündungen der Lungenvenen (in den rechten Vorhof)
- Fehlbildungen der Mitral- evtl. Trikuspidalklappe mit und ohne Beteiligung des Ventrikelseptums.

Je nach Lokalisation im Vorhofseptum (Abb. 6.1) werden folgende Typen unterschieden:

■ **Ostium-secundum-Defekt.** Dieser wird auch als Foramen-ovale, Fossa-ovalis-Sekundumdefekt oder ASD II bezeichnet. Er weist folgende Chrakteristika auf:
- häufigster ASD-Typ [persistierendes Foramen ovale (PFO)]
- lokalisiert im Bereich der Fossa ovalis
- Fehlmündung der Lungenvenen (in ca. 15%)

■ **Ostium-primum-Defekt.** Synonyme sind atrioventrikulärer Defekt, Primumdefekt oder ASD I. Er ist charakterisiert durch:
- Lokalisation im unteren, ventrikelnahen Septumanteil (erreicht die Mitral- und Trikuspidalklappenebene)
- häufig mit Defektstörungen des atrioventrikulären Übergangs verbunden: Spaltbildungen (so genannte „cleft") der Mitral- und Trikuspidalklappe mit resultierender Klappeninsuffizienz (partieller AV-Kanal)
- Kombination mit Ventrikelseptumdefekt möglich (totaler AV-Kanal)

■ **Sinus-venosus-Defekt.** Er wird auch als V.-cava-superior, oder subkavaler Defekt bezeichnet und lässt sich folgendermaßen definieren:
- hin zur V. cava superior lokalisiert
- meist mit Fehlmündung der oberen rechten Lungenvene assoziiert.

Häufigkeit

■ **Ostium-secundum-Defekt.** Dieser Defekt macht 5–15% aller angeborenen Herzfehler (klinische und postmortale Häufigkeit) und 66% aller klinisch diagnostizierten ASD aus.

■ **Ostium-primum-Defekt.** Der Ostium-primum-Defekt wurde bereits 1846 von *Peacock* und 1875 von *Rokitansky* beschrieben. Er wird in bis zu 3% aller angeborenen Herzfehler und in ca. 1% aller klinisch und postmortal diagnostizierten ASD festgestellt.

Der 1867 von *Wagstaffe* erstbeschriebene Defekt macht 10% aller klinisch diagnostizierten ASD und in 0,2% aller postmortalen Diagnosen aus.

Hämodynamik

Aufgrund des Druckunterschieds zwischen rechtem und linkem Vorhof besteht ein Blutübertritt mit Ausbildung eines Links-rechts-Shunts. Dieser ist bei kleinen Kindern zunächst noch nicht sehr stark ausgeprägt, da rechter und linker Ventrikel größenmäßig einen ähnlichen Aufbau aufweisen. Erst später entwickelt sich ein Shuntfluss, dessen Menge, abhängig von der Defektgröße, zwischen 1 und 20 l/min betragen kann.

Verlauf

Für die Prognose entscheidend ist im Langzeitverlauf die Entwicklung einer pulmonalen Hy-

6 Vorhofseptumdefekt (Atrium-septum-defekt oder ASD)

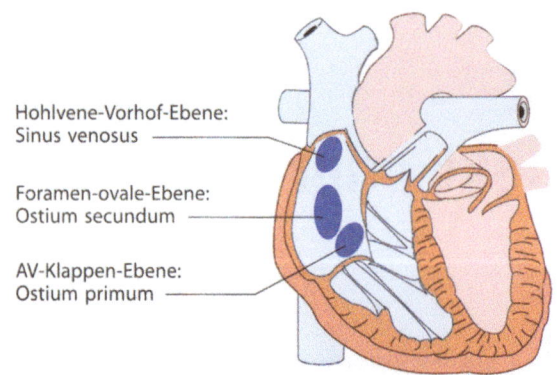

Abb. 6.1. Einteilung der Vorhofseptumdefekte nach Lokalisation

pertonie! Mit ihrem Auftreten ist bei etwa 15% aller Erwachsenen zu rechnen. 5–15% der Betroffenen sterben im 3. Lebensjahrzehnt an pulmonaler Hypertonie. Da die Entstehung dieser Gefäßveränderung schlecht vorhersagbar ist, besteht grundsätzlich eine Operationsindikation bei Shuntvolumina > 50%.

Klinik

Die klinischen Symptome sind vom Alter des Patienten und der Defektgröße abhängig.
- Die Erkrankung verläuft oft über mehrere Jahrzehnte asymptomatisch.
- Bei Belastung tritt Dyspnoe mit Leistungseinschränkung auf.
- Rezidivierende Atemwegsinfektionen werden beobachtet.

Diagnostik

Die Erkrankung lässt sich anhand folgender Befunde diagnostizieren:
- *Auskultation* 2.–3. ICR links: Systolikum, gespaltener 2. Herzton
- *EKG* (Sekundumdefekt: Rechtsschenkelblock, Primumdefekt: überdrehter Linkstyp)
- *Echokardiographie* (zweidimensional): bei Kindern und jüngeren Erwachsenen ausreichend
- *Herzkatheter* (links und rechts) zusätzlich bei:
  - Kindern mit zusätzlichen Anomalien oder unklarem Echobefund
  - Erwachsenen ab 45 Jahren (Die Rechtsherzkatheteruntersuchung wird zur Bestimmung der Shuntgröße und der pulmonalen Messwerte benötigt)

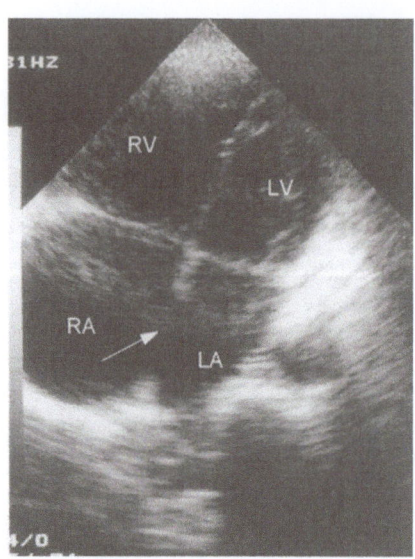

Abb. 6.2. Echokardiographischer Befund bei großem ASD, transthorakale Beschallung von der Herzspitze mit 4-Kammer-Blick, *RA* rechter Vorhof (deutlich vergrößert), *RV* rechter Ventrikel (deutlich vergrößert), *LA* linker Vorhof, *LV* linker Ventrikel, *Pfeil* Höhe des Defektes (Sekundumtyp)

Echokardiographie

■ **Verfahren.** Verfahren der Wahl ist die B-Mode-Echokardiographie (2D) (Abb. 6.2).

■ **Darstellung.** Transthorakal oder transösophageal positioniert.

■ **Dopplersonographie.** Eine nichtinvasive Quantifizierung der Defektgröße mittels dopplersonographischer Methoden (gepulster Doppler) ist problematisch, da die Shuntflüsse oft zu niedrige Geschwindigkeiten aufweisen. Ein sicherer Shuntnachweis gelingt mittels Farbdoppler.

■ **Sonstiges.** Eine Echountersuchung der Trikuspidalklappe ist zum Ausschluss bzw. Nachweis einer Klappeninsuffizienz erforderlich! (Eine pulmonale Hypertonie führt zur sekundären Trikuspidalinsuffizienz.).

Herzkatheter

Die Shuntgröße sowie Veränderungen in der Lungenstrombahn spielen in der Diagnostik und bei der Therapieindikation eine wichtige Rolle.

Berechnung der Shuntgröße – Etagenoxymetrie

Messungen der Sauerstoffsättigung auf verschiedenen Niveaus des Herzens und der großen Gefäße werden zur Berechnung der Shuntgröße eines Vorhofseptumdefekts benötigt und als Etagenoxymetrie bezeichnet.

Voraussetzung hierfür ist die Katheterisierung des rechten Herzens, wobei bestimmte Messorte sondiert und deren Sauerstoffsättigung (SO_2) bestimmt werden müssen. Obere und untere Hohlvene müssen gesondert (und z. T. mehrfach) untersucht werden, da sich ihre Durchflussvolumina und entsprechend die Sättigungen unterschiedlich verhalten.

Abbildung 6.3 zeigt die Reihenfolge der Kathetermesspunkte (M_{1-4}). Die Shuntgröße wird mit der Formel

$$\text{Shunt}(\%) = \frac{S_{PA} O_2 (\%) - S_{mv} O_2 (\%)}{S_{LA} O_2 (\%) - S_{mv} O_2 (\%)}$$

mit *RA* rechter Vorhof, *LA* linker Vorhof, *PA* Pulmonalarterie, $S_{mv}O_2$ mittlere zentralvenöse Sättigung, $S_{LA}O_2$ Sättigung im linken Vorhof und $S_{PA}O_2$ Sättigung in der Pulmonalarterie berechnet.

Zur Berechnung der zentralvenösen Sättigung werden *4-mal Blutproben* aus der oberen Hohlvene und *1-mal eine Blutrobe* aus der unteren Hohlvene entnommen, die Sauerstoffsättigung bestimmt und der Mittelwert dieser 4 Messwerte gebildet, welcher die *mittlere zentralvenöse Sättigung* ergibt.

Nach Einsetzen aller Messwerte in obige Gleichung kann das Shuntvolumen in Prozent berechnet werden. Es entspricht dem Anteil des linken Herzens am HZV der Lungenstrombahn.

Berechnung der Durchflussvolumina (HZV)

Das Durchflussvolumen (HZV) im kleinen und großen Kreislauf wird nach dem Fick-Prinzip berechnet. Da linker und rechter Ventrikel pro Zeit die gleiche Menge Blut in den entsprechenden Kreislauf befördern, ist der Quotient aus beiden Flussraten im Normalfall gleich 1:

$$\frac{Q_P}{Q_S} = \frac{1}{1} = 1 = \text{normal}$$

Dabei gilt: Q_P pulmonales Durchflussvolumen (HZV kleiner Kreislauf), Q_S systemisches Durchflussvolumen (HZV großer Kreislauf).

Ein Links-rechts-Shunt auf Vorhofebene (aber auch auf Ventrikelebene) führt zur Erhöhung des Blutflusses im kleinen Kreislauf und damit zum Anstieg des Quotienten >1. Ein Shuntvolumen von 50% entspricht einem Quotienten von 2; d.h. durch die Lunge strömt ein doppelt so großes Volumen wie durch den großen Kreislauf.

Therapie

Es bestehen verschiedene Behandlungsmöglichkeiten:
- operativer Verschluss des ASD (empfohlenes Alter: 5–10 Jahre)
- Verschluss mittels interventioneller Technik (bei kleinem, isoliertem ASD und VSD), mit Okkludersystemen möglich (Abb. 6.4)

Derzeit werden verwendet:

- Amplatzer-Okkluder
- ASDOS (atrial septal defect occlusion system)
- CardioSEAL septal-Okkluder
- PFO-Star
- Sideris-Okkluder

Dauer des Eingriffs

Je nach Erfahrung beträgt die Zeit für den interventionellen Eingriff etwa 80 Minuten.

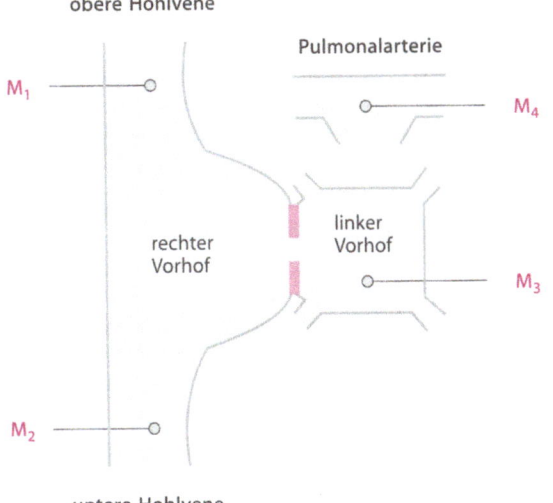

Abb. 6.3. Reihenfolge der Kathetermesspunkte M_1–M_4

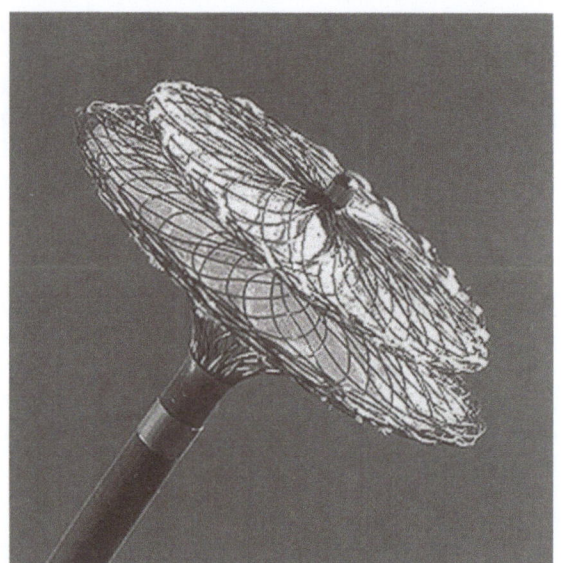

Abb. 6.4. Verschlusssystem

Transatrialer ASD-Verschluss

Geschichte

1948 gelang *Murray* der erste operative Verschluss. 1952 folgte der erste erfolgreiche Verschluss mittels Atrioseptopexie durch *Bailey*, und 1954 führte Gibbon den Verschluss unter Einsatz der extrakorporalen Zirkulation durch.

Als problematisch ist die Entwicklung einer pulmonalen Hypertonie zu sehen. Einerseits limitiert sie bei Fortschreiten die Prognose des Spontanverlaufs, andererseits erhöht sich das Operationsrisiko entsprechend. So steigt mit einem Lungengefäßwiderstand von >50% des Systemwiderstands das Operationsrisiko auf etwa 50% an!

Indikationen

- klinische Symptomatik (vorwiegend Dyspnoe)
- großes Shuntvolumen ($Q_P/Q_S > 1{,}5{-}2$ entsprechender 30–50%)
- Erhöhung des Lungengefäßwiderstands

Kontraindikation

Der transatriale ASD-Verschluss ist bei einer *Shuntumkehr* infolge des erheblich erhöhten Widerstands in der Lungenstrombahn (Druck im rechten Vorhof übersteigt den linksatrialen Druck; so genannte Eisenmenger-Reaktion als Zeichen eines fixierten pulmonalen Hochdrucks) kontraindiziert.

Aufklärung

Allgemein wird über die Risiken einer Operation mit der Herz-Lungen-Maschine aufgeklärt, speziell werden Vorhofflimmern und Blockierungen (Schrittmacherimplantation) angesprochen.

Lagerung und Zugang

Der Patient wird in Rückenlage operiert, der Zugang erfolgt über mediane Sternotomie. Möglich ist auch der Zugang über eine rechte submammäre Inzision und Thorakotomie in Linksseitenlage (kosmetisch günstig).

Technik

Die HLM wird über eine arterielle (Aorta ascendens) und 2 venöse Kanülen (obere und untere Hohlvene über den rechten Vorhof) angeschlossen.

- Durch Anzügeln der Tourniquets über die obere und untere Hohlvene erfolgt der Übergang auf den totalen Bypass. (In den rechten Vorhof zusätzlich einmündende Venen sollten abgeklemmt werden.)
- Zur Myokardprotektion werden die Aorta geklemmt und Kardioplegielösung in die Aorta ascendens gegeben.
- Der rechte Vorhof wird in kardioplegischem, leicht hypothermem (34 °C) Herzstillstand zwischen den beiden Vorhofkanülen eröffnet.
- Die Größe und die Lage des Defekts und eventuell zusätzliche Anomalien (Mitral- und Trikuspidalklappe) werden beurteilt, wovon die Korrekturwahl abhängig ist: Ein typischer Sekundumdefekt wird meist durch direkte Naht, alle anderen Defekttypen sollten durch einen Patch verschlossen werden.
- Der ASD-Verschluss kann erfolgen:
  - *direkt* durch fortlaufende Naht (z. B. Prolene 4-0)
  - *durch Patch*: Als Material dient dabei ein PTFE-Patch (alternativ: Perikardpatch). Dem Patchverschluss ist immer dann der Vorzug zu geben, wenn die Defektgröße eine Direktnaht verbietet oder die Septumränder derart zart sind, dass sie beim Nähen und Zusammenziehen der Naht auszureißen drohen. Abgesehen vom Sekundumdefekt sollten alle anderen Defek-

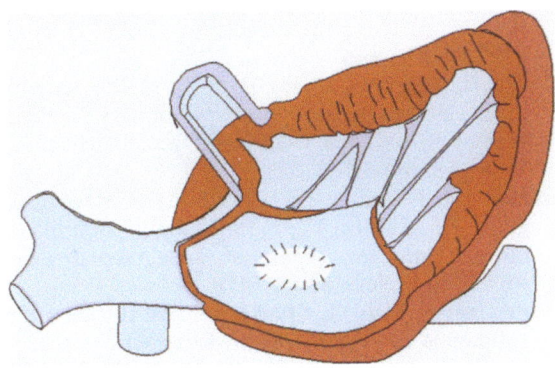

Abb. 6.5. Patchverschluss eines Sekundumdefekts

te grundsätzlich durch Patchplastik verschlossen werden (Abb. 6.5).
- Auf Folgendes muss geachtet werden:
  - *AV-Leitungssystem*, das am hinteren Rand der Trikuspidalklappe verläuft (beim Sekundumtyp zwischen Defekt und Klappe);
  - *fehlmündende Lungenvenen*, die beim Verschluss durch entsprechende Patchnaht zum linken Vorhof umgeleitet werden müssen; bei unklarer Anatomie ist die Eröffnung der rechte Pleura zur Verlaufsdarstellung der Lungenvenen hilfreich;
  - den *Sinus coronarius*, der nicht versehentlich durch die Naht eingeengt oder gar verschlossen werden darf.
- Komplexe Fehlbildungen müssen entsprechend mitkorrigiert werden. So müssen Spaltbildungen (Mitral- oder Trikuspidalklappe) vor dem Patchverschluss durch Naht (Prolene 4-0 oder 5-0) versorgt werden (Primumdefekt) (Abb. 6.6).
- Der *linke Vorhof* wird durch Ausblähen der Lungen und Beenden der Verschlussnaht entlüftet.
- Der rechte Vorhof wird fortlaufend mit 4-0-Prolene verschlossen.
- Der *rechte Vorhof* wird durch den Übergang auf den partiellen Bypass (Lösen der Hohlvenentourniquets) und Beenden der Naht entlüftet.
- Die *Pulmonalarterie* wird durch Punktion entlüftet.
- Die EKZ wird bei Normothermie beendet.
- Es erfolgt eine passagere Versorgung mit Schrittmacherdrähten (Kammer: obligat; Vorhof: wahlweise).
- Es werden 1 oder 2 Mediastinaldränagen eingelegt.

Ergebnisse

Die 30-Tage-Letalität beträgt 0–1,5%.

Literatur

Anderson RH, Becker AE, Lucchese FE, Meier MA, Rigby ML, Soto B (1983) Morphology of congenital heart disease. Angiocardiographic, echocardiographic and surgical correlates. Castle House Publications Ltd, London

Bankl H (1977) Congenital malformations of the heart and great vessels. Synopsis of pathology, embryology and natural history. Urban & Schwarzenberg, München Wien Baltimore

Basket RJF, Ross DB (2000) Superior vena cava approach to repair of sinus venosus atrial septal defect. J Thorac Cardiovasc Surg 119:178–180

Bjornstad PG, Masura J, Thaulow E et al. (1997) Interventional closure of atrial septal defects with the Amplatzer device: first clinical experience. Cardiol Young 7:277–328

Black MD, Freedom RM (1998) Minimally invasive repair of atrial septal defects. Ann Thorac Surg 65:765–767

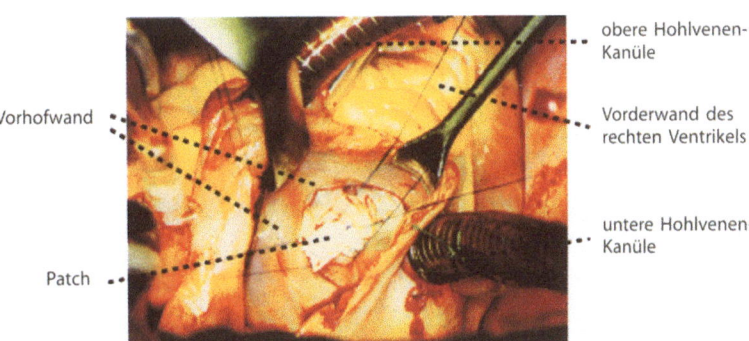

Abb. 6.6. Blick in den rechten Vorhof: Operationsbild eines Primumdefekts mit Patchverschluss

Bojar RM (1992) Adult cardiac surgery. Blackwell Scientific Publications, Oxford London

Brickner ME, Hillis LD, Lange RA (2000) Congenital heart disease in adults. First of two parts. Engl J Med 342:256–263

Brickner ME, Hillis LD, Lange RA (2000) Congenital heart disease in adults. Second of two parts. Engl J Med 342:334–342

Ewert P, Berger F, Daehnert I et al. (2000) Transcatheter closure of atrial septal defects without fluoroscopy. Feasibility of a new method. Circulation 101:847–849

Gatzoulis MA, Freeman MA, Siu SC, Webb GD, Harris L (1999) Atrial arrhythmia after surgical closure of atrial septal defects in adults. N Engl J Med 340:839–846

Gohra H, Fujimura Y, Ito H et al. (1998) Granulocyte elastase release and pulmonary hemodynamics in patients with atrial septal defect. Ann Thorac Surg 65:719–723

Grinda JM, Folliguet TA, Dervanian P, Macé L, Legault B, Neveux JY (1996) Right anterolateral thoracotomy for repair of atrial septal defect. Ann Thorac Surg 62:175–178

Windecker S, Wahl A, Chatterjee T et al. (2000) Percutaneous closure of patent foramen ovale in patients with paradoxical embolism. Circulation 101:893–898

7 Herztumoren

Tumoren des Herzens sind seltene Erkrankungen.

7.1 Benigne Tumoren

Den weitaus größten Teil bilden die
- gutartigen Myxome und
- Fibroelastome,

die als primäre Herztumoren auftreten.

Während das Myxom mit Lokalisation im Vorhof standardmäßig operiert wird, ist für das Fibroelastom ein operativ angepasstes Verfahren erforderlich, da dieser Tumor meist im Bereich der Mitral- oder Aortenklappe, seltener auch im Ventrikel lokalisiert ist (Abb. 7.1).

Bei Kindern kann das *Rhabdomyxom*, ebenfalls zu den benignen Tumoren zählend, vorkommen.

Unter den gutartigen Formen wird in der Herzchirurgie fast ausnahmsweise das Myxom, mit Lokalisation im Vorhof, operiert.

7.2 Maligne Tumoren

Bei den bösartigen Veränderungen handelt es sich meist um Karzinome, die in 95% der Fälle aus der Nachbarschaft den Herzbeutel und das Herz erreichen.

Primär bösartige Tumoren (ca. 5%) stellen die äußerst seltenen *Sarkome* dar. Histologisch handelt es sich dabei um Rhabdomyosarkome, Fibro-Sarkome, Angio-Sarkome und Myxo-Sarkome. Auch das maligne Kaposi-Sarkom kann im Herzen vorkommen.

Geschichte

- 1934 stellte Barnes erstmal die klinische Diagnose
- 1951 gelang Goldberg der angiographische Nachweis eines Myxoms.

Häufigkeit

Primäre Herztumoren werden in 0,03% der Fälle gefunden (Autopsie-Statistik mit 157 512 Fällen). Davon sind:
- etwa 75% benigne
- etwa 25% maligne.

7.3 Myxome

Häufigkeit

Myxome bilden mit etwa 50% die Hälfte aller primären Herztumoren.

Pathologie

Myxome bestehen aus multipotenten mesenchymalen Zellen.

Assoziierte Formen

- Limbl-Tumor: gutartige Sonderform des Myxoms (papillärer Tumor der Aortenklappe bei Erwachsenen oder der Trikuspidalklappe bei Kindern)
- Carney Syndrom: multizentrische, familiär gehäuft vorkommende Myxome kombiniert mit Augenlidmyxomen.

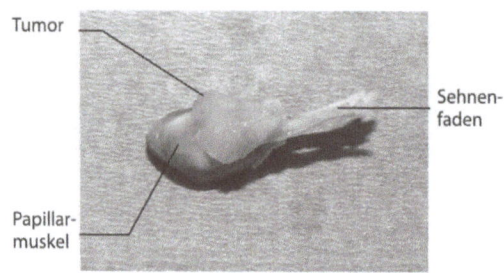

Abb. 1. Fibroelastom mit Lokalisation am Papillarmuskel der Mitralklappe

Lokalisation

Myxome gehen häufig vom Vorhofseptum (Fossa ovalis) aus, an dem sie gestielt sitzen, selten entspringen sie aus dem Vorhofohr oder der Pulmonalvene. Sie sind meist im linken Vorhof (>75%), seltener im rechten Vorhof (<20%) lokalisiert. Auch ein Befall der Trikuspidalklappe ist möglich.

Klinik

Es werden 3 mögliche Störungen beobachtet:
1. Embolisation
2. hämodynamische Befunde infolge Klappenobstruktion
3. Autoimmunreaktionen (Fieber, Anämie, γ-Globulin-Erhöhung).

Diagnose

Das Myxom lässt sich durch folgende Verfahren diagnostizieren:
- Echokardiographie (2 D)
- Computertomographie
- andere Verfahren (Herzkatheter, EKG) sind unzuverlässig oder gefährlich (Tumorembolisation beim Katheterplatzieren).

Operation

Methode der Wahl ist die transatriale Tumorexzision.

Geschichte

1954 führte Crafoord die erste operative Entfernung unter Einsatz der EKZ durch.

Aufklärung

Allgemein wird über das Risiko von Blutungen, Infektionen, Gefahren bei Operationen mit der Herz-Lungen-Maschine und im speziellen über das Auftreten eines Herzblocks (Schrittmachernotwendigkeit), das Risiko der Luftembolie (Hirnstörung) sowie über die Rezidivmöglichkeit (Reoperation) aufgeklärt.

Lagerung und Zugang

Operiert wird in Rückenlage nach medianer Sternotomie (auch als partielle Sternotomie).

Technik

- Die Aorta ascendens und beide Hohlvenen werden kanüliert, die Herz-Lungen-Maschine wird angeschlossen.
- Zur *Myokardprotektion* wird Kardioplegielösung gegeben (ca. 1 l St.-Thomas-Lösung über Aorta ascendens) und milde Hypothermie (34 °C Rektaltemperatur) eingestellt.
- Es folgen das Anzügeln der Hohlvenen und der Übergang auf den totalen Bypass.
- Der linke und rechte Vorhof werden eröffnet.
- Der *Tumor* wird in der Regel aus dem linken Vorhof entwickelt. Hierbei ist große Sorgfalt auf eine möglichst vollständige Tumorentfernung im Ganzen, bei sehr zerbrechlichem Gewebe zu legen, um eine metastatische Verschleppung zu vermeiden. (Absiedlungen in der Lungenstrombahn sind beobachtet worden.)
- Nach sorgfältiger, *radikaler Exzision des Stiels* aus der Fossa ovalis (ca. 5 mm Abstand zum Stiel) wird der Vorhof ausgespült, die übrigen Herzabschnitte werden inspiziert.
- Der entstehende Septumdefekt wird durch direkte Naht (Prolene 4-0) oder Patch versorgt. Eine ungenügende Exzision führt, obwohl es sich um einen gutartigen Tumor handelt, zu Rezidiven!
- Die linksatriale Inzision (Prolene 3-0) wird genäht, und der *linke Vorhof* wird durch Ausblähen der Lungen (Anästhesist) entlüftet. Die weitere Entlüftung des linken Herzens erfolgt über den Ascendens-Vent.
- Nach Naht der rechtsatrialen Inzision (Prolene 4-0) wird der *rechte Vorhof* durch

- Übergang auf partiellen Bypass (Lösen der Hohlvenentourniquets) entlüftet.
- Die *EKZ* wird bei Normothermie beendet.
- *Aorta ascendens* und *Pulmonalarterie* werden zum nochmaligen Entlüften des linken und rechten Herzens punktiert.
- Vorhof und Aorta werden dekanüliert, nach Protamingabe erfolgt die Blutstillung.
- Das Herz wird mit passagerem Kammerschrittmacherdraht versorgt und die Wunde auf übliche Weise verschlossen.

Ergebnisse

Die Operationsletalität beträgt etwa 5% (Begleitumstände, wie z. B. ein pulmonaler Hypertonus, ergeben die relativ hohe Zahl). Die Rezidivrate ist <5%. *Mögliche Ursachen* liegen in:
- unvollständiger Resektion
- intrakardialer Verschleppung von Tumorzellen
- multizentrischer Wachstumsneigung
- familiärer Häufung (Rezidivrate >30%).

7.4 Literatur

Artel B, Colvin SB, Kronzon I (1996) Rapid growth rate of an apical left ventricular myxoma. Am Heart J 131:820–822

Bolourian AA, Karimi M, Mirzaie A (2000) Myxoma of the tricuspid valve. J Heart Valve Surg 9:288–290

Centofanti P, Di Rosa E, Deorsola L et al. (1999) Primary cardiac tumors: early and late results of surgical treatment in 91 patients. Ann Thorac Surg 68:1236–1241

Edwards FH, Hale D, Cohen A, Thompson L, Pezzella AT, Virmani R (1991) Primary cardiac valve tumors. Ann Thorac Surg 52:1127–1131

Ganjioo AK, Johnson WD, Gordon RT, Jain DP, Lang GE, Shankar VS (1996) Tricuspid papillary fibroelastoma causing syncopale episodes. J Thorac Cardiovasc Surg 112:551–553

Jones DR, Warden HE, Murray GF (1995) Biatrial approach to cardiac myxomas: a 30-year clinical experience. Ann Thorac Surg 59:851–856

Kono T, Koide N, Hama Y et al. (2000) Expression of vascular endothelial growth factor and angiogenesis in cardiac myxoma. A study of fifteen patients. J Thorac Cardiovasc Surg 119:101–107

McAllister HA, Fenoglio JJ (1978) Tumors of cardiovascular system. Atlas of tumor pathology. Armed Forces Institute of Pathology (AFIP), Washington, DC

Ong LS, Nanda NC, Barold SS (1982) Two-dimensional echocardiographic detection and diagnostic features of left ventricular papillary fibroelastoma. Am Heart J 103:917–918

Reynen K (1995) Cardiac myxomas. N Engl J Med 33:1610–1617

Shahian DM, Labib SB, Chang G (1995) Cardiac papillary fibroelastoma. Ann Thorac Surg 59:538–541

8 Herzrhythmusstörungen

8.1 Elektrophysiologische Grundlagen

Eine wesentliche Eigenschaft von Muskelzellen sind ihre elektrische Erregbarkeit und die Kontraktionsfähigkeit. Nervenzellen leiten Erregungen fort. Die Herzmuskulatur, die beide Eigenschaften vereint, hat eine Sonderstellung.

8.1.1 Aufbau einer elektrischen Spannung

Ausgangspunkt ist ein Inaktivitätszustand, der durch eine elektrische Spannung gekennzeichnet ist, die durch die Messung elektrischer Ladungen innerhalb und außerhalb der Zelle bestimmt werden kann und als *Ruhepotenzial* definiert wird. Dabei trägt das Zellinnere eine negative, das Zelläußere eine positive Ladung.

Dieser Zustand ist das Ergebnis komplizierter Vorgänge an der Zellmembran, wobei transmembranöse Elektrolytströmungen zu einer unterschiedlichen Ionenverteilung (Ionenkonzentration) führen und zum Aufbau des Ruhepotenzials beitragen (Natrium- und Kaliumpumpen der Zellmembran).

Verantwortlich für diese Ionengradienten ist eine unterschiedliche Durchlässigkeit (Permeabilität) der Zellmembran für Kalium- und Natriumionen in Ruhe und bei Stimulation.

8.1.2 Erregungsleitung

Bei Erregung der Zelle verändern sich die Spannungswerte an der Zellmembran. Wird ein kritischer Spannungswert (etwa −60 mV) erreicht, kommt es zu einer Ladungsumkehr an der Zellmembran. Dieser Zustand wird als *Aktionspotenzial* definiert. Die Zellerregung kann auf benachbarte Zellen übergeleitet werden (Abb. 8.1).

- *Im Ruhezustand einer Zelle* [Abb. 8.1 (1)] besteht innerhalb der Zelle eine negative und

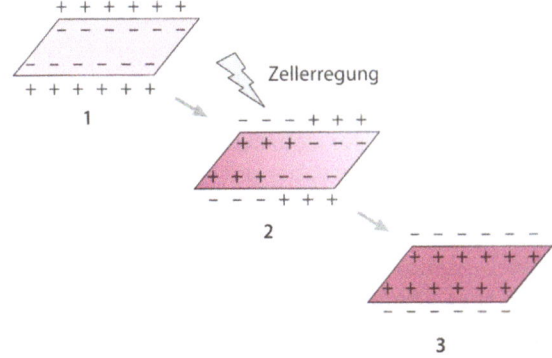

Abb. 8.1. Aufbau elektrischer Spannung, *1* Ruhezustand, *2* Zellerregung, *3* Aktionspotenzial, s. auch Text

außerhalb der Zelle eine positive Ladung. Dieser Ladungsunterschied führt zum Aufbau einer elektrischen Spannung, die als Ruhemembranpozential definiert wird.
- Nach Eintreffen eines *Reizes* wird die Zellmembran für bestimmte Ionen durchlässig [Abb. 8.1 (2)]. Aufgrund unterschiedlicher Konzentrationen der Ionen im Zellinneren gegenüber dem Zelläußeren kommt es zur Ionenwanderung. Die damit transportierte elektrische Ladung führt schließlich zur Ladungsumkehr; die äußere Zellmembran wird negativ geladen.
- Die vollständige Ladungsumkehr einer erregten Zelle [Abb. 8.1. (3)] führt zur Entstehung eines Aktionspotenzials und damit einer Erregungsleitung.

Verantwortlich für die koordinierte Herzfunktion sind eine normale Erregungsbildung und Erregungsleitung im Herzgewebe. Diese Aufgabe übernehmen bestimmte Anteile des Herzens, die als Knoten oder Automatiezentren bezeichnet werden und eine besonders spezialisierte Form der Herzmuskulatur (so genannte P-Zellen, pale: blass) darstellen. Sie sind in der Lage, spontane Erregungen zu bilden.

Der Entstehungsort von elektrischen Impulsen mit der *schnellsten Frequenz* wird als physiologischer Schrittmacher des Herzens bezeichnet. Normalerweise handelt es sich dabei um den *Sinusknoten*, welcher sich an der Hinterwand des Übergangs zwischen der oberen Hohlvene und dem rechten Vorhof befindet.

Durch den bindegewebigen Aufbau im Bereich der Klappenebene sind Vorhöfe und Kammern – elektrisch betrachtet – relativ voneinander isoliert. Eine schmale Muskelbrücke stellt die einzige elektrische Verbindung zwischen Vorhof und Kammer dar und wird als atrioventrikuläres Leitungssystem bezeichnet.

Eine wesentliche Eigenschaft elektrischer Phänomene an der Herzmuskelzelle ist ihre absolute und relative Unerregbarkeit nach stattgefundenem elektrischem Reiz, die auch als *absolute* bzw. *relative Refraktärzeit* bezeichnet wird und eine entscheidende Rolle beim Verständnis der Auslösung und Therapie von Arrhythmien spielt.

Anteile des Erregungsleitungssystems sind (Abb. 8.2):
- *AV-Knoten* (noch im Vorhof gelegen)
- *His-Bündel* (Fortsetzung des AV-Knotens zur Kammer)
- *rechter* und *linker Leitungsschenkel* (paralleler Verlauf im Kammerseptum)
- Aufteilung in 3 *Faszikel* (rechts: ein Faszikel; links: anteriorer und posteriorer Faszikel)
- Verzweigungen in die *Purkinje-Fasern* (in der Kammermuskulatur)

Die *AV-Ebene* stellt eine elektrische Isolierung zwischen Vorhöfen und Kammern dar. Die vom Sinusknoten erzeugte primäre elektrische Aktivität (Herzfrequenz) kann nur über eine intakte Leitungsbahn (das so genannte His-Bündel) zur Kammermuskulatur weitergeleitet werden und so zur Kammererregung (Herzschlag) führen.

8.2 Elektrokardiogramm

Die Registrierung der elektrischen Aktivität des Herzens erfolgt als Elektrokardiogramm (EKG). Dabei wird die Vielzahl elektrischer Ströme, nicht als einzelnes Signal, sondern in ihrer Gesamtheit dargestellt und als Summationskurve aufgeschrieben. Diese ist Ausdruck der Ausbreitungsrichtung des Stromflusses im Herzen. Mathematisch gesehen handelt es sich dabei um einen Summationsvektor, dessen Größe (Amplitude) und Richtung (Ausschlag nach oben oder nach unten) entsprechend der durchwanderten Herzmasse unterschiedlich ausfallen (Abb. 8.3).

Die zahlreichen Erregungsvektoren können nicht einzeln erfasst werden. Das Bild des größten, bei der Erregungsausbreitung vorkommenden Vektors ergibt in der jeweiligen EKG-Ableitung den entsprechenden maximalen Ausschlag. Er wird durch die elektrisch erregte Gesamtmasse des betreffenden Herzabschnitts hervorgerufen und bildet im Normalfall für die linke Kammer – als muskelstärkstem Anteil – den höchsten Ausschlag.

Je nach EKG-Ableitung kann so aus der Registrierung des größten Ausschlags (entspricht dem QRS-Komplex) der so genannte Lagetyp bestimmt werden. Dieser steht für die gesamte erregte Muskulatur und kann als

Rechtstyp (muskelstarke rechte Kammer bei Rechtsherzvergrößerung) oder

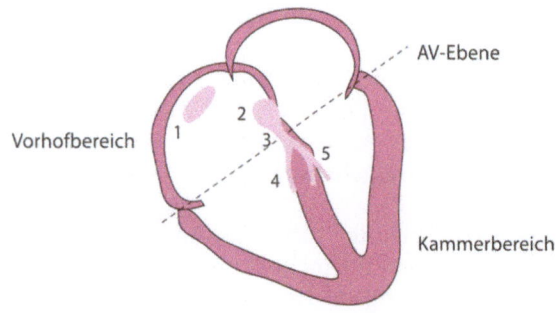

Abb. 8.2. Erregungsleitungssystem, *1* Sinusknoten (primäres Rhythmuszentrum), *2* AV-Knoten (sekundäres Rhythmuszentrum), *3* His-Bündel (Überleitung zu den Kammern), *4* rechter Schenkel (Erregungsleitung über eine Bahn zur rechten Kammer), *5* linker Schenkel (Erregungsleitung über 2 Bahnen zur linken Kammer)

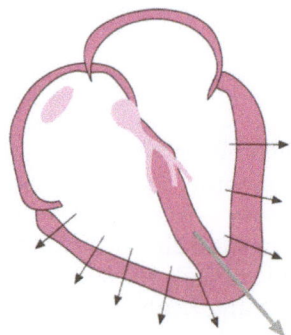

Abb. 8.3. Erregungsvektoren (*schwarze Pfeile*), *großer Pfeil* Summationsvektor

- *Linkstyp* (muskelstarke linke Kammer bei Linksherzvergrößerung)

auf bestimmte Krankheiten hinweisen.

Das EKG wird über aufgeklebte Elektroden und Klemmen abgeleitet, wobei aus Vergleichsgründen bestimmte Positionen eingehalten werden müssen.

Ableitungen an den Extremitäten und der Brustwand gehören zum Standardprogramm, wobei sich aus 3 Ableitungen über den Extremitäten (eine 4. Elektrode am rechten Fuß wird als Erdungspol benutzt) 6 Kurven und aus den 6 Positionen über der Brustwand nochmals 6 Kurven aufzeichnen lassen.

8.2.1 Extremitätenableitungen

Die Extremitätenableitungen werden als I, II, III (Ableitungen nach Einthoven) sowie aVL, aVF und aVR (Ableitungen nach Goldberger) bezeichnet.

Die Buchstaben bedeuten: *aV* augmented voltage; *L* linker Arm; *F* Fuß; *R* rechter Arm.

Aufgrund der dreiecksförmigen Anordnung der Ableitelektroden am Körper zeichnen diese diejenige elektrische Aktivität auf, die sich auf die Frontalebene des Herzens projiziert (Abb. 8.4).

Die vom *linken Arm* über beide Füße zum *rechten Arm* positionierten Extremitätenelektroden geben folgende Auskunft:
- *aVL, I, II:* Informationen über das linke Herz
- *aVF und III:* Informationen über die Herzunterseite
- *aVR:* Informationen über den rechten Vorhof

8.2.2 Brustwandableitungen

Die Brustwandableitungen werden mit V_1–V_6 bezeichnet und sind auch als Wilson-Ableitungen bekannt. Aufgrund ihrer Anordnung spiegeln sie elektrische Vorgänge in der Horizontalebene des Herzens wider (Abb. 8.5).

Die von der *rechten* zur *linken* vorderen *Brustkorbseite* positionierten Brustwandelektroden (Abb. 8.5) geben folgende Auskunft:
- V 1 und V 2: Informationen über die rechte Herzkammer
- V 3 und V 4: Informationen über das Kammerseptum
- V 5 und V 6: Informationen über die linke Herzkammer

8.2.3 Normalkurve des EKG

Ein Stromfluss auf die Elektrode zu wird als Ausschlag nach oben, von der Elektrode weg als Ausschlag nach unten registriert.

Während des Herzzyklus wandert die elektrische Erregung von den Vorhöfen zu den Kammern und bildet dabei eine charakteristische Kurve. Die Ausschläge werden mit verschiedenen Buchstaben (P, Q, R, S, T) bezeichnet, deren Auswahl willkürlich getroffen wurde (Abb. 8.6). Sie haben folgende Bedeutung:
- P: Ausdruck der Vorhoferregung
- QRS: Ausdruck der Kammererregung (Kammerkomplex)
- T: Ausdruck der Erregungsrückbildung (Repolarisation)

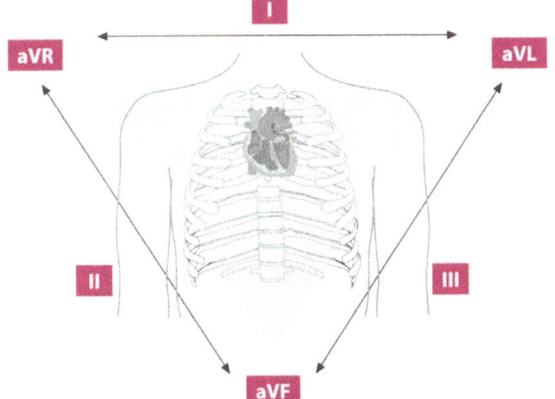

Abb. 8.4. Lagebeziehung von Herz und Elektroden: Extremitätenableitungen, *grau* auf die Frontalebene des Herzens projizierte elektrische Aktivität

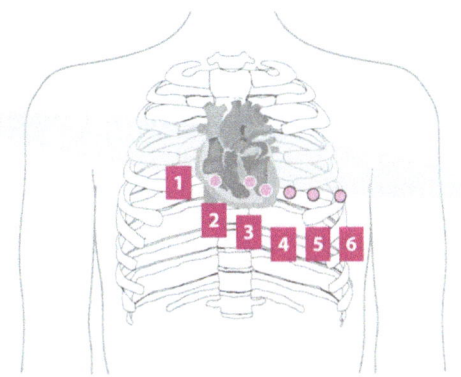

Abb. 8.5. Lagerung von Herz und Elektroden: Brustwandableitungen, *grau* Horizontalebene des Herzens

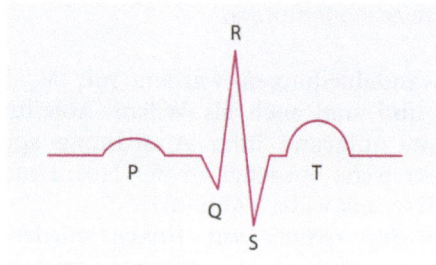

Abb. 8.6. Normale EKG-Kurve

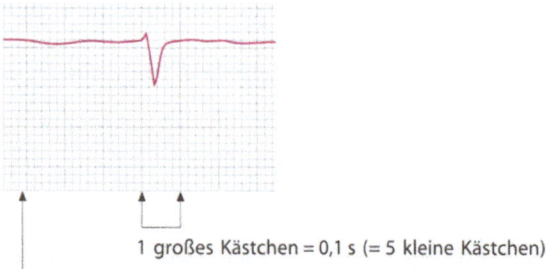

Abb. 8.7. EKG-Streifen. Bei einer Schreibgeschwindigkeit von 50 mm/s entsprechen 1 großes Kästchen (oder 5 kleine Kästchen) (*Doppelpfeil*) 0,1 s; 1 kleines Kästchen (*Pfeil*) 0,02 s

Da bei der Vorhoferregung eine weitaus geringere Muskelmasse aktiviert wird, fällt die P-Welle deutlich kleiner als der QRS-Komplex aus.

Normalwerte für die Dauer der einzelnen Ausschläge sind:
- P: 0,05–0,10 s
- PQ: 0,12–0,20 s
- QRS: 0,08–0,10 s
- ST: erscheint als isoelektrische Linie (die Dauer ist stark frequenzabhängig)

Aufgetragen wird die EKG-Kurve auf einem speziellen Millimeterpapier, wobei die Registriergeschwindigkeit bei der Auswertung bekannt sein muss. Die Einteilung in Kästchen erlaubt die Berechnung von Strecken (Zeiten) und Höhen (Amplituden) der einzelnen Kurvenausschläge (Abb. 8.7).

8.2.4 EKG-Befundung

Es hat sich bewährt, nach folgendem Schema vorzugehen:
1. Frequenzbestimmung (Bradykardie, Tachykardie)
2. Analyse der P-Wellen (Grundrhythmus)
3. Analyse des QRS-Komplexes (Lagetyp, Blockierungen)
4. Analyse der ST-Strecke und T-Welle (Endstreckenveränderungen)

Liegen bereits Untersuchungen vor, sollte die aktuelle Befundung immer im Vergleich zum Vor-EKG gesehen werden!

Frequenz

Anhand der R-Zacken-Abstände wird die Herzfrequenz errechnet, am einfachsten mit dem EKG-Lineal. Bei Kenntnis der Schreibgeschwindigkeit und der Kästchenbreite kann die Frequenz berechnet werden:

$$\text{Herzfrequenz} = \frac{60\ s}{R - R - \text{Abstand (s)}}$$

> **Tipp**
>
> Erfolgt die Registrierung über einen 30 cm langen Streifen (DIN-A 4-Blatt) mit 50 mm/s, werden alle R-Zacken gezählt und mit 10 multipliziert; daraus ergibt sich die Frequenz.
>
> - Bradykardie: Frequenz <60/min
> - Tachykardie: Frequenz >100/min

P-Welle

Die zentrale Frage ist: Liegt ein Sinusrhythmus vor oder nicht?

Eine zentrale Rolle in der Erkennung von Rhythmusstörungen stellt die P-Welle dar. Die Diagnose einer Rhythmusstörung wird anhand der Beziehung der P-Welle zum Kammerkomplex gestellt. Zu beantworten sind folgende Fragen:

Folgt auf jede P-Welle ein QRS-Komplex?
- Wenn ja, ist der PQ-Abstand normal oder verlängert?
  - normal: regelrechter Befund
  - verlängert: krankhafter Befund:
    a) konstant verlängert: AV-Block I. Grades (PQ-Zeit >0,2 s),
    b) inkonstant verlängert: AV-Block II. Grades (Wenckebach-Typ)
- Wenn nein, sind die P-Wellen regelmäßig?
  - Ja, aber der QRS-Komplex setzt im fixen Intervall aus (z. B. 2:1- oder 3:1-Block vom Mobitz-Typ)

- Ja, aber unabhängig vom QRS-Komplex: AV-Dissoziation (AV-Block III)
- Nein: Vorhofarrhythmie

QRS-Komplex

Die Größe und die Breite des QRS-Komplexes werden analysiert:
- Anhand der *Höhe* lässt sich der *Lagetyp* bestimmen. Dazu wird das R-Zacken-Maximum in Relation zur Extremitätenableitung gesetzt:
  - *normal:* R-Maximum in Ableitung II
  - *pathologisch:* Linkstyp (Linksherzbelastung: Hypertrophie, Aortenstenose) Steiltyp (Rechtsbelastung)
- Die *Breite* gibt Auskunft über Schenkelblockierungen, die in den Brustwandableitungen beurteilt werden
- *pathologisch:* Rechtsschenkelblock (Abb. 8.8) und Linksschenkelblock (Abb. 8.9)

Endstrecke

Veränderungen der ST-Strecke sind ein wichtiges Kriterium in der Ischämiediagnostik des Myokards.

Eine *Hebung* bedeutet:
- Ischämie (z. B. Infarkt):
  - Hinterwand: Hebung in II, III, aVF
  - Vorderwand: Hebung in I, aVL, V 1–4

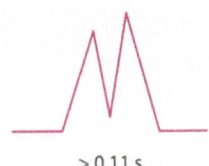

Abb. 8.8. Rechtsschenkelblock (RSB), Ableitung: V1; EKG: *M-förmiger* Kammerkomplex (RSR-Typ)

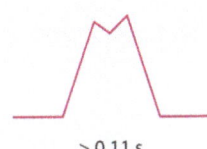

Abb. 8.9. Linksschenkelblock (LSB), Ableitung: V6; EKG: *Inzisur* des Kammerkomplexes

- Perikarditis

Eine *Senkung* weist hin auf eine:
- meist reversible Ischämie (bei Belastung, Spasmus; kein Infarkt)
- Myokarditis (stark wechselndes EKG-Bild während der Erkrankung)

8.3 Systematik der Rhythmusstörungen

8.3.1 Einteilung der Arrhythmien

- frequenzabhängige Arrhythmien:
  - bradykarde Rhythmusstörung
  - tachykarde Rhythmusstörung
- ortsabhängige Arrhythmien:
  - supraventrikuläre Rhythmusstörung
  - ventrikuläre Rhythmusstörung

8.3.2 Ursachen von Arrhythmien

- Störungen der Erregungsbildung
  - ausgehend vom Sinusknoten (nomotop)
  - ausgehend von anderen Zentren (ektop)
- Störungen der Erregungsleitung
  - die Umgebung des Sinusknotens betreffend (sinu-atrial)
  - die Vorhof-Kammer-Grenze betreffend (atrio-ventrikulär)
- Störungen der Erregungsrückbildung
  - Verkürzung der Refraktärzeit
  - Verlängerung der Refraktärzeit

8.3.3 Formen der Herzrhythmusstörungen

Störungen der Erregungsbildung

Diese Störungen können sowohl im Vorhof- als auch im Kammerbereich lokalisiert sein:
1. Im Vorhofbereich werden unterschieden:
- *Sinustachykardie:* Frequenz >100/min
- *Sinusbradykardie:* Frequenz <60/min
- *supraventrikuläre Extrasystolen*
- *Vorhofflattern* (Frequenz ≤350/min)
- *Vorhofflimmern* (Frequenz >350/min)

2. Im Kammerbereich lokalisierte Störungen sind:

- *ventrikuläre Extrasystolen*
- *Kammerflattern* (Frequenz ≤250/min)
- *Kammerflimmern* (Frequenz >250/min)

Störungen der Erregungsleitung

Hierbei handelt es sich um eine Verzögerung oder Unterbrechung der Leitung.

1. Ursachen der langsamen Rhythmusstörungen sind:
- der Herzblock 1. Grades (verzögerte Leitung)
- der Herzblock 2. Grades (gelegentlich unterbrochene Leitung)
- der Herzblock 3. Grades (vollständig unterbrochene Leitung):
  – als Leitungsstörung vom Sinusknoten zum Vorhof [sinu-atrialer Block (SA-Block)],
  – als Leitungsstörung vom Vorhof zur Kammer [atrioventrikulärer Block (AV-Block)].
- Blockierungen können auch weiter peripher, im Bereich der Leitungsschenkel, auftreten und werden dementsprechend als (rechter oder linker) Schenkelblock bezeichnet (Abb. 8.10).

2. Ursachen der schnellen Rhythmusstörungen sind:

- *AV-Knoten Tachykardie* durch kreisende Erregungen (Reentry-Tachykardie)

Diese Form stellt eine angeborene Anomalie des AV-Knotens dar und ist durch das Vorhandensein von mindestens 2 Bahnen (einer schnell und einer langsam leitenden Bahn) gekennzeichnet. Sie stellt etwa 60% aller supraventrikulären Tachykardieformen dar.

Hier ist z. B. das anfallsweise Herzrasen (oft mit Harndrang) zu nennen, das mit einer *Häufigkeit* von 1–3% in der Bevölkerung auftritt und meist ohne klinische Bedeutung ist.

- *Präexzitation*

Bei fehlender physiologischer Verzögerung der Erregungsleitung im AV-Knoten können die Kammern vorzeitig erregt werden, aber auch umgekehrt eine Kammererregung zu den Vorhöfen geleitet werden. Dieser Vorgang wird als Präexzitation oder zu frühe Erregung bezeichnet. Die Erklärung dieser Phänomene wird in dem Vorhandensein zusätzlicher (akzessorischer) Leitungsbahnen vom Vorhof zur Kammer gesehen. Bei etwa 30% aller supraventrikulären Tachykardieformen handelt es sich um eine Präexzitation.

Als *Beispiel* kann das WPW(Wolff-Parkinson-White)-Syndrom genannt werden, es tritt als anfallsweises Herzjagen auf. Dabei besteht die Gefahr des Kammerflimmerns beim Auftreten von Vorhofflimmern (infolge schneller Überleitung). Die *Behandlung* beteht in einer Ablation der Bahnen bei klinischer Relevanz (Verödung mittels thermischer Energie).

8.4 Therapie

8.4.1 Langsame Rhythmusstörungen und Herzschrittmachertherapie

Der normale Pulsschlag liegt zwischen *60 und 100 Schlägen/min*. Dementsprechend werden Unterschreitungen oder Überschreitungen dieser Herzfrequenzen als *Bradykardie* oder *Tachykardie* bezeichnet.

Kommt es v. a. infolge *bradykarder Rhythmusstörungen* zu einer Symptomatik, muss die Implantation eines Schrittmachers diskutiert werden.

Dazu gehören:
1. korrekte Indikationsstellung
2. Wahl der geeigneten Betriebsart
3. Durchführung des operativen Eingriffs
4. Qualität der Nachsorge

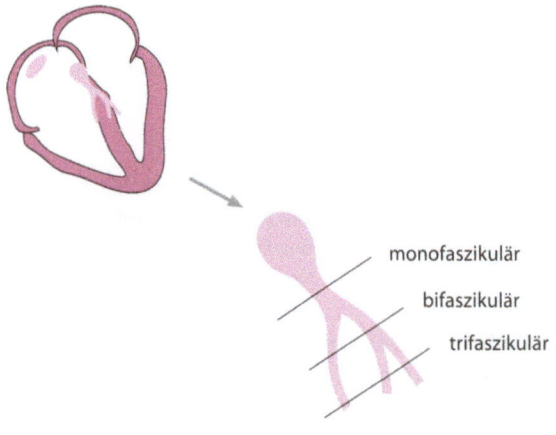

Abb. 8.10. Periphere Blockierungen, so genannter Schenkelblock

Verlauf

Die Spontanverläufe bei Blockierungen unterschiedlichen Grades lassen sich folgendermaßen zusammenfassen:
- Beim symptomatischen kompletten AV-Block (Synkopen) beträgt die 1-Jahres-Überlebensrate 50–75%.
- Beim asymptomatischen kompletten AV-Block liegt die 1-Jahres-Überlebensrate bei 75%.
- Der angeborene totale AV-Block hat eine 10-Jahres-Überlebensrate von 85%.

Klinik

Zur klinischen Symptomatik gehören
- *Synkopen,*
- *eine Ruhe- oder Belastungsinsuffizienz und*
- *eine Leistungsschwäche*

als Zeichen einer ungenügenden Herzleistung.

Indikation

Der Kardiologe stellt die Indikation und wählt die geeignete Betriebsart aus. Voraussetzung ist eine dokumentierte, in aller Regel bradykarde Herzrhythmusstörung, die sich durch andere Maßnahmen nicht beeinflussen lässt.

Entsprechend den *Mitteilungen der Arbeitsgruppe Herzschrittmacher* der deutschen Gesellschaft für Herz- und Kreislaufforschung (1990, 1991) gelten folgende Indikationen:
- Sinusknotenerkrankung
- atrioventrikuläre Leitungsstörungen
- angeborener AV-Block Grad III
- intraventrikuläre Leitungsblockierungen
- Postinfarktphase
- Bradyarrhythmie bei Vorhofflimmern
- hypersensitiver Karotissinus

Auswahl

Ziel der Systemauswahl ist, eine optimale Hämodynamik bei physiologischer Stimulation zu erreichen. Die Diagnose der Herzrhythmusstörung und die Leistungsfähigkeit bestimmen die Stimulationsart.

Seit 1975 wurde zur Charakteristik der Schrittmachersysteme ein internationaler 3-Buchstaben-Kode verwendet (antibradykarde Funktionscharakteristik), der seit 1987 zum *5-Buchstaben-Kode (NBG-Kode)* erweitert wurde (Antibradykardie-, Antitachykardie- und Programmierungscharakteristik, *NBG*-Kode: NASPE-BPEG-Genergic-Kode) (Tabelle 8.1 und 8.2).

Tabelle 8.1. Bedeutung der in den Schrittmacherkodes verwendeten Buchstaben

Buchstabe	Bedeutung
A	Atrium
V	Ventrikel
D	Beide (dual)
T	Triggerung (atriale/ventrikuläre Detektion)
I	Inhibition (atriale/ventrikuläre Detektion)
O	entfällt
P	Programmierbar (bis 2 Parameter)
M	Multiprogrammierbar
R	Frequenzmodulation (bedarfsgerechte Stimulation)
C	Kommunikation (Dialog mit Programmiergerät)
B	Bruststimulation (Salvenstimulation bei antitachykardem Pacing)
S	Scanning (Abtastfunktion bei Tachykardien)

Tabelle 8.2. Buchstabenpositionierung in der Schrittmacherkodierung

Position	Erläuterung
1	Ort der Stimulation
2	Ort der Wahrnehmung (Detektion)
3	Arbeitsweise des Generators
4	Programmierbare Funktionen
5	Antitachykarde Funktionen

Systeme

Die am häufigsten implantierten Systeme sind:
- *VVI-Schrittmacher*
  - Stimulation und Wahrnehmung im Ventrikel
  - Inhibition des Generators durch Ventrikelpotenziale
- *AAI-Schrittmacher*
  - Stimulation und Wahrnehmung im Vorhof
  - Inhibition des Generators durch Vorhofpotenziale
- *DDD-Schrittmacher*
  - Kombination aus VVI-und AAI-System. Stimulation und Wahrnehmung im Ventrikel und Vorhof
  - Inhibition des Generators durch Ventrikel- und Vorhofpotenziale

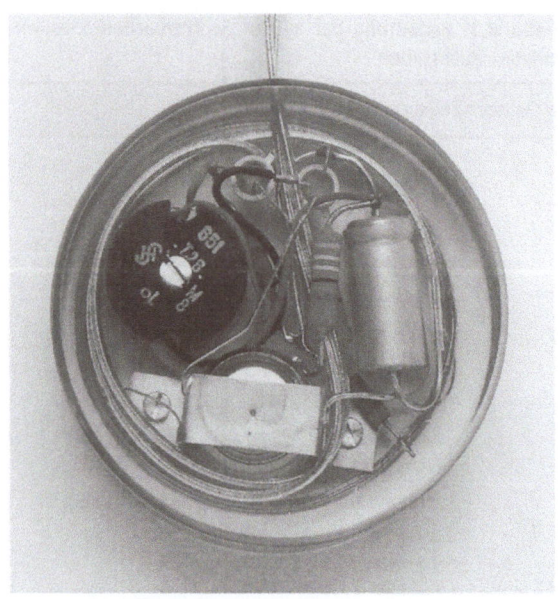

Abb. 8.11. Abbildung des 1958 erstmals implantierten Schrittmachergenerators

8.4.1.1 Chirurgische Therapie

Geschichte

1958 führte Å. *Senning* die erste Implantation eines Kammerschrittmachers beim Menschen durch (Abb. 8.11).

Aufklärung

Akute Komplikationen sind:
- Auslösen von Rhythmusstörungen
- Elektrodendislokation (Notwendigkeit einer Zweitoperation)
- Infektion (Notwendigkeit der Explantation)
- Ventrikelperforation (Notfallsternotomie, Übernähung)

Mögliche Spätfolgen sind:
- Dekubitus (Penetration des Generators durch die Haut)
- Elektrodenprobleme (Kabelbruch)
- Armvenenthrombose (nicht bei epikardialer Technik)

Transvenöse Schrittmacherimplantation

Lagerung und Zugang

Der Patient wird in Rückenlage operiert.

Je nach körperlicher Aktivität kann die linke oder die rechte Seite benutzt werden. Ist eine passagere Sonde gelegt worden, wird in der Regel die Gegenseite bevorzugt.

Der Hautschnitt erfolgt in Lokalanästhesie schräg über der Mohrenheim-Grube, was die Möglichkeit einer Verlängerung nach medial zur Einmündung der V. cephalica in die V. subclavia bietet.

Technik

Die V. cephalica zwischen M. pectoralis und M. deltoideus wird dargestellt. Bei ungenügendem Kaliber wird stattdessen die V. subclavia punktiert oder direkt freigelegt.

- *Implantation eines 1-Kammer-Systems (Ventrikelsonde)*

Die Elektrode wird unter Bildwandlerkontrolle in den rechten Ventrikel vorgeschoben und platziert. Zur *Lagestabilität und Längenbestimmung* (ausreichender Spielraum der Elektrode bei tiefer Inspiration) wird ein Atemprovokationstest (tiefe Inspiration, Husten) durchgeführt (Vorteil der Regionalanästhesie). Die Messwerte werden bestimmt (Tabelle 8.3).

- *Implantation eines 2-Kammer-Systems (Ventrikel- und Vorhofsonde)*

Die Kammerelektrode wird in der Regel über die V. cephalica vorgeschoben und platziert. Die Messwerte werden bestimmt.

Die Vorhofelektrode wird in der Regel via Punktion der V. subclavia (oder freigelegtem Seitenast) eingeführt und platziert, anschließend werden die Messwerte bestimmt (Tabelle 8.4).

Tabelle 8.3. Messwerte Ventrikel bei Implantation eines 1-Kammer-Systems

	Optimal	Akzeptabel
Reizschwelle	0,3–0,5 V	≤0,8 V
Sensingwerte	>10 mV	>5 mV

Tabelle 8.4. Messwerte Vorhof bei Implantation eines 2-Kammer-Systems

	Optimal	Akzeptabel
Reizschwelle	0,5–0,8 V	≤1,0 V
Sensingwerte	>2 mV	≥1,5 mV

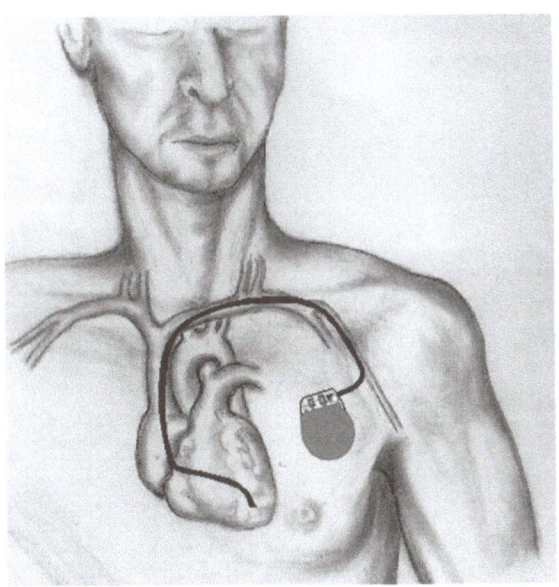

Abb. 8.12. Transvenöse Schrittmacherimplantation

Die Elektroden werden an der Eintrittsstelle in die Vene und im Bereich der Pektoralisfaszie fixiert, an den Generator angekuppelt und in einer präpektoralen, subkutanen Tasche versenkt. Die Wunde wird schichtweise ohne Redondränage (Abb. 8.12) verschlossen.

Epimyokardiale Schrittmacherimplantation

Lagerung und Zugang

In Rückenlage wird ein ca. 12 cm langer medianer Hautschnitt über dem Xyphoid und Oberbauch vorgenommen.

Technik

Die Xyphoidspitze wird reseziert (etwa 4 cm). Die Oberbauchweichteile werden nach kaudal geschoben, das Perikard wird quer eröffnet, und eine Schrittmacherschraubelektrode wird eingeschraubt. Nach Bestimmen der Messwerte wird im linken Oberbauch eine epifasziale subkutane Hauttasche gebildet. Die Elektrode wird an den Generator angeschlossen und versenkt. In das Perikard wird eine Redondränage eingelegt (Abb. 8.13).

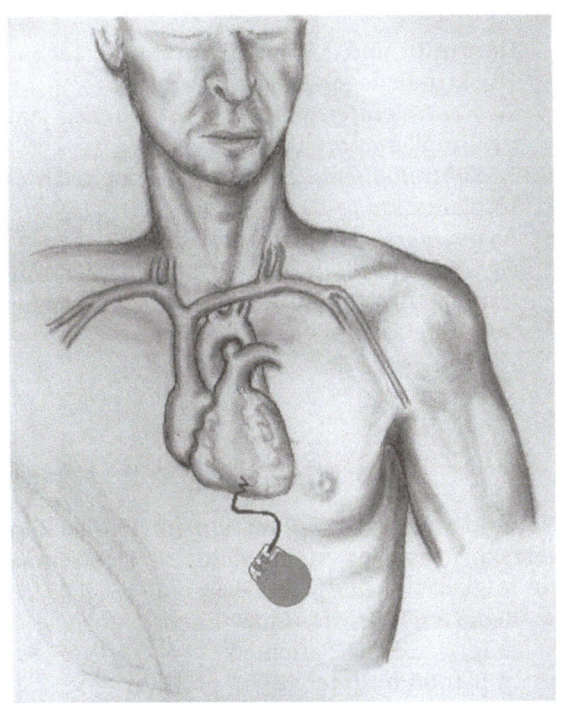

Abb. 8.13. Epimyokardiale Schrittmacherimplantation

Ergebnisse

- 30-Tage-Letalität: 2–3%
- Dislokationsrate: 1–3% (nur bei transvenöser Technik)
- Infektionsrate: 0,5–2%
- 5-Jahres-Überlebensrate: ca. 60%
- 10-Jahres Überlebensrate: ca. 40%

Fortgeschrittenes Alter, begleitende koronare Herzkrankheit und Herzinsuffizienz mindern die Überlebensraten deutlich.

Nachsorge

Stationär (unmittelbar postoperativ) werden Kontrolluntersuchungen durchgeführt:
- EKG (regelrechte SM-Funktion?)
- Röntgenthorax (regelrechte Elektrodenlage? Ausschluss eines Pneumothorax nach V.-subclavia-Punktion)
- Schrittmacherfunktionstest bei Entlassung (ca. am postoperativen 3. Tag) mit Ausstellung des Schrittmacherausweises

Ambulant, nach der Entlassung sind weitere Kontrollen notwendig:
- *1. Kontrolluntersuchung:* 1 Woche postoperativ mit Wundkontrolle, Schrittmacherfunk-

tionstest und Röntgenthoraxuntersuchung (Elektrodenlage)
- *2. Kontrolluntersuchung:* 4–6 Wochen nach der Implantation
- *3. Kontrolluntersuchung:* 3 Monate nach der Implantation
- *Folgeuntersuchungen:* halbjährlich
- *Generatorwechsel:* bei Erreichen der Austauschkriterien (je nach implantiertem System unterschiedlich)

8.4.1.2 Epidemiologische Bedeutung

Die epidemiologische Situation im Hinblick auf Herzschrittmacher stellt sich in Deutschland wie folgt dar (Daten von 1996):
- Bedarf: 600/1 Mio. Einwohner
- Träger: 155 000 Patienten
- Implantationsrate: 40 000 pro Jahr
- 1-Kammer-Systeme: etwa 65%
- 2-Kammer-Systeme: etwa 35%
- Altersverteilung
  - Männer 73 Jahre
  - Frauen 75 Jahre

Abbildung 8.12 zeigt die Lage des Schrittmachers nach transvenöser, Abb. 8.13 nach epikardialer Schrittmacherimplantation.

8.4.1.3 Indikationen und Kontraindikationen der gebräuchlichsten Schrittmachertypen und deren Position im Herzen

Typ AAI

Er dient zur Stimulation und Wahrnehmung im Vorhof (Abb. 8.14).
- *Indikation*
  - Sinusknotenerkrankung
  - Sinusbradykardie
- *Kontraindikation*
  - AV-Überleitungsstörung
  - Vorhofflattern
  - Vorhofflimmern

Typ VVI

Der Schrittmachertyp VVI stimuliert die Kammer (Abb. 8.15).

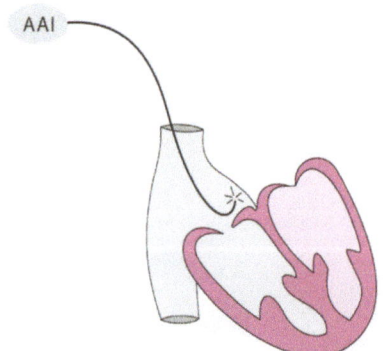

Abb. 8.14. AAI-Schrittmacher

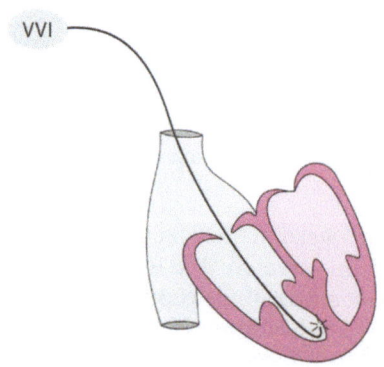

Abb. 8.15. VVI-Schrittmacher

- *Indikation*
  - Bradyarrhythmie bei fehlendem Sinusrhythmus (evtl. Synkopen)
- *Kontraindikation*
  - Blutdruckabfall infolge unphysiologischer VVI-Stimulation (Schrittmachersyndrom)

Typ DDD

Er dient zur Stimulation und Wahrnehmung sowohl im Vorhof als auch in der Kammer (Abb. 8.16).
- *Indikation*
  - AV-Überleitungsstörung bei normaler Sinusknotenfunktion
- *Kontraindikation*
  - Vorhofarrhythmien

Abbildung 8.17 zeigt eine eingewachsene Schrittmacherelektrode im Bereich der Kammermuskulatur des Herzens.

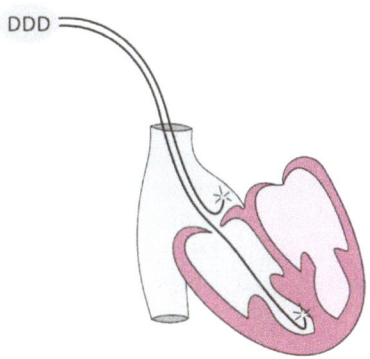

Abb. 8.16. DDD-Schrittmacher

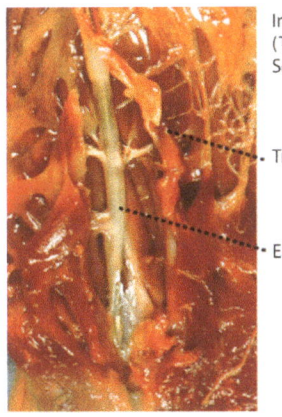

Im Bereich der Kammermuskulatur (Trabekelsystem) eingewachsene Schrittmacherelektrode

· Trabekel

· Elektrode

Abb. 8.17. Schrittmacherelektrode im Herz: Typ DDD

8.4.2 Bradykarde Rhythmusstörungen und Herzinsuffizienz

Besteht eine schwere, medikamentös nicht beeinflussbare biventrikuläre Herzinsuffizienz, kann die Implantation eines 3-Kammer-Systems (rechter Vorhof, rechte und linke Kammer) nützlich sein. Der Vorteil der biventrikulären Stimulation (gegenüber der Stimulation eines Vorhof-Kammer-Systems im DDD-Modus) liegt darin, dass beide Kammern synchron erregt werden und so eine Optimierung der Arbeit beider Kammern herbeigeführt wird.

Für die Implantation gelten dieselben Richtlinien wie für die transvenöse Technik. Die zusätzliche Platzierung einer zweiten (linksventrikulären) Elektrode erfolgt entweder durch Sondierung des Sinus coronarius (oft mit langer Durchleuchtungszeit verbunden) oder durch direktes epimyokardiales Aufnähen der Elektrode auf den linken Ventrikel.

Der operative Zugang ist leicht durch eine kurze antero-laterale Thorakotomie links im 4. ICR (submammär) durchzuführen. Orientierend am Verlauf des R. interventricularis anterior wird links davon die Elektrode aufgenäht und durch Tunnelierung zur Generatortasche (meist infraklavikular) verlagert. Eine Pleuradränage wird bei eröffneter Pleura links eingelegt und am nächsten Tag entfernt.

8.4.3 Schnelle Rhythmusstörungen und Therapie mit implantierbaren Defibrillatorsystemen

Die meisten diagnostizierten Herzrhythmusstörungen haben keinen Krankheitswert. Kommt es jedoch zu einem sehr schnellen oder sehr langsamen Herzrhythmus, können bedrohliche Situationen mit Kreislaufverlust auftreten. Für die bradykarden Formen steht die Schrittmacherbehandlung schon seit Jahrzehnten zur Verfügung und kann heute bei der weit fortgeschrittenen Gerätetechnik und dem operativen Vorgehen als etablierte und sehr sichere Therapie angesehen werden.

Für die Behandlung schneller und sehr schneller Rhythmusstörungen (RS) standen bis in die 80er Jahre lediglich medikamentöse Maßnahmen zur Verfügung. Bei rechtzeitigem Handeln durch den Notarzt konnte eine externe Defibrillation bei Kammerflimmern während einer Reanimation Leben retten. Als problematisch mussten paroxysmale ventrikuläre Tachykardien angesehen werden, die u. U. zum tödlichen Kammerflimmern führten.

Geschichte

1961 veröffentlichte Zacouto das Prinzip des implantierbaren Defibrillators.

1975 wurde die Erstimplantation im Tierversuch durchgeführt. 1980 implantierte Mirowski am John-Hopkins-Hospital in Baltimore erstmals eines Defibrillator beim Menschen. Die erste transvenös implantierbare Defibrillatorelektrode (CPI) wure 1987 entwickelt.

Epidemiologische Bedeutung

In Deutschland lässt sich die Bedeutung der Defibrillatorsysteme anhand folgender Punkte verdeutlichen:
- 80000–100000 Todesfälle durch akuten Herztod pro Jahr

- etwa 80% dieser Todesfälle werden durch akute tachykarde Rhythmusstörungen ausgelöst
- Bedarf: 7 von 100 000 Menschen (Prävalenzwert)
- Operationsrate: 1800 (Implantationen 1994)

Ätiologie

Ursachen der schnellen Rhythmusstörungen sind:
- Störungen der Erregungsbildung
- Störungen der Erregungsleitung

Hierfür sind folgende primäre Erkrankungen verantwortlich:
- *koronare Herzkrankheit* mit myokardialer Mangeldurchblutung (als akute Störung oder infolge Narbenbildung auftretend)
- *Kardiomyopathie*
- *Entzündungen* des Herzmuskels
- *Überlastung* des Herzens (Druck- und Volumenbelastung) bei Klappenfehlern
- *Toxine* (z. B. nach Diphtherie)
- *Anomalien* der rhythmogenen elektrischen Herzstrukturen
- *Elektrolytstörungen*
- *Medikamente*

Grundsätzlich werden die Tachykardien durch so genannte kreisende Erregungen (Reentry-Mechanismus) oder eine abnorm gesteigerte Eigenaktivität der Kammer erklärt.

Verlauf

Im Spontanverlauf beträgt nach aufgetretener maligner ventrikulärer Tachykardie die 2-Jahres-Überlebensrate ohne Defibrillatorsystem 40% und mit Defibrillatorsystem 97,5%.

Klinik

Klinische Befunde sind:
- Herzklopfen (Palpitationen)
- Schwindel
- Bewusstseinsstörungen (Synkopen)

Diagnostik

Die schnelle Rhythmusstörung lässt sich feststellen mit:
- EKG
- Langzeit-EKG (capture-beats)
- elektrophysiologischer Untersuchung (EPU) (VA-Dissoziation)

Therapie

■ **Medikamentöse Therapie bei ventrikulärer Tachykardie.** Akut wird *Lidocain 1 mg/kg* i.v. in 3–5 min gegeben. Verapamil sollte nicht i.v. angewendet werden, da infolge des Blutdruckabfalls und der Ischämie eine Induktion von Kammerflimmern möglich ist. Anschließend wird auf Langzeittherapie mit *β-Blockern* (z. B. Beloc, Sotalex) oder Amiodaron (z. B. Cordarex) umgestellt.

■ **Elektrische Therapie.** Im Akutfall sind Kardioversion (bei VT), initial von *50 J* (evtl. bis 300 J) sowie Defibrillation (bei VF) mit *300–400 J* indiziert. Zur Langzeittherapie wird ein Defibrillatorsystem implantiert. Dank der weiterentwickelten Systeme mit transvenöser Implantationstechnik und Miniaturisierung ist die früher aufwändige transthorakale Technik verlassen worden.

■ Transvenöse Implantation eines Kardioverters bzw. Defibrillators (ICD)

Die Implantion eines ICD-Systems ist kostenaufwändig (Operation, Generator, Elektrode, Nachsorgeuntersuchungen) und bedarf daher einer exakten Indikationsstellung. Diese setzt eine eingehende elektrophysiologische Voruntersuchung und oft auch die angiokardiographische Untersuchung mittels Herzkatheter voraus. Heute kommen fast ausschließlich Systeme mit Antitachykardie- und Antibradykardiefunktionen zur Implantation.

Indikation

Hier sind zu nennen:
- dokumentiertes Kammerflimmern (ohne Herzinfarkt)
- bedrohliche (maligne) ventrikuläre Tachykardien

■ **Aufklärung.** Der Patient wird aufgeklärt über
- die allgemeinen Operationsrisiken
  - Blutung
  - Hämatom
  - Infektion
- die speziellen Risiken der Implantation eines Kardioverters bzw. Defibrillators
  - Auslösen bedrohlicher Rhythmusstörungen
  - Thrombose der elektrodenzuführenden Venen

- Perforation auf der Strecke zum Herz oder im Herzen

Lagerung und Zugang

Der Patient wird in Rückenlage operiert, der Zugang erfolgt über eine schräge infraklavikulare Inzision (meist von links).

Technik

Grundsätzlich wird wie bei der transvenösen Schrittmacherimplantation vorgegangen:
- Eine ausreichend große Vene, meist die Einmündung der V. cephalica in die V. subclavia oder direkt die V. subclavia, wird freigelegt. Wird Letztere benutzt, wird eine Tabaksbeutelnaht zum Abdichten der Elektrode gesetzt (Prolene 5-0).
- Nach Eröffnen der Vene wird die Elektrode unter Bildwandlerkontrolle eingeführt und im rechten Ventrikel platziert.
- Die Messkabel werden angeschlossen und die Messwerte bestimmt.
  - Messwerte des Antibradykardiesystems sind: *Reizschwelle, Sensing, Impedanz*
  - Messwert des Defibrillatorsystems ist *Impedanz*.
- Das externe Defibrillationsgerät wird angekoppelt.
- Über das externe Gerät wird ein Kammerflimmern ausgelöst.
- Die Terminierung erfolgt durch Defibrillation (Testschock mit 10–15 J).
- War die Defibrillation erfolgreich, wird mit gleicher (oder niedrigerer) Stromstärke (wichtig sind 2 aufeinander folgende erfolgreiche Defibrillationen unter gleichen Bedingungen) wiederholt (DFT: defibrillation threshold, Defbibrillationsschwelle).
- War die Defibrillation nicht erfolgreich,
  - wird mit höherer Stromstärke (rescue shock) defibrilliert,
  - wird die Elektrodenkonfiguration (Polarität) geändert,
  - kann die Elektrode (inhomogene Myokardstruktur mit Narben) evtl. neu platziert weden,
  - wird evtl. zusätzlich eine subkutane Patchelektrode (links thorakal) implantiert.
- Eine subpektorale Generatortasche wird hergestellt, anschließend erfolgt eine sorgfältige Blutstillung (Hämatom-/Infektionsrisiko).
- Die Elektrode wird im Bereich der Veneneintrittsstelle durch Verknoten der Tabaksbeutelnaht und zusätzlich an der Faszie (Mersilenenaht) fixiert.
- Der ICD-Generator wird an die Elektrode angeschlossen und erneut ausgetestet (Induktion von Kammerflimmern und Defibrillation).
- Der Generator wird in der Tasche versenkt und fixiert im Faszienbereich (Verhütung einer Dislokation durch das Eigengewicht von ca. 150 g).
- Die Wunde wird schichtweise ohne Redondränage verschlossen.

Ergebnisse

Die Prognose bezüglich des akuten Herztods lässt sich wie folgt darstellen:
- 1-Jahres-Überlebensrate: 98%
- 5-Jahres-Überlebensrate: 94%

Die Prognose bezüglich der Gesamtüberlebensrate lautet:
- 1-Jahres-Überlebensrate: 92%
- 5-Jahres-Überlebensrate: 76%

Abbildung 8.18 zeigt ein EKG nach einer erfolgreichen Defibrillation.

Nachsorge

- kardiologische Kontrollen mit Beachtung (Abfragefunktion des Generators) aller Ereignisse (VT, VF, Defibrillationen)
- bedarfsweises Umprogrammieren des Geräts
- lokale Kontrolle der Generatortasche (Dekubitus?)
- Festlegung des Austauschzeitpunkts (Generatorerschöpfung)

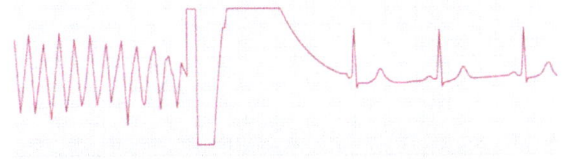

Abb. 8.18. Beispiel einer erfolgreichen Defibrillation. Kammerflimmern (*linke Seite*); Defibrillationsschock (*Mitte*); EKG mit Sinusrhythmus (*rechte Seite*)

8.5 Literatur

Berge PG, Winter UJ, Waidner T, Höpp HW, Hilger HH (1991) Vorteile der Zweikammer-Schrittmachertherapie im Lichte der Probleme und Komplikationen. Herzschr Elektrophys 2:8–13

Cox JL, Canavan TE, Schuessler RB et al. (1991) The surgical treatment of atrial fibrillation: II. Intraoperative electrophysiologic mapping and description of the electrophysiologic basis of atrial flutter and atrial fibrillation. J Thorac Cardiovasc Surg 101:406–426

Cox JL, Schuessler RB, D'Agostino HJ et al. (1991) The surgical treatment of atrial fibrillation: III. Development of a definitive surgical procedure. J Thorac Cardiovasc Surg 101:569–583

Cox JL, Boineau JP, Schuessler RB et al. (1991) Successful surgical treatment of atrial fibrillation. Review and clinical update. J Am Med Assoc 266:1976–1980

Daoud E, Morady F (1995) Catheter ablation of ventricular tachycardia. Curr Opin Cardiol 10:21–25

Diehl P, Schneider T, Mauer D (1992) Defibrillation und Stromstärke. Notfallmedizin 18:28–33

Groth WJ, Boschee SA, Engelstein ED et al. (1999) Interactions between electronic article surveillance systems and implantable cardioverter-defibrillators. Circulation 100:387–392

Gülker H, Haverkamp W, Hindricks G (1992) Leitfaden zur Therapie der Herzrhythmusstörungen. 2. Aufl. de Gruyter, Berlin

Horner SM, Bell JA, Swanton RH (1993) Infected right atrial thrombus: an important but rare complication of central venous lines. Eur Heart J 14:138–140

Irnich W (1991) Das Gerät „Herzschrittmacher". Herz Gefäße 11:606–619

Irnich W, Lampadius MS (1990) Zur Terminologie bei Herzschrittmachern. Herzschr Elektrophys 1:106–110

Laube HR, Hammel D, Block M, Breithardt G, Scheld HH (1994) Endokardiale Elektrodensysteme bei ICD-Systemen. Drei Jahre Erfahrungen bei 178 Patienten. Z Herz Thorax Gefäßchir 8:[Suppl 1]:29–36

Mangrum JM, DiMarco JP (2000) The evaluation and management of bradycardia. N Engl J Med 342:703–709

Mehmanesh H, Bauernschmitt R, Lange R (1999) Pectoral implantation of single-lead implantable cardioverter-defibrillators in patients without transvenous access. Ann Thorac Surg 68:1426–1427

Naccarelli GV, Veltri EP (1993) Implantable cardioverter-defibrillators. Blackwell Scientific Publications, Cambridge, MA, USA

Pitschner HF, Neuzner J (1991) Präexzitationssyndrome. Interventionelle Behandlungsverfahren. Herz Kreislauf 23:28–33

Spodick DH (1996) Normal sinus heart rate: appropriate rate thresholds for sinus tachycardia and bradycardia. South Med J 89:666–667

Spodick DH, Raju P, Bishop RL, Rifkin RD (1992) Operational definition of normal sinus heart rate. Am J Cardiol 69:1245–1246

Stangl K, Schüller H, Schulten HK (1991) Empfehlungen zur Herzschrittmachertherapie. Indikationen, Systemauswahl, Nachkontrolle (Mitteilungen der Arbeitsgruppe Herzschrittmacher). Herzschr Elektrophys 2:35–44

Steinbeck G (1978) Zur Pathogenese von Herzrhythmusstörungen. Internist 19:200–206

Wahlers T, Fieguth HG, Trappe HJ, Lichtlen PR, Borst HG (1993) Implantation of the automatic implantable cardioverter defibrillator for coronary artery disease. Surgical experience in 185 patients. Thorac Cardiovasc Surg 41:233–236

9 Perioperative Maßnahmen und Komplikationen in der Herzchirurgie

9.1 Präoperative Maßnahmen (Elektivoperation)

9.1.1 Sekretariat

Das Sekretariat bestellt den Patienten ein und klärt ihn über die Eigenblutspendemöglichkeit (prästationäre Phase), sowie über das Nikotinverbot (mindestens 2 Wochen präoperativ!) auf (klinikeigener Brief).

9.1.2 Station

Die Herzkatheterunterlagen (Befund, Katheterfilm) werden zusammengestellt. Zudem werden folgende Befunde erhoben:
- *Labor*
  - *Blutgruppe* (außer Eigenblutspender)
  - *Blutbank* (Bereitstellung von insgesamt 2 Konserven ohne Eigenblut): 2 Erythrozytenkonzentrate auf Abruf; Eigenblutspender: gespendetes Blut, in der Regel zwischen 1 und 3 Konserven, kommen in den OP; Rest auf Abruf
  - *Gerinnung* (Antithrombin-III-Bestimmung, wichtig: Heparingabe!)
  - *Elektrolyte*
  - *Blutzucker*
  - *Nierenchemie*
  - *Urinstatus*
  - *Enzyme* (Herz, Leber)
  - *Lipide*
  - *Kälteantikörper* (Eingriffe in Hypothermie)
  - *Blutgasanalyse*
  - *Hepatitis-* und *HIV-Testung*
- *EKG*
- *Röntgenthorax*
- *Echokardiographie* (alle Klappenpatienten prä- und postoperativ; KHK-Patienten bei schlechter Ventrikelfunktion)
- *Atemtraining* (fakultativ)
- *Rasur*, erfolgt meist einen Tag vor der Operation (z. B. Vorrasur mittels Clipper-Rasiergerät, Firma 3M); die eigentliche Rasur erfolgt präoperativ unmittelbar nach der Narkoseeinleitung (ACVB-Operation: vom Jugulum bis in beide Leisten, beide Beine komplett; Klappen-Operation: Beinrasur eines Beines)

Er überprüft die Operabilität (AZ, Zahnstatus, Erkältungskrankheiten, Ulkusanamnese).
Er überprüft die Dringlichkeit der Operation und entscheidet, ob eine planmäßige oder eine vorgezogene Operation indiziert ist (kardiale Symptomatik!).
Eine Dopplersonographie der extrakraniellen Hirngefäße wird angefertigt (Karotisstenose?).
Der Arzt klärt den Patienten (mindestens 24 h vor der geplanten Operation) über allgemeine und spezielle Risiken auf.

Die Therapie mit Blut oder deren Komponenten ist oft unumgänglich. Die Risiken einer Bluttransfusion sind heute für in Deutschland hergestellte Konserven niedrig. Die hier genannten Zahlen sind Mitteilungen des DRK-Blutspendediensts Münster aus dem Jahr 2001:

1. Virusinfektionen
   - Hepatitis C (HCV):   ca. 1 : 100 000
   - Hepatitis B (HBV):   ca. 1 : 200 000
   - Immuninsuffizienz (HIV): ca 1 : 1 000 000

2. Unverträglichkeit (Transfusionszwischenfall)
   - Hämolyse: 1 : 500 000 – 1 : 800 000

9.2 Management perioperativer Akutzustände und Komplikationen

9.2.1 Präoperatives Management

Instabile Angina (Ruheangina trotz antianginöser, medikamentöser i.v. Therapie)

Es muss baldmöglichst eine koronare Bypassoperation durchgeführt werden. Bei manifestem Infarkt ist eine relative Operationskontraindikation gegeben, die vom Infarktalter (erhöhte Enzymwerte) abhängig ist. *Bei Crescendo-Angina unter maximaler medikamentöser Therapie sind die Operation oder der Einsatz von IABP indiziert.*

Endokarditis

Es wird ein dringlicher Klappenersatz zur Verhütung von:
- Dekompensation (Ventrikelversagen infolge akuter Insuffizienz)
- septischen Embolien (z.B. Hirnembolie, Hirnabszess)
- septischer Gewebezerstörung im Klappenbereich (Anulusabszess)

durchgeführt.

Akute kardiale Dekompensation

Patienten mit Zeichen der Links- oder Rechtsherzdekompensation (Pleuraergüsse, Beinödeme) müssen rekompensiert werden.

9.2.2 Intraoperatives Management

Myokardiales Pumpversagen (Bypassinsuffizienz, Herzinfarkt?)
- Das operative Ergebnis wird durch den *Chirurgen* kritisch kontrolliert (Bypassrevision, evtl. Neuanlage; Koronarostien intakt nach AKE?).
- Intravenös werden durch den *Anästhesisten* positiv inotrope Substanzen verabreicht (Tabelle 9.1).

Intraaortale Ballongegenpulsation (Chirurg, Kardiotechniker; s. Kapitel 11).

Passagere SM-Stimulation bei Bradykardie. Diese erfolgt durch:
- *Vorhofstimulation* (Bedingung: intakte AV-Leitung, fehlendes Vorhofflimmern)
- *Kammerstimulation* (bei gestörter AV-Leitung oder Vorhofflimmern)
- *AV-sequenzielle Stimulation* zur Verbesserung des HZV

9.2.3 Postoperatives Management

Nach der Operation wird der Patient verlegt auf:
- Intensivstation (Aufenthalt bei unauffälligem Verlauf: < 24 h)
- periphere Station (Aufenthalt bei unauffälligem Verlauf: 5–7 Tage)

Patienten nach Operationen am offenen Herzen werden üblicherweise auf einer operativen Intensivstation überwacht. Je nach Schwere der vorliegenden Erkrankung, der operativen Behandlung und dem postoperativen Verlauf muss ein mehr oder weniger aufwändiges Monitoring durchgeführt werden, insbesondere, um drohen-

Tabelle 9.1. Intravenöse Gabe positiv inotroper Substanzen

Substanz	Zubereitung/Dosierung
Katecholamine	
Dopamin 250 (1 Amp. = 50 ml = 250 mg)	Zubereitung: 1 Amp. auf 50-ml-Perfusorspritze aufziehen Dosierung: 6–12 ml/h (nach Effekt)
Suprarenin (1 Amp. = 1 ml = 1 mg)	Zubereitung: 1 Amp. mit 9 ml NaCl verdünnen (1:10-Verdünnung) Dosierung: 1–2 ml injizieren (Testdosis nach Effekt) Bedarfsweise als Dauerinfusion: Zubereitung: 5 Amp. (5 mg) mit 45 ml NaCl aufziehen (50-ml-Perfusorspritze) Dosierung: 5–10 ml/h (nach Effekt)
Phosphodiesterasehemmer (z.B. Enoximone)	
Perfan (1 Amp. = 20 ml = 100 mg)	Zubereitung: 1 Amp. mit 20 ml NaCl verdünnen (40-ml-Perfusorspritze) Dosierung: 0,5 mg/kg KG (als Bolus, Halbwertszeit 8 h)

de Komplikationen rechtzeitig zu erkennen und Gegenmaßnahmen ergreifen zu können.

Zur Standardüberwachung gehören:

1. *Beobachtung des Patienten mit Registrierung von:*
- Bewusstseinslage (Wachheitszustand) und Motorik:
  - sedierter und beatmeter Patient während der ersten Stunden
  - danach einsetzende Motorik und gezielte Reaktionen auf Ansprache

> Die Gefahr neurologischer Komplikationen besteht nach Klappeneingriffen, Operationen der Aorta und simultaner Karotis-TEA mit möglicher Hirnschädigung.

- Körpertemperatur:
  - unmittelbar postoperativ oft noch unterkühlter Patient
  - steigende Temperatur bis 38 °C in der ersten Nacht (typische Reaktion nach Eingriffen mit der Herz-Lungen-Maschine)
- Hautfarbe und Hauttemperatur (Gesicht, Rumpf, Extremitäten, Finger/ Zehen):
  - kühle und schweißige Haut bei Kreislaufversagen
  - kalte und blasse Extremitäten bei arterieller Mangeldurchblutung (besonders zu beachten nach gleichzeitigen arteriell-rekonstruktiven Eingriffen und nach Ballonpumpenimplantation über die Leistenarterien)
- Schmerzäußerungen (lokal, global):
  - im Operationsbereich (Wundschmerz? Herzschmerz bei Ischämie?)
  - im Abdomen (intestinale Mangeldurchblutung z. B. bei Arrhythmie und möglicher Embolie)

2. *Registrierung laborchemischer Parameter*
- Blutbild (Tabelle 9.2)
- Elektrolyte (Tabelle 9.3)
Bei der Kaliumsubstitution (Monitorüberwachung) ist zu beachten:
  - nicht mehr als 20 mmol i.v./h (Kurzinfusion auf peripherer Station)
  - besser über Kaliumperfusor (auf Intensivstation)

Tabelle 9.2. Blutbild

Name/Abkürzung	Norm	Einheit		Bedeutung
Hämoglobin/Hb	12–18	g/dl	↓	Blutung, Anämie
Hämatokrit/Hk	38–52	%	↓	Blutung, Anämie
Erythrozyten/Ery	4,0–5,9 Mio.	pro µl	↑	Polyglobulie
			↓	Blutung, Anämie
Leukozyten/Leuko	4000–9000	pro µl	↑	Infektionen
				Belastungen (Operation, Schock, Infarkt)
				Schwangerschaft
				Leukämie
				Urämie
			↓	Kollagenosen
				Morbus Hodgkin
				Miliartuberkulose
				Verlauf einer Sepsis
Thrombozyten/Thrombo	140 000–400 000	pro µl	↑	Thromboserisiko
				Polyzythämie
			↓	Blutungsrisiko
				Verbrauchskoagulopathie
				akute Leukämie
Blutzucker/BZ			↑	Diabetes mellitus
Kapillarblut	80–110	mg/dl	↓	Inselzelltumor
Venenblut	70–100	mg/dl		

Tabelle 9.3. Elektrolyte

Name/Abkürzung	Norm	Einheit		Bedeutung
Natrium/Na				
Im Serum	135–145	mmol/l	↑	Wasserverluste mit Bluteindickung Fieber
Im Urin	50–220	mmol/24 h		Nephritis
			↓	Verdünnungseffekt bei:
				■ Herzinsuffizienz
				■ Leberzirrhose
				Verluste durch Erbrechen und Durchfall
Kalium/K				
Im Serum	3,5–5,0	mmol/l	↑	Gewebetrauma (Operation, Ischämie, Unfall)
Im Urin	25–125	mmol/24 h		Niereninsuffizienz
				Überdosierung
			↓	Verluste durch:
				■ Erbrechen, Durchfall
				■ Niere (z. B. Diuretika)
				■ Fisteln
Kaliumschwankungen lösen häufig Rhythmusstörungen aus!!				
Chlorid/Cl				
Im Serum	97–108	mmol/l	↑	Nierenerkrankungen
Im Urin	120–240	mmol/24 h	↓	Erbrechen, Durchfall

– zur Steigerung des Serumkaliumwerts um 1 mmol/l (z. B. von 3,5 auf 4,5) bedarf es einer i.v. Kaliumzufuhr von 100 mmol
■ Standardmäßige Bestimmung der globalen Gerinnungsparameter (Tabelle 9.4)
Zur Steuerung der Heparintherapie werden PTT (und TZ) benötigt. Ihr Aussagewert bezieht sich jedoch nur auf die Wirksamkeit hochmolekularer Heparine (HM-Heparin). Eine Überwachung der niedermolekularen Heparintherapie (NM-Heparin) kann durch einen speziellen Anti-Faktor-Xa-Test erfolgen (ist aber in der Regel nicht erforderlich).
■ Erweiterte Messwerte (Tabelle 9.5)
Heparin entfaltet seine antikoagulatorische Wirkung nur in Verbindung mit Antithrombin III. Ohne seinem Kofaktor bliebe es wirkungslos!
Absolut heparinabhängige Maßnahmen (wie Eingriffe mit der Herz-Lungen-Maschine und die Sofortantikoagulation bei tiefen Venenthrombosen) setzen einen intakten Antithrombin-III-Plasmaspiegel voraus.
■ Nierenwerte (Tabelle 9.6)
■ Herzenzyme (Tabelle 9.7)

Das Tropomyosin ist ein herzspezifisches Muskelenzym, wobei laborchemisch verschiedene Fraktionen (Troponin I, Troponin T) quantitativ bestimmt werden können (Abb. 9.1). In der postoperativen Phase ist es naturgemäß erhöht (direktes Operationstrauma), ohne dass eine myokardiale Ischämie oder Infarzierung vorzuliegen brauchen. Therapeutische Konsequenzen ergeben sich somit hieraus nicht.
Vor interventionellen Maßnahmen (PTCA, Stent) ist die Bestimmung des Troponins insofern von Bedeutung, da zusätzliche Medikamente zur Thrombozyteninhibition (Glykoprotein-IIb/IIIa-Antagonisten) indiziert sein können.
■ Leberwerte (Tabelle 9.8)
■ Sonstige Werte (Tabelle 9.9)

3. *Beurteilung hämodynamisch wichtiger Parameter*
Zur Aufzeichnung kommen diverse Parameter, die als numerischer Messwert und als fortlaufende Kurve registriert werden. Beide Formen ergänzen sich in ihrer Aussage, wobei insbeson-

Tabelle 9.4. Standardmäßige Bestimmung der globalen Gerinnungsparameter

Name/Abkürzung	Norm	Einheit		Bedeutung
Thrombozytenzahl (siehe Blutbild)				
Partielle Thromboplastinzeit/PTT	35–55	s		Erfassung der Faktoren des intrinsischen Systems
			↑	Heparintherapie: PTT 2fach verlängert
				Fibrinolysetherapie: PTT leicht verlängert
				Marcumartherapie: PTT leicht verlängert
				Hämophilie (A und B)
				Faktorenmangel: XII, XI, IX, VII sowie X, V, II, I
			↓	Zeigt eine Gerinnungsneigung (→ Thromboserisiko!)
Thromboplastinzeit/TPZ (Quick-Wert)	70–130 (nach Labor)	%		Erfassung der Faktoren des extrinsischen Systems
			↑	Faktorenmangel: II, VII, X sowie I und V
			↓	Marcumartherapie: TPZ bei 15–25%
				Hochdosiertes Heparin
				Leberstörungen (Vitamin-K-Mangel)
Oder besser als:				
■ International Normalized Ratio/INR	0,9–1,15			Therapeutischer Bereich unter Marcumartherapie: INR = 2–5
■ Thrombinzeit/TZ	15–25	s		Empfindlicher Messwert der Heparinkonzentration
			↑	Heparintherapie: TZ 3fach verlängert
				Fibrinolysetherapie: TZ 2- bis 4fach verlängert
			↓	Verbrauchskoagulopathie
				ohne Bedeutung

Tabelle 9.5. Erweitere Messwerte

Name/Abkürzung	Norm	Einheit		Bedeutung
Antithrombin III/AT III	70–130	%		Antithrombosefaktor (Thrombinhemmung)
■ *Enzymatisch bei 37°C*	20–29	IU/ml		Heparinkofaktor
			↑	Marcumartherapie
				Cholostase
			↓	Thromboserisiko!
				Verbrauchskoagulopathie
				Leberschaden
Fibrinogen/FI				Faktor I der Blutgerinnung (inaktive Vorstufe des Fibrins)
■ *Nach Clauss*	150–350	mg/dl		
■ Nach Schultz	200–500	mg/dl	↑	Akute Entzündungen
				Schwangerschaft
			↓	Fibrinolysetherapie FI: 80–100 mg/dl, TZ 2- bis 3fach verlängert
				Verbrauchskoagulopathie
Fibrinspaltprodukte/FSP	Bis 10	µg/ml		Wirken selbst antikoagulatorisch:
			↑	nach Operationen
				unter Fibrinolysetherapie
				Hinweis (kein Beweis) für Verbrauchskoagulopathie
				Tumoren

Tabelle 9.6. Nierenwerte

Name/Abkürzung	Norm	Einheit		Bedeutung
Harnstoff-N/BUN [a]				
■ Im Serum	4,6–23	mg/dl		Endprodukt des Eiweißstoffwechsels (Bildungsort: Leber)
	1,7–8,3	mmol/l		
■ Im Urin	9–16	g/24 h		
	153–268	mmol/24 h	↑	Niereninsuffizienz
				Hohe Eiweißzufuhr
			↓	Lebererkrankung
				Schwangerschaft
Kreatinin/Krea				
■ Im Serum	0,5–1,2	mg/dl		Aminosäureabbauprodukt
	50–120	µmol/l	↑	Niereninsuffizienz
				Trauma (Quetschung)
			↓	Schwangerschaft

[a] *BUN* blood urea nitrogen

Tabelle 9.7. Herzenzyme

Name/Abkürzung	Norm	Einheit		Bedeutung
Kreatinkinase				*Enzym der*
				■ *Skelettmuskelzellen*
				■ *Herzmuskelzellen*
■ Als CK	70–80	U/l	↑	Nach Herzoperationen (Schwankungen von 150–250 U/l)
				Myokardinfarkt
				Skelettmuskelerkrankungen
■ Als CK-MB	Bis 10	U/l (<7% der CK)		*Herzmuskelspezifisches Isoenzym der CK*
			↑	Myokardischämie, Myokardinfarkt
Troponin (Tropomyosin)				In mehreren Fraktionen vorliegende kontraktile Proteine des Herzmuskels
■ Als cTn I	>0,1	ng/ml	↑	Nach Herzoperationen
				Akutes Koronarsyndrom
				Myokardinfarkt

cTn I kardiales Troponin I

dere aus dem Kurvenverlauf wichtige Rückschlüsse bezüglich der hämodynamischen Situation gezogen werden können.

Die in diesem Zusammenhang gebrauchten Begriffe der Systole und Diastole können sich sowohl auf die Kammer- als auch die Vorhoftätigkeit beziehen, die beide einem rhythmischen Wechsel von Anspannung und Erschlaffung unterliegen.

Im klinischen Gebrauch werden die Begriffe Systole und Diastole fast ausschließlich auf die Kammertätigkeiten beschränkt, da diese die Hauptarbeit während des Herzzyklus leisten.

Zur Verhütung von Missverständnissen in der Bewertung hämodynamischer Vorgänge sollten Systole und Diastole somit für die Phasen der Kammertätigkeit beibehalten werden, während die Vorhofaktionen als Vorhofkontraktion und Vorhoferschlaffung bezeichnet werden.

■ *Herzrhythmus* (Abb. 9.2): Frequenzbestimmung, Arrhythmieanalyse, Erkennen bedrohlicher Rhythmusstörungen.

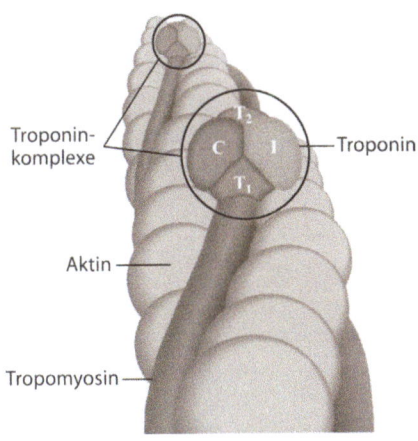

Abb. 9.1. Struktur der kontraktilen Herzmuskelproteine (mit freundlicher Genehmigung der Firma Beckmann Coulter)

- Arterieller *Systemdruck* (AP: arterial pressure) und Mitteldruck (MAP): Welche prästationäre Drucksituation („Hausdruck") des Patienten liegt vor? (Hypertoniker? Hypotoniker?)
  - Methode
    a) invasiv über eine intraarterielle Kanüle (meist linke A. radialis)
    b) nichtinvasiv über eine Oberarmmanschette: NIBP (non invasiv blood pressure)
  - Norm
    a) 100–140 mmHg systolisch
    b) 60–90 mmHg diastolisch
  - Aussage
    a) erhöht: arterieller Bluthochdruck (Schmerzen?)
    b) erniedrigt: Kreislaufinsuffizienz (Volumenmangel? Linksinfarkt? Linksherzversagen? Arrhythmie?)
- Zentraler Venendruck (ZVD, CVP: „central venous pressure"): dient der Beurteilung der Volumensituation und des Volumenbedarfs
  - Methode: invasiv über zentralen Katheter (V.-jugularis interna-Katheter)
  - Norm: 3–8 mmHg
  - Aussage
    a) erhöht: Rechtsherzbelastung, Rechtsherzversagen (Tamponade? Lungenembolie?)
    b) erniedrigt: Volumenmangel (Blutung?)
- Urinausscheidung (Blasendauerkatheter):
  - Urinmenge und Blutdruck hängen direkt voneinander ab. Eine deutlich nachlassende Urinproduktion ist meist durch einen ungenügenden arteriellen Mitteldruck (MAP < 60 mmHg) bedingt.

Tabelle 9.8. Leberwerte

Name/Abkürzung	Norm	Einheit		Bedeutung
Bilirubin/Bili				
Gesamt	< 1,0	mg/dl		*Abbauprodukt des Hämoglobins*
Direkt	< 0,3	mg/dl	↑	Leberzirrhose
				Virushepatitis
				Tumoren der Leber und des Pankreas
Glutamat-Oxalazetat-Transaminase/GOT	5–18	U/l	↑	Hepatitis
				Leberzirrhose
Glutamat-Pyruvat-Transaminase/GPT	5–22	U/l		Lebertumoren
				Myokardinfarkt
γ-Glutamyl-Transferase/γ-GT	4–26	U/l		
Cholinesterase/ChE			↑	Fettleber
Als *Azetylthiocholinjodid*	1200–3500	U/l		Diabetes mellitus
Als *Butyrylthiocholinjodid*	3500–8500	U/l		Lipidämie
			↓	Hepatitis
				Leberzirrhose
				Maligne Tumoren
				Ovulationshemmer

Tabelle 9.9. Sonstige Werte

Name/Abkürzung	Norm	Einheit		Bedeutung
C-reaktives Protein/ CRP	<0,8	mg/dl		Zeigt *akute Phasen* an: (hat die Blutsenkungsgeschwindigkeit verdrängt):
			↑	Akute Entzündung
				Maligne Tumoren
Lipase	<190	U/l		Spezifisches *Pankreasenzym*
			↑	Pankreatitis
				Niereninsuffizienz (bei Krea >3 mg/l)
Laktat	0,63–2,44	mmol/l		Parameter des *anaeroben Glukoseabbaus*
			↑	Leistungssportler
				Mangelhafte Gewebedurchblutung (z.B. Splanchnikusgebiet mit Eingeweiden → Darmischämie!)
Laktatdehydrogenase/LDH	120–240	U/l	↑	Leberschaden
				Herzinfarkt
				Hämolyse (nach Klappenersatz)
				Maligne Tumoren

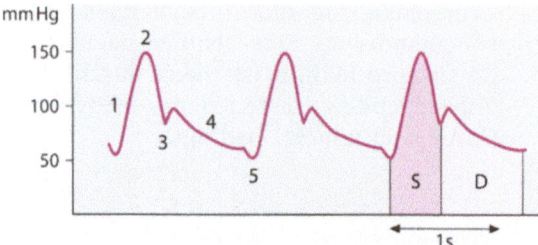

Abb. 9.2. Arterielle Druckkurve. Merkmale: *1* rascher systolischer Anstieg (Anstiegssteilheit), *2* systolischer Spitzendruck (peak systolic pressure), *3* Inzisur (Klappenschluss in der Aorta), *4* diastolische Erschlaffung, *5* enddiastolischer Druck, *S* Kammersystole, *D* Kammerdiastole

- Die Urinproduktion sollte in den ersten 12 h nach der Operation ≥100 ml/h betragen.
- Dränagemenge (aus Pleura, Mediastinum, evtl. vom Bein):
  - Die Dränagemenge sollte während der ersten 3 h deutlich nachlassen (pleurales und mediastinales Restblut; initiale Gerinnungsschwankungen).
  - Stundenportionen sollten <100 ml liegen (s. unter Blutung).
4. *Beurteilung respiratorisch wichtiger Parameter*
- Ventilation (Atemvolumina, Atemfrequenz, Gasflüsse):
  - suffiziente Atmung (spontan oder durch Respirator) als wichtigste Voraussetzung in der Erhaltung aller Organfunktionen
  - Einstellung des Respirators erfolgt nach aktuellem Bedarf (kontrolliert, assistiert, Entwöhnungsmodus → Weaning)
  - Normwerte (Erwachsene) sind:
    a) Atemfrequenz (AF): 12–20 min
    b) Atemzugvolumen (V_T: tidal volume): 500–700 ml
    c) Atemminutenvolumen (AMV): 5–6 l/min
  - 2 wichtige präoperative Größen sind:
    a) Vitalkapazität (VK): 4–5 l
    b) forcierte Sekundenkapazität (FEV_1): >70% der Vitalkapazität

Die Kenntnis dieser Werte (in Verbindung mit der Blutgasanalyse) ist v. a. bei thoraxchirurgischen, lungenparenchymverkleinernden Eingriffen (Lungenresektionen) von großer Bedeutung.
- Blutgasanalyse (BGA):
  - zur Abschätzung der maschinellen Beatmung und späteren Spontanatmung
  - Parameter der Extubation/Intubation
  - Beurteilung des Stoffwechsels, dient als Berechnungsgrundlage im Ausgleichen von Azidose/Alkalose
- Normwerte der arterielle Gasanalyse sind:
  - pH: 7,35–7,45
  - pO_2: 70–100 mmHg
  - pCO_2: 40 mmHg
  - SO_2: >96% (SO_2-Messung auch nichtinvasiv über Pulsoxymeter möglich)
  - Bikarbonat: 25 (21–27) mval/l (mmol/l)

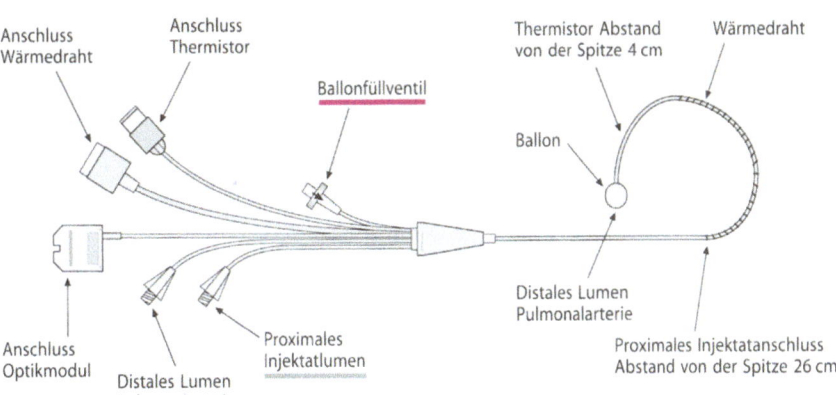

Abb. 9.3. Darstellung und Anschlüsse des Swan-Ganz-Katheters

– Basenüberschuss (BE): ± 3 mval/l (mmol/l)

Zusätzliche Messwerte bei kritisch Kranken

Bei zusätzlichen Messungen sollen Aussagen zu folgenden Fragestellungen möglich werden:
- Parameter in der kardiologischen und pulmonalen Diagnostik
- Beurteilung der Volumensituation und des Volumenbedarfs bei Intensivpatienten
- Behandlung des kardialen Kreislaufversagens (low cardiac output)

Methode

Ein spezieller Katheter (Swan-Ganz-Katheter) wird mittels der Einschwemmethode platziert (Katheterweg: V. jugularis interna → rechter Vorhof → rechte Kammer → Pulmonalarterie → pulmonale Endstrombahn → Erreichen der Wedge-Position). Dabei können eine Reihe wichtiger Parameter ermittelt werden, die zur differenzierten Therapie (Volumengabe, Volumenentzug, Katecholamineinsatz) beitragen.

Abbildung 9.3 die verschiedenen Anschlüsse eines Swan-Ganz-Katheters, Abb. 9.4 zeigt den Passageweg des Katheters durch das Herz.

Beim Vorschieben des Pulmonaliseinschwemmkatheters lässt sich ein typischer Kurvenverlauf im Bereich der jeweiligen Herz- und Gefäßposition registrieren (Abb. 9.5). Das Erreichen der entsprechenden Position kann anhand der Katheterlänge abgeschätzt werden. Die in Abb. 9.5 angeführten Zentimeterangaben sind variabel und von der Körpergröße abhängig. Sie beziehen sich auf die Längenmarkierungen des Katheters (ab Schleuseneingang) bei Punktion der rechten V. jugularis interna.

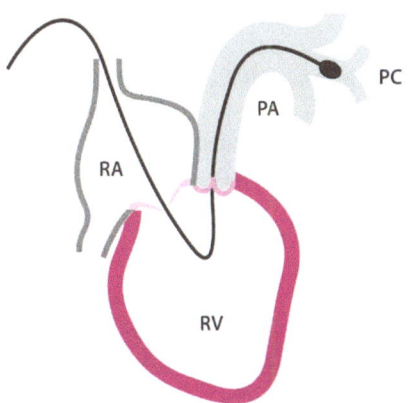

Abb. 9.4. Passageweg durch das Herz, *RA* rechter Vorhof, *RV* rechter Ventrikel, *PA* Pulmonalarterie, *PC* pulmonalkapillar (Erreichen der Wedge-Position)

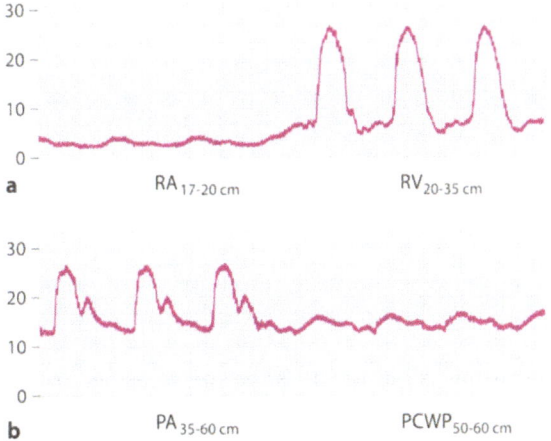

Abb. 9.5 a, b. Typischer Kurvenverlauf beim Vorschieben des Pulmonalis-Einschwemmkatheters

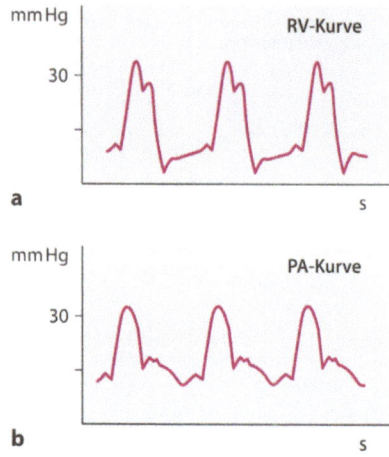

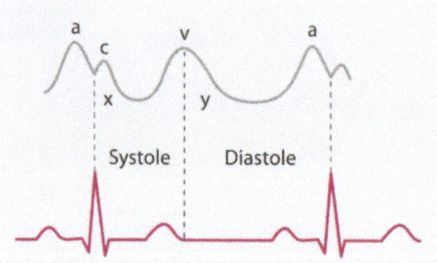

Abb. 9.6 a, b. Rechtsventrikuläre (a) und pulmonalarterielle Kurve (b)

Abb. 9.7. Typischer Verlauf einer rechtsatrialen Druckkurve, Merkmale: *a-Welle:* Druckanstieg während der Vorhofkontraktion, erfolgt zeitlich nachfolgend zur P-Welle des EKG; *c-Welle:* leichter Druckanstieg infolge der ventrikulären Systole mit Schluss der Trikuspidalklappe, die zum Vorhof hin gedrückt wird, Phase der frühen Kammersystole; *x-Absteigende:* Vorhoferschlaffung, Phase der mittleren Kammersystole; *v-Welle:* Druckanstieg während der Vorhoffüllung, erfolgt zeitlich nachfolgend zur T-Welle des EKG, Phase der späten Kammersystole; *y-Absteigende:* Druckabfall infolge Entleerung des Vorhofs in den rechten Ventrikel, Phase der frühen Kammerdiastole

Differenzierung zwischen RV- und PA-Kurve

Die Unterscheidung zwischen der rechtsventrikulären (RV) und der pulmonalarteriellen (PA) Kurve ist allein aufgrund des Kurvenverlaufs nicht immer eindeutig zu treffen.

Die Differenzierung erfolgt deswegen aufgrund:

- des deutlich erhöhten Kurvenniveaus über der Nulllinie in PA-Position (Abb. 9.6 b)
- des jeweils unterschiedlichen Kurvenverlaufs während der Diastole (Abb. 9.6)
  - ansteigende Kurve bei RV-Position (Abb. 9.6 a)
  - abfallende Kurve bei PA-Position (Abb. 9.6 b)

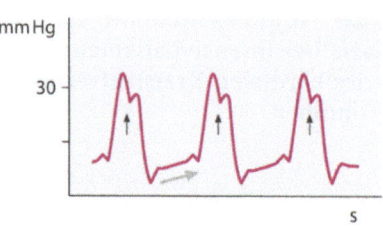

Abb. 9.8. Druckkurve im rechten Ventrikel, Merkmale: Inzisur (*dünner Pfeil*) bei Klappenschluss (ähnlich wie im LV); leichter Druckanstieg (*dicker Pfeil*) während der Diastole (ventrikuläre Füllung); enddiastolischer Kurvenabfall gegen die Nulllinie

- Im rechten Vorhof (RA) ist die Messung sowohl beim Vorschieben des Pulmonaliskatheters als auch kontinuierlich möglich.
  - Norm: 3–8 mmHg
  - Aussage
    a) entspricht derjenigen des ZVD
    b) *erhöht:* Rechtsherzbelastung (Rechtsinfarkt, Lungenembolie, Tamponade oder Klappenfehler?)
    c) *erniedrigt:* Volumenmangel (Blutung?)

Abbildung 9.7 zeigt den typischen Verlauf einer rechtsatrialen Druckkurve. Bezogen auf die Kammeraktionen des Herzzyklus ergeben c, x und v die systolischen und y und a die diastolischen Komponenten der rechtsatrialen Druckkurve.

Die Trennungen in die genannten Einzelphasen sind von der Herzfrequenz abhängig und können dementsprechend unterschiedlich ausgeprägt sein. Bei Tachykardie können a und c ineinander übergehen (zweigipfliger Verlauf nur aus a- und v-Welle).

- Im rechten Ventrikel (RV) (Abb. 9.8) ist die Messung lediglich beim Vorschieben des Pulmonaliskatheters, kontinuierlich nur bei bestimmten Kathetertypen möglich.
  - Norm
    a) 15–30 mmHg systolisch
    b) 3–10 mmHg diastolisch
  - Aussage
    a) *erhöht:* Rechtsherzbelastung (Rechtsinfarkt, Lungenembolie oder Klappenfehler?)
    b) *erniedrigt:* Volumenmangel (Blutung?)
- Pulmonalarteriendruck (PAP: pulmonary artery pressure) (Abb. 9.9)

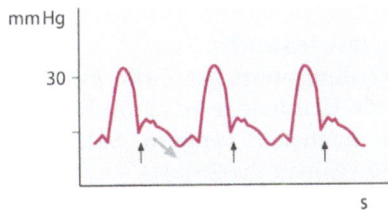

Abb. 9.9. Pulmonalarteriendruck, Merkmale: Inzisur (*dünner Pfeil*) bei Klappenschluss (ähnlich wie in der Aorta); leichter Druckabfall (*dicker Pfeil*) während der Diastole (Abfließen des Bluts in die Lunge); Kurvenverlauf deutlich oberhalb der Nulllinie

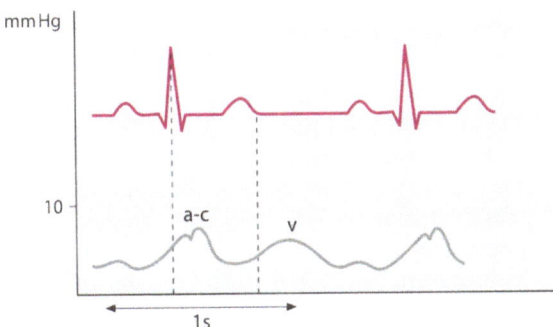

Abb. 9.10. Pulmonalkapillarer Verschlussdruck, Merkmale: kurz nach der R-Zacke (EKG) folgt als 1. die *a-Welle* (häufig auch als zweigipfelige Welle a–c); kurz nach der T-Welle folgt als 2. die *v-Welle*

- Norm
  a) 15–30 mmHg systolisch
  b) 4–12 mmHg diastolisch
  c) 9–15 mmHg (Mitteldruck, PAP)
- Aussage
  a) *erhöht:* chronisch obstruktive Lungenerkrankung, Lungenembolie, Ventrikelseptumdefekt
  b) *erniedrigt:* Volumenmangel
- Pulmonalkapillarer Verschlussdruck (PCWP: pulmonary capillary wedge pressure, oder PAWP: pulmonary artery wedge pressure) (Abb. 9.10). Der pulmonalkapillare Druck entspricht (bei nicht stenosierter Mitralklappe) dem linksventrikulären Füllungsdruck.
  - Norm: 6–12 mmHg (Mitteldruck)
  - Aussage:
    a) *erhöht:* Linksherzinsuffizienz (Linksinfarkt, kardiogener Schock, Perikardtamponade oder Volumenüberladung?); PCWP >35 mm Hg: Lungenödem)
    b) *erniedrigt:* Volumenmangel, Herzinsuffizienz, kardiogener Schock

- Herzzeitvolumen (HZV, CO: cardiac output)
  - Norm: 5–6 (bis 8) l/min
  - Formel: CO = Herzfrequenz (HR) · Schlagvolumen (SV)
  - Aussage
    a) *erhöht:* Fieber, Sepsis, Anämie
    b) *erniedrigt:* Volumenmangel, Herzinsuffizienz, kardiogener Schock
- Herzindex (CI: cardiac index)
  - Norm: >2,5 (2,8–4,2) l/min m² KO
  - Formel: $CI = \frac{\text{Herzzeitvolumen (HZV)}}{\text{Körperoberfläche (KO)}}$
  - Aussage: *erniedrigt*
    a) CI: 2,0–2,3: Herzinsuffizienz (Leistungsabfall)
    b) CI <2,0: kardiogener Schock
    c) CI <1,5: irreversibler Schock bei Versagen entsprechender Gegenmaßnahmen
- Die gemischtvenöse Sauerstoffsättigung (SvO_2) ist ein wichtiger Parameter in der Beurteilung der Kreislaufsituation.
  - Norm: 70–75%
  - Messort: Pulmonalarterie (venöses Mischblut des großen Kreislaufs)
  - Aussage
    a) *erniedrigt:* Kreislaufinsuffizienz, Kreislaufversagen, pulmonale Insuffizienz, Blutung (Anämie), negativ inotrope Substanzen (SvO_2 <50%: hohe Ausschöpfung des Sauerstoffgehalts als Zeichen eines ungenügenden Kreislaufs)
    b) *erhöht:* positiv ionotrope Substanzen, IABP, Vasodilatatoren, Thyreotoxikose
- systemischer Gefäßwiderstand (SVR: systemic vascular resistance)
  - Norm: $900-1400 \cdot 10^{-10}$ NS
  - Formel: $SVR = \frac{MAP-ZVD}{HZV} \cdot 80$
  - Aussage: *erniedrigt:* septischer Schock
- pulmonaler Gefäßwiderstand (PVR: pulmonary vascular resistance)
  - Norm: $150-250 \cdot 10^{-10}$ NS
  - Formel: $PVR = \frac{PAP-PCWP}{HZV} \cdot 80$
  - Aussage: *erhöht:* pulmonale Hypertonie (Lungenembolie, Klappenfehler oder Septumdefekte?)

Die Registrierung der genannten Messwerte muss immer zur Gesamtsituation des Kranken gesehen werden. Die Therapie darf nicht in der Korrektur einzelner (möglicherweise nur scheinbar) pathologischer Werte bestehen, sondern hat sich immer nach dem klinischen Bild zu richten.

Blutungen

Blutungen treten v. a. in der frühen postoperativen Phase auf. Zunächst müssen *Gerinnungsstörungen* ausgeschlossen werden. Hierzu werden bestimmt:
- globale Gerinnungsparameter
- ACT (activated clotting time): Bei Werten > 150 s werden 3000–5000 E Protamin nachgegeben (Grund: evtl. ungenügende Heparinantagonisierung)

Die Reoperation erfolgt bei einem Blutverlust von 200 ml/h (anhaltende oder steigende Dränagemenge) oder 1200 ml Blutverlust in den ersten 6 h postoperativ.

Tamponade

Eine Tamponade (Abb. 9.11) tritt v. a. in der frühen postoperativen Phase auf; sie kommt gelegentlich auch als Spättamponade, z. B. unter Antikoagulanzientherapie bei Klappenpatienten vor. Die Häufigkeit liegt bei 1–3%.

Für eine Tamponade sprechen:
- ZVD-Anstieg (Abb. 9.11)
- rückläufige Urinmenge
- Tachykardie
- RR-Abfall
- breites Mediastinum im Röntgenthorax

Kreislaufversagen

Kreislaufversagen (low cardiac output) tritt als akute Störung der frühen postoperativen Phase auf.

Parameter ungenügender Herzauswurfleistung sind:
- *Klinik*
  - Unruhe
  - kühle und feuchte Haut
  - Zyanose

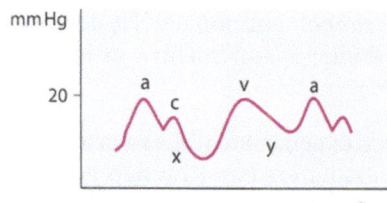

Abb. 9.11. Rechtsatriale Druckkurve bei Tamponade, Merkmale: deutlich erhöhter Vorhofdruck; Verkürzung und Abflachung der *y-Absteigenden*

- *Befunde*
  - schwacher, fast fehlender Puls
  - systolischer Blutunterdruck (< 80 mmHg)
  - nachlassende Urinmenge (< 20 ml/h)
  - Abfall der gemischt venösen Sättigung: SvO_2 < 50% (Norm: 70–75%)
  - Abfall des CI (cardiac index) (CI < 2,0 l/min · m^2) (Norm: > 2,5 l/min · m^2)

Bypassversagen

Verdacht auf *Bypassversagen* (und damit myokardiale Mangelversorgung) besteht bei:
- EKG-Veränderungen (Ischämie-, Infarktzeichen)
- ansteigenden Herzenzymen
- akuten Arrhythmien (z. B. Kammerflimmern)

Andere Ursachen sind auszuschließen, z. B.:
- Herzinsuffizienz bei fortgeschrittenen Klappenvitien
- Volumenmangel (Dehydratation, Blutung)

Maßnahmen bei Blutungen, Tamponaden und Kreislauf- sowie Bypassversagen

Unter den erwähnten Kriterien stellen Blutungen und Tamponaden eine Indikation zur Rethorakotomie dar. Kreislaufinsuffizienz oder Kreislaufversagen müssen ebenfalls unter dem Aspekt einer Reintervention kritisch gesehen werden.

Die medikamentöse Therapie erfolgt wie beim intraoperativen Pumpversagen, wobei die differenzierte Indikation und die Kombination von Katecholaminen erforderlich sein können.

Nierenversagen

Nierenversagen tritt meist als akute Störung der frühen postoperativen Phase auf. Neben dem schweren, akuten Nierenversagen (ANV) im Zusammenhang mit herzchirurgischen Eingriffen muss auch mit einer erhöhten Zahl leichter Formen von Nierenfunktionsstörungen (bis 30%) gerechnet werden. Die Häufigkeit des akuten Nierenversagens liegt bei 0,5–2%. Wegen der Zunahme begleitender Risiken und der Komplexität der primären kardialen Erkrankungen ist die Tendenz steigend.

Patienten mit bereits präoperativ erhöhtem Serumkreatininwert (> 2,5 mg/dl) benötigen postoperativ in 40–50% der Fälle eine Dialyse.

Ursachen

Bei der Entstehung des Nierenversagens spielen folgende Faktoren eine Rolle:
- Alter
- linksventrikuläre Schädigung
- bereits präoperativ bestandene Niereninsuffizienz
- verlängerte Operationszeit (Bypassdauer)
- postoperative Kreislaufinsuffizienz
- Antibiotikatherapie (Nephrotoxizität)

Stadien

Es werden mehrere Stadien durchlaufen:
- normale Diurese (schwankt in Abhängigkeit vom Alter)
- Oligurie (verminderte Harnausscheidung, < 500 ml in 24 h)
- Anurie (fehlende Harnproduktion, < 100 ml in 24 h)

Diagnose

Ein Nierenversagen wird diagnostiziert bei:
- nachlassender stündlicher Urinproduktion (Dauerkatheter)
- ansteigenden Serumkreatininwerten
- ansteigenden Serumharnstoffwerten
- ansteigenden Serumkaliumwerten
- der glomerulären Filtrationsrate (GFR)
  Die GFR-Bestimmung ist eine zuverlässige, jedoch aufwändige Methode der Nierenfunktionsmessung (Norm: 125 ml/min, im Alter die Hälfte)

Prophylaxe

Zur Vorbeugung ist zu achten auf:
- komplikationsarmes Operieren! (niedriger Blutumsatz)
- genügende Urinausscheidung (Stundenportionen)
- stabilen Kreislauf (arterieller Mitteldruck > 65 mmHg)
- ausreichende Sauerstoffsättigung (SO_2 > 90%)

Therapie bei beginnender Niereninsuffizienz

- Die Hämodynamik wird optimiert (s. hämodynamische Parameter):
  - Volumenmangel? → Substitution je nach ZVD
  - ausreichende Kontraktilität? → Katecholamintherapie
- Das Diuretikum → Furosemid wird über Perfusor appliziert:
  - Lasix (1 Amp. = 250 mg = 25 ml). Zubereitung: 1 Amp. unverdünnt (25-ml-Perfusorspritze). Dosierung: nach Effekt (Urinstundenportion um 100 ml); maximal 60 mg pro Stunde (6 ml Perfusorlösung/h).
  - *Alternativ:* Etacrynsäure (Hydromedin): bis 100 mg i.v.
- Dopamin wird in Nierendosierung 1–5 µg/kg min i.v. gegeben.

Therapie bei fortbestehender Insuffizienz oder Versagen

Es ist eine akute Hämodialyse erforderlich. Die Indikation wird nicht aufgrund einzelner Laborwerte gestellt! Nach herzchirurgischen Eingriffen ist sie indiziert bei:
- Volumenüberlastung trotz Diuretikagabe
- Lungenödem
- Hyperkaliämie

Erhöhte Werte für Serumharnstoff und Serumkreatinin sind prinzipiell dialysepflichtig, wenn der Verlauf keine Besserung zeigt.

Rhythmusstörungen

Rhythmusstörungen nach Operationen am offenen Herz treten während der ersten 48 h relativ oft auf. Ventrikuläre Arrhythmien kommen in etwa 20% vor. Sie sind nach koronaren Bypassoperationen häufiger als nach Klappeneingriffen.

Postoperative Bradykardien können prinzipiell nach allen Herzoperationen auftreten. Gehäuft kommen sie in der Chirurgie angeborener Herzfehler und nach Klappenoperationen vor. Hierbei sind Blockierungen der AV-Überleitung möglich. Da sie eine Beeinträchtigung der Auswurfleistung des Herzens darstellen, können sie vom Blutdruckabfall bis hin zur Bewusstlosigkeit (Synkopen) führen.

Schnelle Rhythmusstörungen (EKG-Diagnose, keine Pulsdiagnose!).

Die schnellen Rhythmusstörungen treten als Sinustachykardie, Tachyarrhythmie, ventrikuläre

Tachykardie und Kammerflimmern auf. Da sie z. T. lebensbedrohlich sind, sind ihre Erkennung im EKG und eine rasche Therapie für das Überleben entscheidend.

■ **Sinustachykardie.** *Ursachen* der Sinustachykardie (Abb. 9.12) sind Anämie (Hb-Wert), Volumenmangel (ZVD-Messung), Ateminsuffizienz (BGA, Röntgen-Thorax) und Schmerzen. *Merkmale* sind schneller Grundrhythmus (>100/min), regelmäßige Abstände der R-Zacken sowie regelmäßige Abstände der P-Wellen. Zur Therapie werden die Ursachen abgeklärt und behandelt.

■ **Tachyarrhythmie.** Die Tachyarrhythmie (Abb. 9.13) tritt postoperativ (ca. 20% innerhalb der 1 Woche) auf. *Merkmale* sind: schneller Grundrhythmus (>130/min), unregelmäßige Abstände der R-Zacken und fehlende P-Wellen (dafür Flimmerwellen). Die *Diagnose* lautet Tachyarrhythmie bei Vorhofflimmern. Die Abklärung erfolgt wie bei der Sinustachykardie; bei Frequenzsteigerung wird medikamentös therapiert oder elektrisch konvertiert.

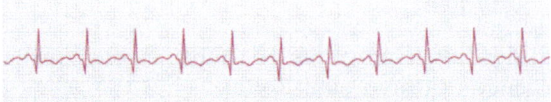

Abb. 9.12. EKG einer Sinustachykardie, schneller Grundrhythmus regelmäßige R-Zacken-Abstände, regelmäßige P-Wellen-Abstände

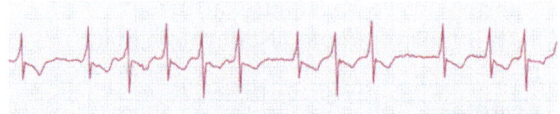

Abb. 9.13. EKG einer Tachyarrhythmie, schneller Grundrhythmus, unregelmäßige R-Zacken-Abstände, keine P-Wellen

> **Medikamentöse Therapie bei Tachyarrhytmien**
> ■ Frequenz 100–120/min:
>   *Digitalisgabe*, z. B. Digimerck 0,25 (1 Amp. = 1 m = 0,25 mg); Schema zur mittelschnellen Aufsättigung:
>   – 1 Amp. langsam i.v. 3-mal 1 (1. Tag)
>   – 1 Amp. langsam i.v. 1-mal 1 (2. Tag)
>   Orale Weiterbehandlung: Digimerck 0,1 1-mal täglich (Serumspiegelkontrolle)
> ■ Frequenz >120/min (ungenügender Digitaliseffekt): *Verapamilgabe*, z. B. Isoptin (1 Amp. = 2 ml = 5 mg), 1 Amp. mit 8 ml NaCl aufziehen (10-ml-Spritze), *langsam i.v.* injizieren; nach klinischer Wirksamkeit: Frequenzsenkung (RR-Kontrolle und EKG-Monitor)
> ■ Bei Fortbestehen der Tachyarrhythmie: orale Therapie mit beiden Präparaten

Eine Rhythmisierung mit gleichzeitiger Frequenzregulierung kann durch 2 weitere Präparate erzielt werden:
- kardioselektive β-Blocker: Metoprolol (z. B. BelocZoc) (1 Tabl. 95 mg oder 1 Amp. 5 mg i.v.)
- Klasse-III-Antiarrhythnika: Amiodoron (z. B. Cordarex) (1 Tabl. 160 mg oder 1 Amp. 40 mg i.v.)

Die Dosierung in der Akuttherapie erfolgt i.v. Als Dauertherapie wird eine orale Tagesdosis von
- 1- bis 2-mal 1 Tabl. für Beloc
- 1-mal 1 Tabl. für Cordarex (Aufsättigung in den ersten 10 Tagen mit 5-mal 1 Tabl.)
- 2-mal 1 Tabl. für Sotalex

empfohlen.

Achtung: Es darf keine i.v. Kombinationstherapie mit Verapamil und β-Blockern (erhöhte Gefahr einer AV-Blockierung) erfolgen! Die Gabe von Beloc, Cordarex und Sotalex erfolgt alternativ. Da Beloc und Sotalex kardiodepressiv wirken, ist bei schlechter Ventrikelfunktion Cordarex der Vorzug zu geben.

■ **Elektrische Therapie durch Kardioversion**

Tachykarde Rhythmusstörungen können neben der medikamentösen Therapie durch elektrische Kardioversion behandelt werden. Hierbei wird extern ein elektrischer Strompuls angewendet. Im Gegensatz zur Defibrillation erfolgt die Energieabgabe durch die R-Zacke des EKG getriggert (synchronisiert) und bedarf einer meist geringeren Energie. Es wird folgendermaßen vorgegangen:
- Der Patient wird an eine EKG-Monitorüberwachung angeschlossen.

- Ein venöser Zugang wird gelegt (periphervenös ausreichend).
- Es wird mit 20 mg Etomidate i.v. sediert.
- Bei erhaltener Spontanatmung und nicht prämediziertem Patienten ist eine Intubation in der Regel nicht erforderlich.
- Der Stromimpuls wird auf 100 J eingestellt.
- Der Triggermodus wird auf *synchron* (R-Zacken-getriggert) gestellt.
- Der Stromstoß wird bei fortlaufender Registrierung ausgelöst. Bleibt dies erfolglos wird die Behandlung mit 200 J wiederholt, falls dies wieder ohne Erfolg bleibt, werden 360 J angewendet.
- Der Patient wird mit Maske (Sauerstoffzufuhr) zwischenbeatmet.
- Der Patient wacht bereits nach etwa 5 min wieder auf und kann anschließend auf einer Normalstation weiterbetreut werden.

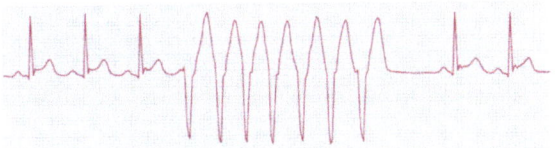

Abb. 9.14. EKG einer ventrikulären Tachykardie, *links* normales EKG, *mitte* schnelle Kammerkomplexe, *rechts* normales EKG

Kommentar:
1. Die Rhythmisierung sollte primär immer medikamentös beginnen.
2. Eine Rhythmisierung (medikamentös oder elektrisch) sollte nur erfolgen, wenn das Vorhofflimmern weniger als 48 h besteht. Durch die Tachyarrhythmie hämodynamisch gefährdete Patienten (Risiko der Embolie, Embolierezidive) können auch nach 48 h unter Vollheparinisierung rhythmisiert werden.
3. Bei länger bestehendem Vorhofflimmern (oder unklarer Dauer) sollte der Patient vor der Rhythmisierung 3 Wochen ausreichend antikoaguliert sein (INR = 2,5–3,0). Die Antikoagulation sollte auch bei gelungener Rhythmisierung (also auch bei Sinusrhythmus) für mindestens 4 Wochen fortgeführt werden.

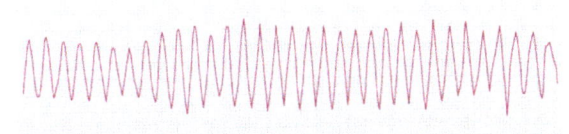

Abb. 9.15. EKG bei Kammerflimmern

Kammerflimmern. *Ursachen* des Kammerflimmers (Abb. 9.15) sind: reduzierte linksventrikuläre Funktion, Myokardischämie (Bypassverschluss?), ventrikuläre Extrasystolen und Elektrolytentgleisung (Kalium normal?). Eine typische Vorhof-Kammer-Aktion fehlt, die Frequenz ist >350/min. Es handelt sich um eine unbehandelt sofort zum Tode führende Rhythmusstörung. *Maßnahmen* sind: externe Herzmassage (bis zur Defibrillation) und externe Defibrillation (300–400 J).

Ventrikuläre Tachykardie (VT). *Ursachen* der ventrikulären Tachykardie (Abb. 9.14) sind: koronare Herzkrankheit, Infarktnarben und Myokarditis. Das normale EKG-Bild wird von schnellen Kammerkomplexen gefolgt, die spontan wieder in ein normales EKG übergehen. Die Frequenz beträgt etwa 200/min. Die *Diagnose* lautet: nicht anhaltende ventrikuläre Tachykardie (VT), auch Salve (hier: 7er-Salve) genannt. Es besteht das *Risiko* des Übergangs in Kammerflimmern. Folgende *Maßnahmen* sind indiziert: EKG-Überwachung, Langzeit-EKG und Antiarrhythmikagabe. Eine Defibrillatorimplantation (ICD) sollte erwogen werden.

Langsame Rhythmusstörungen (EKG-Diagnose, keine Pulsdiagnose!)

Die häufigsten Rhythmusstörungen dieser Gruppe bilden
- die Sinusbradykardie,
- die Bradyarrhythmie oder
- die AV-Blockierungen.

Auch hier stellt die Blockierung ein lebensbedrohliches Krankheitsbild dar und muss daher sicher erkannt werden.

Sinusbradykardie. *Ursachen* der Sinusbradykardie (Abb. 9.16) sind: Sinusknotenerkrankungen (z.B. nach Entzündung) und Medikamente (β-Blocker). Es besteht ein langsamer Grundrhythmus (<60/min) mit regelmäßigen Abständen der P-Wellen und der QRS-Komplexe. Jede P-Welle wird von einem QRS-Komplex gefolgt. Die Sinusbradykardie wird medikamentös (Vorgehen s. unten) oder durch passagere oder permanente Schrittmacherstimulation (Vorgehen s. unten) therapiert.

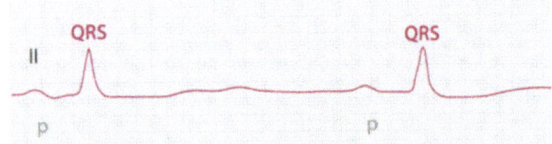

Abb. 9.16. EKG einer Sinusbradykardie, langsamer Grundrhythmus, regelmäßige Abstände der P-Wellen und der QRS-Komplexe

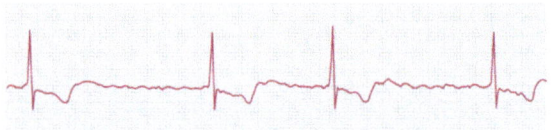

Abb. 9.17. EKG einer Bradyarrhythmie: langsamer Grundrhythmus, unregelmäßige R-Zacken-Abstände, fehlende P-Wellen

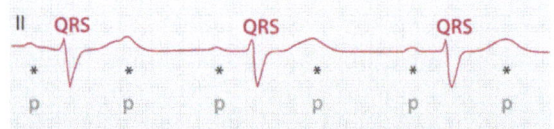

Abb. 9.18. Intermittierender AV-Block Grad 2, regelmäßige P-Wellen-Abstände, nicht immer von QRS-Komplex gefolgt, P-QRS-Überleitung regelmäßig

■ **Bradyarrhythmie.** Die Bradyarrhythmie (Abb. 9.17) ist eine degenerative Erkrankung (Alter, KHK). *Merkmale* sind langsamer Grundrhythmus (< 60/min), unregelmäßige Abstände der R-Zacken und fehlende P-Wellen (Flimmerwellen). Die *Diagnose* lautet: Bradyarrhythmie bei Vorhofflimmern. Sie kann medikamentös (Vorgehen s. unten) oder mit passagerer oder permanenter Schrittmacherstimulation (Vorgehen s. unten) therapiert werden.

■ **AV-Blockierungen.** Der intermittierende AV-Block (Abb. 9.18) ist degenerativ (Alter, Sinusknotenerkrankung, KHK) bedingt. Es werden regelmäßige Abstände der P-Wellen gesehen. Dabei ist nicht jede P-Welle von einem QRS-Komplex gefolgt. Es besteht ein fixiertes Verhältnis der P-QRS-Überleitung; z. B. 2:1 (jede 2. P-Welle wird von einem QRS-Komplex gefolgt) oder höher (3:1 oder 4:1). Bei dem in Abb. 9.18 dargestellten EKG lautet die *Diagnose:* intermittierender AV-Block Grad 2 (Typ Mobitz). Er kann medikamentös (Vorgehen s. unten) oder mit passagerer oder permanenter Schrittmacherstimulation (Vorgehen s. unten) therapiert werden.

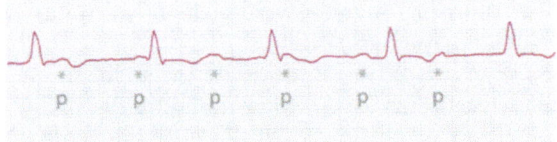

Abb. 9.19. Totaler AV-Block, regelmäßige P-Wellen-Abstände, nicht regelmäßig von Kammerkomplex gefolgt

Der totale AV-Block (Abb. 9.19) ist ebenfalls degenerativ bedingt (Alter, Sinusknotenerkrankung) oder er ist angeboren. Die P-Wellen, die jedoch nicht regelmäßig vom Kammerkomplex gefolgt werden, haben regelmäßige Abstände, oft ist ein Kammerersatzrhythmus vorhanden. In diesem Fall (Abb. 9.19) wird ein totaler AV-Block 3. Grades diganostiziert. Er kann medikamentös (Vorgehen s. unten) oder durch passagere oder permanente Schrittmacherstimulation (Vorgehen s. unten) therapiert werden.

■ **Therapie mit Medikamenten**

■ Bradykardieauslösende Substanzen wie z. B. β-Blocker, Digitalis und Diltiazem werden abgesetzt.
■ Atropin wird als kurz wirksames Akutmedikament in einer *Dosierung* von 1–2 Amp. i.v. gegeben (*Achtung* beim *Glaukompatienten*) (1 Amp. = 1 ml = 0,5 mg).
■ Alupent wird als Dauerperfusor in einer *Zubereitung* von 1 Amp. Alupent (5 mg = 10 ml) plus 40 ml NaCl-Lösung (50-ml-Perfusorspritze) in einer *Dosierung* von 10–30 µg/min (entsprechend 6–18 ml/h) eingesetzt.

■ **Therapie mit Schrittmachern**

Generell werden alle herzchirurgischen Patienten mit passageren Schrittmacherelektroden versehen, die als Kammer- und/ oder Vorhofschrittmacherdrähte neben der distalen Sternotomiewunde herausgeleitet werden. Sie verbleiben in der Regel etwa 1 Woche und können, nach Lösen des Fixationsfadens, durch einfachen Zug leicht entfernt werden.

Vorgehen beim Einstellen

1. Die Elektrodendrähte werden in den Schrittmachergenerator eingesteckt.
2. Der Generator wird eingeschaltet.

3. Der Betriebsmodus (VVI, DDD, V00) wird gewählt:
   - Bei Kammerelektroden: Bedarfsstimulation (VVI)
   - Bei Kammer und Vorhofelektroden: av-sequenzielles System (DDD)
   - Bei Vorhofelektroden: starrfrequente Stimulation (V00 bzw. A00) oder Bedarfsstimulation (VVI bzw. AAI)
4. Die gewünschte Herzfrequenz wird eingestellt (z. B. 70–90 Schläge/min).
5. Eine genügende Ausgangsleistung wird vorgegeben (Impulsamplitude in V). Die *Effektivität* ist bewiesen, wenn bei der Stimulation im EKG-Bild eine Zacke („spike") sichtbar wird, die bei genügender Stimulationsenergie von einer Herzaktion gefolgt werden muss (bei Kammerelektrode: Kammerkomplex, oft wie Extrasystole imponierend oder mit QRS-Zacken; bei Vorhofelektrode: Vorhofaktion mit P-Welle gefolgt vom Kammerkomplex).
6. Die Empfindlichkeit (Sensing in mV) wird eingestellt:
   - *nicht zu unempfindlich* (d. h. zu hoch mit 8–10 mV), da sonst das Risiko der Nichterkennung eigener Herzaktionen mit unnötigen Schrittmacheraktionen besteht;
   - *nicht zu empfindlich* (d. h. zu tief mit 1–3 mV), da dies das Risiko der Registrierung schwacher Potenziale (z. B. Zwerchfellaktion), die im VVI-Modus eine Abschaltung (Inhibition) des benötigten Schrittmacherimpulses bewirken würden, beinhaltet.

Grundsätzlich werden Kammerelektroden bedarfsstimuliert (On-demand-Modus: VVI) und Vorhofelektroden starrfrequent (A00) eingestellt.

Eine Stimulation im aufsteigenden Teil der T-Welle muss vermieden werden, da damit ein Kammerflimmern ausgelöst werden kann (so genannte vulnerable Phase des Herzzyklus, Abb. 9.20).

Schrittmacherdrähte können durch Ödembildung und Narben am Herzen ineffektiv arbeiten. Beim prophylaktischen Anschluss (z. B. Einstellen einer Sicherheitsfrequenz bei drohender Bradykardie) sollte deshalb das System auf regelrechte Funktion überprüft werden:
- Die Frequenz wird kurzfristig erhöht (deutlich über die bestehende Frequenz).
- Die Ausgangsleistung (Impulsoutput) wird auf maximal 10 V eingestellt.

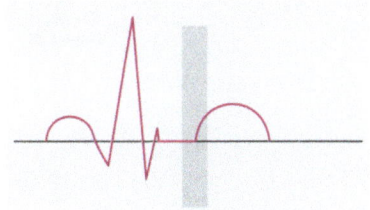

Abb. 9.20. EKG-Schema, *Markierung* vulnerabler Bereich

- Das EKG wird registriert: Ein effektiver Schrittmacher liegt vor, wenn alle SM-Impulse im EKG durch eine Herzaktion beantwortet werden.
- Die Ausgangsleistung wird heruntergedreht, bis die Schrittmacherimpulse noch beantwortet werden (regelrechte Herzaktion nach jedem Impuls).
- Die gewünschte Sicherheitsfrequenz (z. B. 50/min) wird eingestellt. Erscheinen im EKG nur Schrittmacherzacken (spikes) ohne eine nachfolgende Herzaktion, liegt ein so genannter Exitblock vor. Die Elektroden sind offenbar ineffektiv und können den Herzmuskel nicht stimulieren (z. B. bei Narben oder Ergussbildung oder länger liegenden Elektroden).

Das Fortbestehen langsamer Rhythmusstörungen zwingt zur kritischen Überprüfung der Indikation zur permanenten Schrittmacherimplantation. Abbildung 9.21 zeigt einen externen Schrittmachergenerator. Die Polarität der Anschlüsse (Plus- bzw. Minusanschluss) ist bei diesem beliebig! Abbildung 9.22 zeigt ein Schrittmacher-EKG bei Kammerbedarfsstimulation im VVI-Modus, Abb. 9.23 ein Schrittmacher-EKG einer av-sequenziellen Stimulation im DDD-Modus.

Sonstige Rhythmusstörungen (EKG-Diagnose, keine Pulsdiagnose!)

Extrasystolen. Zusätzliche Erregungen durch Reizbildung im Vorhof oder der Kammer gehören zu den häufigsten Rhythmusstörungen. Je nach ihrem Ursprungsort (zu erkennen an der Kurvenform) werden sie als *Vorhofextrasystole* (SVES: supraventrikuläre Extrasystole) oder als *Kammerextrasystole* (VES: ventrikuläre Extrasystole) bezeichnet.

Sie haben beim Herzgesunden keine krankhafte Bedeutung und treten beim Sportler sogar

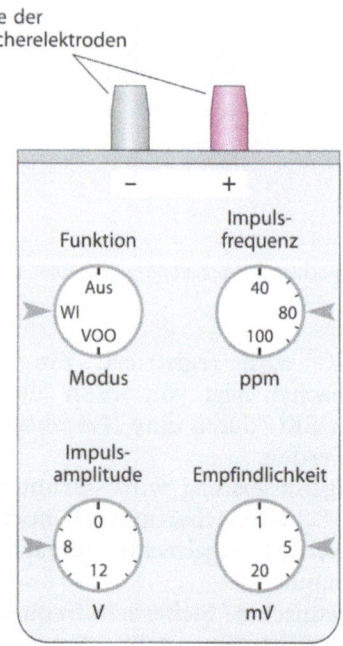

Abb. 9.21. Darstellung eines externen Schrittmachergenerators

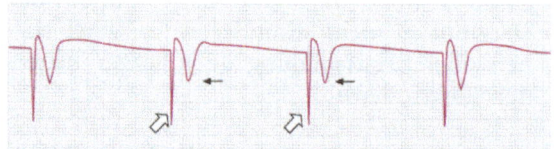

Abb. 9.22. Schrittmacher-EKG, Kammerbedarfsstimulation im VVI-Modus, permanente SM-Stimulation; Schrittmacherzacke der Ventrikelsonde (*breiter Pfeil*); gefolgt vom Kammerkomplex (*schmaler Pfeil*), ähnlich einer ventrikulären Extrasystole mit linksschenkelblockartigem Bild

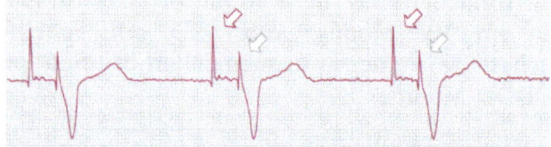

Abb. 9.23. Schrittmacher-EKG, av-sequenzielle Stimulation im DDD-Modus, permanente SM-Stimulation; Schrittmacherzacke der Vorhofsonde (*roter Pfeil*); gefolgt von kleiner P-Welle; Schrittmacherzacke der Ventrikelsonde (*weißer Pfeil*); gefolgt vom Kammerkomplex, ähnlich einer ventrikulären Exrasystole mit linksschenkelblockartigem Bild

gehäuft auf. Herzkranke stellen infolge Vorschädigung ihres Herzmuskels eine Gruppe dar, die entsprechend sensibel auf Störungen des Herzrhythmus reagieren kann. In Abb. 9.24 und 9.25 sind 2 Beispiele gezeigt:

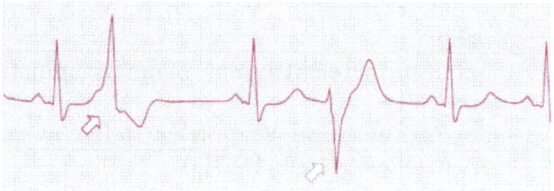

Abb. 9.24. EKG mit polytopen ventrikulären Extrasystolen, *Pfeile* VES 1, VES 2

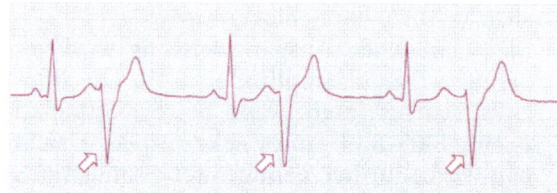

Abb. 9.25. EKG mit Bigeminus, *Pfeil* VES

- In Abb. 9.24 wird ein normaler Kammerkomplex von VES 1 gefolgt, nach einem weiteren normalen Kammerkomplex folgt VES 2. Es werden polytope ventrikuläre Extrasystolen (VES) diagnostieziert. Es handelt sich um eine eher benigne Rhythmusstörung. (Ein Herzgesunder mit einem derartigen EKG-Befund bedarf keiner Therapie.) Herzkranke sind bei gehäuft auftretenden ventrikuläreren ES gefährdet, ebenfalls gefährdend ist eine in die vulnerable Phase des Kammerkomplexes (aufsteigende T-Welle) einfallende ES (Risiko des Kammerflimmerns!). Der Patient wird EKG-überwacht, die Elektrolyte wurden kontrolliert (Kalium normal?). Die medikamentöse Therapie mit Antiarrhythmika sollte eher zurückhaltend erfolgen.
- In Abb. 9.25 wird ein normaler Kammerkomplex von VES gefolgt. Die *Diagnose* lautet: Bigeminus. Es besteht die Gefahr schwerer Rhythmusstörungen, die prinzipiell wie bei polytopen ES, insgesamt jedoch geringer liegt. Eine EKG-Überwachung sowie Elektrolytkontrolle werden durchgeführt, der symptomatische Patient (Pulsdefizit mit Schwindel) wird medikamentös mit Antiarrhythmika (z. B. Lidocain i.v. oder Mexitil oral) therapiert.

Thrombosen und Embolien

Postoperative Patienten können grundsätzlich Thrombosen und als Folge Embolien entwickeln. Derartige Störungen sind im arteriellen oder

Tabelle 9.10. Prophylaxe zur Vermeidung von Thrombosen

Antikoagulation mit niedermolekularem Heparin
Indikation	Routineprophylaxe
Zeitpunkt	Ab dem Operationstag

Schema bei Patienten mit normalem Thromboserisiko
Präparat (1 Amp. = 20 mg Enoxaparin = 0,2 ml) z. B. Clexane 20, Dosis: 1 Amp. subkutan/Tag

Schema bei Patienten mit erhöhtem Thromboserisiko
Präparat (1 Amp. = 40 mg Enoxaparin = 0,4 ml) z. B. Clexane 40, Dosis: 1 Amp. subkutan/Tag

Antikoagulation mit hochmolekularem Heparin (über Perfusor)
Indikation	Nach Klappenoperationen (s. auch Kapitel 5 Herzklappenerkrankungen)
Zeitpunkt	Ab dem ersten postoperativen Tag
Präparat	Z. B. Heparinnatrium, Braun
Zubereitung	1 Flasche (25 000 IE = 5 ml) mit 45 ml NaCl aufziehen (50-ml-Perfusorspritze)
Dosierung	Individuell nach Gerinnungswert In der Regel 1000–2000 IE/h (oder 1–2 ml Perfusorlösung)
Kontrolle	PTT: 1,5- bis 2,5Fache des Normalwerts (60–100 s)
Dauer	Bis nach Unterschreiten einer TPZ von 30% (bei gleichzeitig überlappender Marcumargabe)

Antikoagulation mit Cumarol
Indikation	Orale Langzeitantikoagulation
Präparat	z. B. Marcumar
Dosierung	Individuell nach Gerinnungswert
Kontrolle	TPZ: 18–25% (Achtung: je nach Labortest und verwendetem Thromboplastinpräparat sind unterschiedliche therapeutische Werte möglich!) Besser: INR: 2,0–3,0 (internationaler Standard)

Antithrombosestrümpfe (in der Regel auf peripherer Station)
Zusätzlich zur Heparingabe (kontraindiziert bei allen operativen Eingriffen im Extremitätenbereich; Patienten mit arterieller Verschlusskrankheit der Beine)

---

venösen Gefäßsystem im gesamten Körper möglich. Dabei sind die vorausgegangene Operation, die nachfolgende Immobilisation und eventuell bestehende Rhythmusstörungen als besondere Risikofaktoren hervorzuheben.

Ihre Verhütung, Erkennung und Behandlung kann irreversible Schäden vermeiden. Je nach durchgeführter Operation sollten in Absprache mit dem Chirurgen die in Tabelle 9.10 zusammengefassten Maßnahmen beachtet werden.

Erkennung

Besonders nicht ansprechbare, beatmete Patienten sollten mehrmals täglich bezüglich ihrer peripheren Durchblutung beobachtet werden. Hierzu werden Farbe, Umfang und Hauttemperatur der Extremitäten registriert und v. a. Seitendifferenzen beachtet. Ansteigende *CK-Nac-Werte* weisen auf eine periphere arterielle Durchblutungsstörung hin. Erhöhte *Laktatwerte* können einen Hinweis auf eine Darmdurchblutungsstörung sein.

Therapie

Die Therapie richtet sich nach der vorliegenden Erkrankung:
- Die tiefe Beinvenenthrombose erfordert eine Vollheparinisierung und orale Antikoagulanzientherapie mit Marcumar für 4–6 Monate.
- Bei Lungenembolie muss eine Lysetherapie gegen eine Pulmonalarterienembolektomie (Operation mittels HLM) erwogen werden.
- Thrombembolien der Extremitäten, aber auch, in seltenen Fällen, der Darmgefäße (akuter Mesenterialarterienverschluss bei

Arrhythmie) müssen chirurgisch durch eine Embolektomie behandelt werden.

Infektionsprophylaxe mit Antibiotika

Der prophylaktische Einsatz von Antibiotika stellt eine fest etablierte Maßnahme zur Verhütung oder Minimierung von Infektionen dar. Grundsätzlich empfohlen wird die Antibiotikaprophylaxe
- bei Eingriffen mit Eröffnung großer Körperhöhlen,
- bei Operationsregionen mit erhöhtem Infektionsrisiko und
- bei Kunststoffimplantaten.

Selbstverständlich entbindet die Antibiotikagabe nicht davon, allgemein geltende Richtlinien in der Chirurgie zu beachten. Sie stellt nur eine Maßnahme in der Begrenzung von Infektionen dar.

Definitionen

Im Gegensatz zur Therapie chirurgischer Infektionen findet die Prophylaxe nur während eines begrenzten, kurzen Zeitraums ihre Anwendung. Meist genügt eine einmalige Gabe („single shot).

Die Zweitgabe ist bei verlängerter Operationszeit ebenfalls im Sinne der Prophylaxe korrekt, während jede weitere Gabe definitionsgemäß unter den Begriff der *präventiven Therapie* fällt.

Indikationen

- Thorakotomie (thorakale Aorta)
- Laparotomie (abdominale Aorta, Beckenarterien)
- Leisteninzision (Femoralarterie und -vene als Kanülierungsort für die Herz-Lungen-Maschine oder intraaortale Ballonpumpe; eventuell mit Patchplastik der Arterie)

Erregerspektrum

- In über 80% der Fälle werden Staphylokokken gefunden.

Antibiotikum

Zur Therapie werden Cephalosporine der 1. oder 2. Generation eingesetzt:

- 1. Generation: Cefazolin (z. B. Elzogram, Gramaxin)
- 2. Generation: Cefuroxim (z. B. Zinacef)

Die *Dosierung* wird klinikabhängig unterschiedlich gehandhabt.

Wahl des Antibiotikums und Dosierung in unserer Klinik

Herzchirurgie ohne Fremdimplantate
1. Die 1. Gabe erfolgt mit der Narkoseeinleitung (entsprechend ½–1 h vor Operationsbeginn), z. B. Zinacef 1,5 g i.v.
2. Die 2. Gabe erfolgt nach Beenden der extrakorporalen Zirkulation (1,5 g Zinacef i.v.). *Die 2. Gabe* wird mit dem Abfall der Antibiotikaspiegel während der extrakorporalen Zirkulation in der HLM begründet

Klappenchirurgie und thorakale Aorteneingriffe (Prothesen)
1. Die 1. Gabe erfolgt mit der Narkoseeinleitung (1,5 g Zinacef i.v.)
2. Aufgrund der Liegedauer des zentralvenösen Katheters und evtl. von Dränagen sind weitere Gaben von 3-mal 1,5 g Zinafec i.v. täglich (über 3 Tage) indiziert

Gefäßchirurgie (abdominale und femorale Prothesenimplantate)
Hierbei erfolgt nur eine Gabe mit der Narkoseeinleitung (2 g Elzogram i.v.).

Folienabdeckung

Die Verwendung so genannter Inzisionsfolien ist nicht unumstritten. Da sich bei Protheseninfektionen fast immer Hautkeime nachweisen lassen, erscheint die Folienabdeckung der Haut jedoch sinnvoll. Ein wesentlicher Gesichtspunkt ist hierbei der Kontakt zwischen Haut und Gefäßprothese, der nicht immer vermieden werden kann.

Sternumprobleme

Sternumprobleme treten als aseptische Lockerung oder bakteriell nach Wundinfektion mit sekundärer Instabilität auf. Der tiefe Wundinfekt wird mit einer Häufigkeit von 1–4% gefunden. Seine Letalität beträgt 20–25%.

Prophylaktische Wirkung haben:
- präoperatives Rauchverbot (Vermeidung unnötigen Hustens)

- Atemtraining
- Antitussiva bei Reizhusten (z. B. Paracodin 20 Trpf. zur Nacht)
- Broncholytika bei zähem Schleim (z. B. Mucosolvan 3-mal 20 Trpf.)
- Thoraxstabilisierung durch:
  - Cingulum (z. B. Leibbandage Fa. K. Werkmeister, Tubigrip Leibbandage Fa. Schumacher),
  - Thoraxgurt (z. B. „heart hugger" Fa. General Cardiac Technology, Inc.).

Aseptische Instabilität

Durch alternierenden Druck auf beide Sternumhälften bei primärer Wundheilung kommt es zur Sternumbeweglichkeit.

■ Therapie. Bei partieller Instabilität kann zugewartet werden.

Bei kompletter Instabilität oder nässender Sternotomiewunde werden die Sternumcerclagen nachgezogen, evtl. ist eine Sternumreverdrahtung notwendig.

Septische Instabilität

Bei sekundärer Wundheilung kommt es zur Sternumdehiszenz.

Die perioperative Antibiotikagabe (meist Cefazolin oder Cefuroxim) wirkt prophylaktisch.

■ Therapie
- Die Wunde wird debridiert, retrosternal wird eine Spüldränage (Zulauf- und Ablaufdränage) implantiert, es folgen Sternumreverdrahtung und Hautverschluss.
- Die Spülbehandlung wird mit Polyvidoniodlösung durchgeführt:
  - *Zubereiten der Lösung:* 50 ml Braunol-2000-Lösung (B. Braun, Melsungen) auf 950 ml Ringer-Laktat (Jodallergien beachten!)
  - *Zulauf:* 3 l Spüllösung/Tag (1 l/8 h)
  - *Ablauf:* Achten auf ausgeglichene Bilanz! (Verlust in Pleura möglich; Röntgenthoraxkontrollen)
  - *Dauer:* 1 Woche Braunolspülung, sterile Punktion und Abstrichentnahme aus dem Ablaufdrän, Klarspülung mit Ringer-Laktat bis zum Abstrichergebnis; bei Keimnachweis erneute Spülung (für ca. 1 Woche), bei sterilem Ergebnis Beenden der Spülung, Entfernen der Zulaufdränage, Ziehen der Ablaufdränage innerhalb von 2 Tagen
- Bei schwerer Mediastinalinfektion ist die offene Wundbehandlung ohne Sternumverschluss indiziert. Je nach respiratorischer Lage ist die Verlegung auf die Intensivstation notwendig.
- Es besteht das Risiko der Arrosionsblutung (Blutungsgefahr an der Aortennaht oder Bypassanastomose). Da die chirurgische Versorgung technisch nicht immer durchführbar ist, besteht im Blutungsfall Lebensgefahr!
- Die plastische Deckung mittels Pektoralis- oder Rektusmuskellappen ist bei drohender Blutungsgefahr (z. B. frei liegender Bypass) indiziert.

> Je nach Ausmaß können Sternuminfektionen in 4 Kategorien eingeteilt werden:
> Grad 1: oberflächlicher, im Subkutangewebe lokalisierter Befund
> Grad 2: tiefer, noch im Subkutangewebe gelegener Infekt, der die Eröffnung und Débridement erfordert
> Grad 3: Sternumosteomyelitis
> Grad 4: Mediastinitis (Mortalitätsrate 52%)

Die in der Literatur berichtete Rate aller sternalen Infektionen wird mit 0,8–8,7% angegeben.

Sepsis und SIRS

Trotz Intensivtherapie stellt die Sepsis ein bedrohliches, immer wieder zum Tode führendes Krankheitsgeschehen dar. In den USA steht die Sepsis an 13. Stelle der Todesursachen.

Begriffe

Für die entzündliche Reaktion des gesamten Körpers ist international der Begriff des reaktiven entzündlichen Allgemeinsyndroms festgelegt worden. Dieses wird im Englischen mit dem Begriff SIRS (systemic inflammatory response syndrome) bezeichnet.

Im Gegensatz zur Sepsis, die immer mit einem Keimnachweis verbunden ist, kann das SIRS allerdings auch unter anderen Bedingungen (z. B. im Gefolge einer Pankreatitis) ohne Keimnachweis bestehen (Konsensus Konferenz,

1991, der Society of Critical Care Medicine und des American College of Chest Physicians).

Ursache

Eine Sepsis wird ausgelöst durch:
- gramnegative Erreger (Endotoxine der Bakterienzellwand)
- grampositive Erreger
- Pilzinfektion (Candida)

Reaktionskette

Nach Aktivierung von Monozyten und Makrophagen werden Zytokine (z.B. IL-1, IL-6, IL-8) und Tumornekrosefaktor (TNF) freigesetzt, das Kinin-, das Komplement- und das Gerinnungssystem werden aktiviert.

Folgen

Es kommt zu
- Blutdruckabfall durch Stickstoffmonoxid (NO)-Freisetzung
- Koagulopathie durch Gerinnungsaktivierung und Thrombinbildung

Diagnose

Folgende klinische und laborchemische Daten erlauben die Diagnose:
- Herzfrequenz   > 90 Schläge/min
- Atemfrequenz   > 20 Züge/min
- arterieller PCO_2 < 32 mmHg
- Leukozyten   > 12 000/mm^3
                       < 4000 mm^3
                       >10% unreife Neutrophile
- Temperatur   > 38 °C oder < 36 °C

Werden mindestens 2 der genannten Kriterien erfüllt und ist der zusätzliche Keimnachweis erbracht, liegt eine Sepsis vor, sind die oben genannte Parameter ohne infektiöse Ursache nachweisbar, spricht man von SIRS.

Therapie

Maßnahmen zur Aufrechterhaltung von Kreislauf, Atmung, Säure-Basen-Haushalt, Nierenfunktion, Wasser-Elektrolyt-Haushalt und Ernährung erfordern die *intensivstationäre Betreuung*.
Weitere Maßnahmen sind:
- Keimnachweis (Blutkultur, Trachealsekret, Katheterurin)
- gezielte Erregerbehandlung (Antibiotika)
- Prophylaxe sekundärer Komplikationen (Thrombosen, gastrointestinale Stressreaktionen)

Letalität

Die Angaben zur Letalität schwanken sehr stark, für den septischen Schock wird sie z.B. zwischen 8 und 90% angegeben.

Postperikardiotomiesyndrom

Operationen am Herzen, interventionelle Maßnahmen oder ein Myokardinfarkt führen zur Beeinträchtigung des Herzens. In der Erstpublikation von 1959 beschrieb Dressler das gelegentliche Auftreten von Fieber, Leukozytose, Brustschmerzen, Perikarditis- und Pleuritiszeichen nach einem Herzinfarkt, was zum Begriff des Postmyokardinfarktsyndroms führte und nach seinem Erstbeschreiber Dressler-Syndrom genannt wird.

In der Kardiochirurgie können ähnliche Symptome in Kombination auftreten und werden analog als Postperikardiotomiesyndrom bezeichnet.

Lokale Entzündungszeichen der Operationswunden (Sternotomie, Saphenaentnahmestelle) liegen dabei nicht vor. Gleichwohl muss bei allgemeinen Entzündungparametern zunächst immer eine Wundinfektion in Betracht gezogen werden, zumal sich tiefe, retrosternal gelegene Infekte auch bei äußerlich blander Operationswunde abspielen können (Tabelle 9.11).

Postoperative Schmerzen

Schmerzäußerungen des Patienten müssen immer ernst genommen werden. Neben einer Beeinträchtigung des Allgemeinzustands können sie Hinweise auf entzündliche Prozesse (Bereich

Tabelle 9.11. Postperikardiotomiesyndrom

Häufigkeit	1–4% nach Myokardinfarkt
	15–30% nach Herzoperationen (gehäuft in der Kinderherzchirurgie)
Auftreten	Meist ab der 3. Woche (selten auch 1 Jahr nach der Herzoperation)
Verlauf	In der Regel spontan abklingend
Therapie	Azetylsalizylsäure (ASS)
	Nichtsteroidale Antiphlogistika (NSAR)

der Sternotomiewunde, Saphenaentnahmestelle) geben. Unbehandelt führen sie zur eingeschränkten Atmung mit den entsprechend negativen Folgen.

Der typische Wundschmerz ist in der Regel nach Sternotomie weniger stark ausgeprägt als nach Laparotomie, da hier durch die Drahtcerclagen ein fester Wundverschluss resultiert.

Häufiger sind infolge der Überdehnung von Rippen, Knorpeln und den Rippenwirbelgelenken Schmerzen des seitlichen Brustkorbs oder Rückenschmerzen. Als Schmerzursachen kommen auch noch liegende Dränagen (Pleura, Mediastinum) in Frage.

Schmerztherapie

Basismedikamente sind nichtsteroidale Antirheumatika (NSAR), die Dosierungen sind:
- Voltaren: 3-mal 50 mg oral oder 2-mal 100 mg als Zäpfchen
- Novalgin: 3- bis 4-mal 40 Trpf. (40 Trpf. = 1 g Novaminsulfon)
- eventuell zusätzlich: Tramal 3-mal 30–40 Trpf. (5 Trpf. = 12,5 mg Tramadol)

Neurologische Veränderungen

In Abhängigkeit von der Art und der Dauer des Eingriffs (Operationen *mit Eröffnung* der Herzhöhlen, z. B. bei angeborenen Fehlern; Klappeneingriffe und Operationen *ohne Eröffnung* der Herzhöhlen, z. B. in der Koronarchirurgie) weisen Patienten nach Herzoperationen eine unterschiedliche Rate neurologischer Ereignisse auf. Ebenso sind Operationen unter Notfallbedingungen (Reanimation) naturgemäß problematischer.

Der postoperative Verlauf zeigt charakteristische Schwankungen bezüglich des subjektiven Wohlbefindens. So ist die Stimmungslage am 1. und 2. Tag gut, wohingegen der 3. und 4. Tag als deutlicher Wechsel zum Negativen (Tiefzustand, Depressionen) empfunden werden, auch wenn unter medizinischem Aspekt ein normaler Verlauf vorliegt.

Vigilanzstörungen bis hin zum kompletten Ausfall der Hirnfunktionen sind nach Operationen am offenen Herzen grundsätzlich möglich, wenn auch selten. Unruhige Patienten mit und ohne Durchgangssyndrom kommen deutlich häufiger vor.

Grundsätzlich ist das Auftreten zerebraler Störungen in 2 Formen möglich:

- als klinisches neurologisches Defizit infolge embolischer Ereignisse durch Manipulationen an der Aorta
- im Sinn einer kognitiven zerebralen Dysfunktion, deren Ursachen komplexer Natur sind

Die Häufigkeit von zerebralen Störungen liegt bei 0,4–4% (bezogen auf alle neurologischen Störungen). Im Alter steigt die Tendenz auf bis zu 8 % an. Die Häufigkeit eines Schlaganfalls wird in der Literatur in retrospektiven Studien mit 0,8–3,2 % und in prospektiven Studien mit 1,5–5,2% angegeben. Die Häufigkeit kognitiver Störungen tritt nach der Literatur in 2/3 aller Fälle auf und kann in 1/3 der Fälle bis zu 1 Jahr postoperativ persistieren.

Ursachen

- Atherosklerose der Aorta mit Ablösen von Plaques der Aortenwand (durch die Aortenklemme)
- Mangelperfusion des Gehirns (Kreislaufinsuffizienz, Alter, vorausgegangener Hirninsult)
- Hypertonie
- Hypotonie
- Mikroembolien durch Luft oder Partikel (durch die Herz-Lungen-Maschine)

Abklärung

An Befunden werden erhoben:
- Bei Halbseitenausfall: Kontrolldoppler oder Angiographie der supraaortalen Gefäße (simultane Karotis-TEA erfolgt?)
- neurologisches Konsil
- CT-Untersuchung

Prophylaxe

Vorbeugend sind folgende Punkte zu beachten:
- komplikationsarmes Operieren!
- Abwägen des operativen Vorgehens bei starker Verkalkung der Aorta ascendens oder supraaortal (Vermeiden unnötiger Klemmvorgänge, Operation in OPCAB-Technik erwägen)
- präoperative Abklärung der supraaortalen Gefäßsituation (Doppler-/Duplexuntersuchung der Karotiden)

Therapie

- Es sollte auf stabile Kreislaufverhältnisse geachtet werden (arterieller Mitteldruck > 65 mmHg).
- Die Sauerstoffsättigung (SO_2 > 90%) sollte ausreichend sein.
- Unruhige Patienten werden sediert:
  - kurz wirksame Medikamente: z. B. Haloperidol (10–20 Trpf.)
  - Dauertherapie mittels Clonidinperfusor:
    a) *Zubereitung*: 5 Amp. Catapresan (1 Amp. = 0,15 mg = 1 ml) plus 45 ml NaCl (50-ml-Perfusorspritze)
    b) *Dosierung*: 1–4 ml/h

9.3 Literatur

Ad N, Snir E, Vidne BA, Golomb E (1999) Potential preoperative markers for the risk of developing atrial fibrillation after cardiac surgery. Semin Thorac Cardiovasc Surg 11:308–313

Akins CW, Daggett WM, Vlahakes GJ et al. (1997) Cardiac operations in patients 80 years old and older. Ann Thorac Surg 64:606–615

Andrews TC, Reimold SC, Berlin JA, Antman EM (1991) Prevention of supraventricular arrhythmias after coronary artery bypass surgery. A meta-analysis of randomized control trials. Circulation [Suppl III] 84:236–244

Baskett RJF, MacDougall CE, Ross DB (1999) Is mediastinitis a preventable complication? A 10-year review. Ann Thorac Surg 67:462–465

Blanche C, Matloff JM, Denton TA, Khan SS, Derobertis MA, Nessim S (1997) Cardiac operations in patients 90 years of age and older. Ann Thorac Surg 63:1685–1690

Borzak S, Silverman NA (1999), Treatment of postoperative atrial fibrillation. Sem Thorac Cardiovasc Surg 11:314–319

Breuer AC, Furlan AJ, Hanson MR et al. (1983) Central nervous system complications of coronary artery bypass graft surgery: prospective analysis of 421 patients. Stroke 14:682–687

Cheng W, Cameron DE, Warden KE, Fonger JD, Gott VL (1993) Biomechanical study of sternal closure techniques. Ann Thorac Surg 55:737–740

Cox JL (1999) A perspective on postoperative atrial fibrillation. Semin Thorac Cardiovasc Surg 11: 299–302

DeChristopher PJ, Anderson RR (1997) Risks of transfusion and organ and tissue transplantation. Am J Clin Pathol [Suppl 1] 107:S2–S11

Ferraris VA, Ferraris SP, Edmunds LH (1996) Risk factors for postoperative morbidity. J Thorac Cardiovasc Surg 111:731–741

Gaudino M, Glieca F, Alessandrini F et al. (1999) Individualized surgical strategy for the reduction of stroke risk in patients undergoing coronary artery bypass grafting. Ann Thorac Surg 67:1246–1253

Kemkes-Matthes B (1999) Heparin-induzierte Thrombozytopenie. Uni-Med Verlag AG, Bremen

Kotler MN, Alfieri A (eds) (1992) Cardiac and noncardiac complications of open heart surgery: prevention, diagnosis, and treatment. Futura Publishing Company, New York

Loop FD, Lytle BW, Cosgrove DM (1990) Sternal wound complications after isolated coronary artery bypass grafting: early and late mortality, morbidity, and cost of care. Ann Thorac Surg 49:179–187

Mazzarella V, Gallucci MT, Tozzo C et al. (1992) Renal function in patients undergoing cardiopulmonary bypass operations. J Thorac Cardiovasc Surg 104:1625–1627

Moulton MJ, Creswell LL, Mackey ME, Cox JL, Rosenbloom M (1996) Obesity is not a risk factor for significant adverse outcomes after cardiac surgery. Circulation 94:87–92

Munoz JJ, Birkmeyer NJO, Dacey LJ et al. (1999) Trends in rates of reexploration for hemorrhage after coronary artery bypass surgery. Ann Thorac Surg 68:1321–1325

Perret C, Tagan D, Feihl F (1994) Der Rechtsherzkatheter in der Intensivmedizin. Blackwell, Berlin

Pifarré R (1993) Anticoagulation, hemostasis, and blood preservation in cardiovascular surgery. Hanley & Belfus, Philadelphia

Roach GW, Kanchuger M, Mangano CM et al. (1996) Adverse cerebral outcomes after coronary bypass surgery. Multicenter Study of Perioperative Ischemia Research Group and the Ischemia Research and Education Foundation Investigators. N Engl J Med 335:1857–1863

Schreiber GB, Busch MP, Kleinman SH (1996) The risk of transfusion-transmitted viral infections. N Engl J Med 334:1685–1690

Simon C, Stille W (2000) Antibiotika-Therapie in Klinik und Praxis, 10. Aufl. Schattauer, Stuttgart New York

Taylor KM (1996) SIRS – The systemic inflammatory response syndrome after cardiac operations. Ann Thorac Surg 61:1607–1608

Trick WE, Scheckler WE, Tokars JI et al. (2000) Modifiable risk factors associated with deep sternal site infection after coronary artery bypass grafting. J Thorac Cardiovasc Surg 119:108–114

Vogel F, Naber K, Wachalt et al. (1999) Parenterale Antibiotika bei Erwachsenen. Chemotherapie J 1:3–49

Von Eiff C, Becker K, Nachka K, Stammer H, Peters G (2001) Nasal carriage as a source of *Staphylococcus aureus* bacteremia. N Engl J Med 344:11–16

Walter PJ, Mohan R (1997) Quality of life after coronary bypass grafting: do bigger hospitals give better outcomes? Eur J Cardiothorac Surg 12:610–611

Warner MA, Divertie MB, Tinker JH (1984) Preoperative cessation of smoking and pulmonary complications in coronary artery bypass patients. Anesthesiology 60:380–383

Willems S, Weiss C, Meinertz T (1997) Tachyarrhythmias following coronary artery bypass graft surgery: epidemiology, mechanisms, and current therapeutic strategies. Thorac Cardiovasc Surg 45:232–237

10 Kardiopulmonaler Bypass

10.1 Historische Bemerkungen

In den 30er Jahren machten sich einige Physiologen, die über Perfusionstechniken einzelner Organe arbeiteten, Gedanken zur In-vivo-Perfusion von Herz und Lunge. Nachdem ein Patient an einer fulminanten Lungenembolie verstarb, kam Dr. John Gibbon die Idee eines temporären, künstlichen Ersatzes der Herz-Lungen-Funktion durch eine Maschine.

- 1937 publizierte Gibbon (Abb. 10.1) die erstmalige Anwendung der extrakorporalen Zirkulation (EKZ) bei der Katze und beschrieb eine Pulmonalarterienokklusion von 25 min ohne Schaden, zum Zweck einer Pulmonalarterienembolektomie.
- 1951 wurde von Clarence Dennis der erste Patient mit Hilfe einer Herz-Lungen-Maschine (HLM) operiert. Der Patient verstarb jedoch noch im OP, nachdem sich der Herzfehler intraoperativ als irreparabel erwiesen hatte. Auch Gibbon misslang in diesem Jahr ein Eingriff.
- 1953 wurde von Gibbon am 6.5. die erste erfolgreiche offene Herzoperation mittels HLM an einem 18 Jahre alten Mädchen mit Vorhofseptumdefekt durchgeführt.
- 1955 wurde die EKZ von Lillehei und Varco v. a. bei Kindern und Jugendlichen eingesetzt, wobei die Lungenfunktion während der ersten Operationen noch durch einen Erwachsenen (Elternteil) ersetzt wurde, dessen Kreislauf (und damit die Lungenfunktion) in den extrakorporalen Kreislauf des Patienten geschaltet war (Anschluss der HLM durch Kanülierung der Leistengefäße von Mutter und Kind).
- 1955 begann die Ära der modernen Herzchirurgie mit dem Einsatz einer kompletten extrakorporalen Zirkulation durch Kirklin an der Mayo-Klinik.

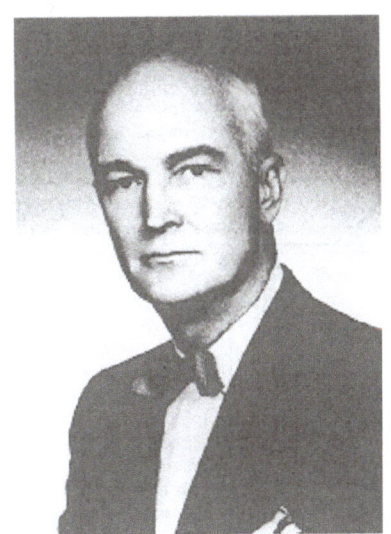

Abb. 10.1. John H. Gibbon

10.2 Herz-Lungen-Maschine

Die überwiegende Zahl herzchirurgischer Eingriffe erfordert den Herzstillstand. Zur Überbrückung dieser Situation wird die extrakorporale Zirkulation (EKZ) mit Hilfe der Herz-Lungen-Maschine (HLM) eingesetzt. Die HLM besteht aus den beiden Hauptkomponenten
- Roller- oder Zentrifugalpumpe (Ersatzherz zum Kreislaufantrieb) und
- Oxygenator (Ersatzlunge zur Sauerstoffsättigung des Bluts).

Heute kommt überwiegend der Membranoxygenator zum Einsatz.

Während die Letalität bei Eingriffen mit der HLM in Tierversuchen 1949 noch bei 80% lag, konnte sie schon 1952 auf 12% gesenkt werden. Bei dem heute am häufigsten durchgeführten herzchirurgischen Eingriff, dem aortokoronaren Bypass, beträgt die Letalitätsrate dank fortgeschrittener chirurgischer Erfahrung, anästhesiologischem Management und technischem Standard nur noch 1–2%.

Als Meilensteine auf dem Weg zur Entwicklung der Herz-Lungen-Maschine müssen die Konstruktion der Ersatzlunge (Oxygenator) und des Ersatzherzens (Rollerpumpe) angesehen werden.

10.2.1 Temporärer Lungenersatz

Die Möglichkeit der Oxygenierbarkeit des Bluts wurde 1882 durch von Schröder gezeigt, der Sauerstoffbläschen direkt in das Blut leitete. 1928 wurde eine apparative Blutoxygenierung beschrieben, 1950 folgten technische Verbesserungen, insofern, dass venöses Blut nach Senkung der Oberflächenspannung in speziellen Glasbehältern über Membranen geleitet wurde, die zusätzlich Kontakt mit einer entschäumend wirkenden Oberfläche boten. 1956 gelang es, den ersten *Blasenoxygenator* zu konstruieren, der für die Zukunft richtungsweisend war.

Natürlich blieb die Tatsache, dass Blut in direktem Kontakt mit Luftbläschen (trotz Entschäumereinsatzes) zu Gasembolien neigt, nicht unbeobachtet. Dies führte schließlich zur Entwicklung der Membranoxygenatoren. Wesentliches Merkmal dieser Art künstlicher Lunge war die Vermeidung eines direkten Kontakts von Blut und Gas durch eine zwischengeschaltete Membran.

Von 1944, als Kolff und Clowes ihre Experimentalarbeiten mit Dialysemembranen bei der künstlichen Niere in die Praxis umsetzten, dauerte es noch bis 1958, bis Clowes über den ersten Einsatz von *Membranoxygenatoren* beim Menschen berichten konnte. Die dabei erforderliche Membranoberfläche zur ausreichenden Oxygenierung betrug 25 m².

Während der folgenden Jahre wurden Substanzen, die biologisch inaktiv und für Sauerstoff und Kohlendioxid frei permeabel waren, aus Silikonelastomeren entwickelt, womit sich die Membranoberfläche von anfänglich 25 m² auf 2,5 m² reduzieren ließ.

Schließlich wurde unter Verwendung von mikroporösen PTFE-Membranen anstelle des Silikons 1980 der heutige Standard des Membranoxygenators mit einer Oberfläche von 0,8 m² entwickelt.

Physiologische Bemerkungen

Die normale menschliche Lunge dient dem Gasaustausch. Sauerstoffreiche Luft (O_2 der Alveolarluft) und sauerstoffarmes Lungenkapillarblut (beladen mit dem CO_2 aus dem Stoffwechsel) treten miteinander in Kontakt, wobei die Blutgase ausgetauscht werden.

> Funktionell wird dieser Vorgang durch
> - das Gas führende System und
> - das Blut führende System
>
> vermittelt.

Beide Systeme stehen über ihre jeweiligen *Grenzflächen*, die *Alveolarmembran*, die Grenzfläche der Alveolen, und das *Gefäßwandendothel*, die Grenzfläche der Blutkapillaren, in engem Kontakt, der aufgrund des kurzen Diffusionswegs und der durch die Blutströmungsgeschwindigkeit bedingten ausreichenden Kontaktzeit Diffusionsvorgänge erlaubt, wodurch der Sauerstoffbedarf gedeckt und der metabolisch anfallende Kohlendioxidanteil eliminiert werden.

Abbildung 10.3 zeigt eine schematische Darstellung der alveolokapillaren Vorgänge. Im Einzelnen erfolgt die Zelloxygenierung über 2 Mechanismen:
- über das mit *Sauerstoff gesättigte Hämoglobinmolekül* (Hauptanteil)
- über den im *Plasma gelösten Sauerstoff* (geringer Anteil)

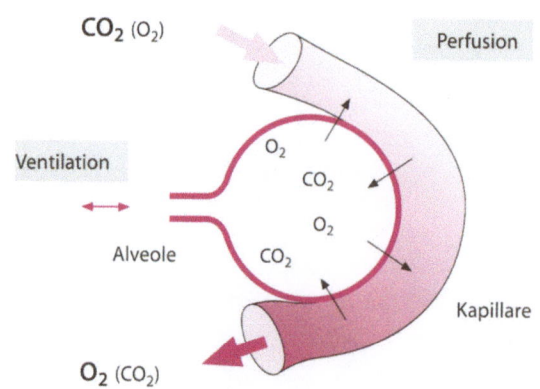

Abb. 10.2. Schematische Darstellung der alveolokapillaren Vorgänge

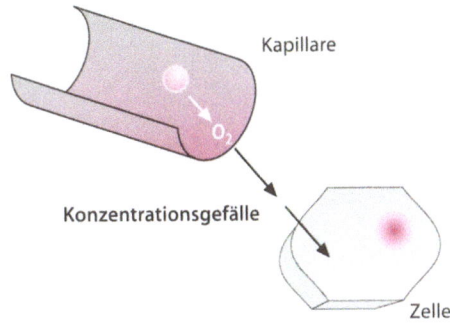

Abb. 10.3. Sauerstoffkonzentrationsgefälle

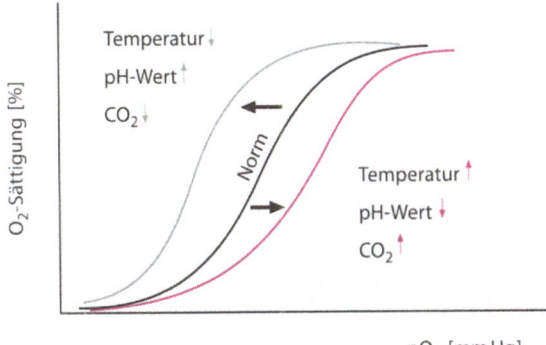

Abb. 10.4. Sauerstoffdissoziationskurve

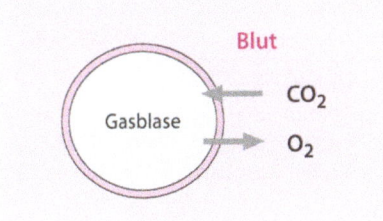

Abb. 10.5. Funktionsprinzip eines Bläschenoxygenators

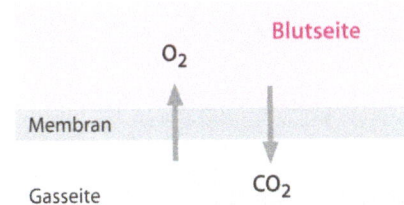

Abb. 10.6. Funktionsprinzip eines Membranoxygenators

Der zunächst an das Hämoglobinmolekül chemisch gebundene Sauerstoff (Oxyhämoglobin) diffundiert im Sinne eines physikalischen Prozesses entsprechend dem O_2-Konzentrationsgefälle aus dem Hämoglobinmolekül im Plasma durch die Kapillarwand in den interstitiellen Raum und von dort durch die Zellmembran, zum mitochondrialen System (Abb. 10.3). Ausgehend von einem Erythrozyten-pO_2 von etwa 100 mmHg (Idealfall) bis zum mitochondrialen pO_2 von etwa 2 mmHg folgt dieser lebenswichtige Prozess einem sehr hohen Konzentrationsgefälle.

Der Sauerstofftransfer von der Kapillare in die Zelle ist jedoch nicht allein vom Konzentrationsgradienten abhängig, sondern auch von der Affinität von Sauerstoff zum Hämoglobin. Diese Verbindungsneigung kann durch eine Reihe *chemischer, physikalischer* und *pharmakologischer* Variablen erhöht oder gesenkt werden, wodurch die Sauerstoffabgabe an die Zellen erleichtert oder erschwert wird. Dieses Verhalten wird durch die *Sauerstoffdissoziationskurve* beschrieben, wobei die Konfiguration und die Position (Steilheit/Flachheit) des Kurvenverlaufs über die O_2-Verfügbarkeit Auskunft geben (Abb. 10.4).

Funktionsprinzip eines Bläschenoxygenators

Beim Bläschenoxygenator wird das Blut von sauerstoffreichen Gasbläschen durchperlt. Gasteil und Blut stehen in direktem Kontakt und vermischen sich. Das Risiko der Gasembolie wird bei diesem Prinzip besonders deutlich, weswegen Entschäumer und Filter zum Einsatz kommen (Abb. 10.5).

Funktionsprinzip eines Membranoxygenators

Die Membranporen erlauben den Gasübertritt zwischen Blut- und Gasseite, der aufgrund eines Diffusionsgefälles erfolgt. Der höhere Sauerstoffanteil auf der Gasseite gelangt über die Poren in das sauerstoffärmere Blut, der im Blut anfallende Kohlendioxidanteil aus dem Stoffwechsel wandert zur Gasseite, wo er eliminiert wird (Abb. 10.6).

Tabelle 10.1 gibt einen Überblick über die anatomisch-physiologisch vorgegebenen Größen und deren Realisierung in der Konstruktion eines Oxygenators.

Tabelle 10.1. Vergleich zwischen Lungenparenchym und Oxygenator

	Physiologisch	Künstlich
Substrat	Lungenparenchym Alveole – Kapillare	Oxygenator Blasentyp/ Membrantyp
Funktion	Permanenter Gasaustausch	Temporärer Gasaustausch
Alveolen	300 Mio	Keine
Oberfläche	60–120 m²	2–5 m²
Diffusionsweg	6–15 µm	200 µm
Kontaktzeit	0,3 s	Variabel, jedoch länger

Tabelle 10.2. Vergleich zwischen Herzmuskel und mechanischer Pumpe

	Physiologisch	Künstlich
Substrat	Herzmuskel	Mechanische Pumpe
Modus	Muskelkontraktion	Rollerpumpe/ Zentrifugalpumpe
	Rhythmisch-pulsatil	Kontinuierlich (pulsatil möglich)
	Systole/Diastole	Mitteldruck
Funktion	Permanenter Kreislaufantrieb	Temporärer Kreislaufantrieb
Leistung	75 Schläge/min 7500 l/Tag HZV-Anpassung: 4–25 l/min	Keine Variabel Flusskalkulation: 2,4 l/m² KO·min

10.2.2 Temporärer Herzersatz

Es bedurfte mehrerer Jahrzehnte, um die erforderlichen hohen Ansprüche an die sichere und schonende Blutoxygenierung zu verwirklichen und somit die von der Lunge erbrachte Leistung durch künstliche Teile. zu ersetzen.

Die Entwicklung eines rein mechanisch zu ersetzenden Teils, nämlich der Pumpfunktion des Herzens, wurde dagegen bereits im Jahr 1934 durch M. DeBakey mit der *Konstruktion der Rollerpumpe* vollzogen.

Während des kardiopulmonalen Bypass übernimmt die Rollerpumpe die Herzfunktion als Kreislaufantrieb. Sie sollte einen ausreichend hohen, den Bedürfnissen des Patienten und der Operation angepassten Blutfluss gewähren und dabei möglichst blutschonend arbeiten.

Obwohl dies unphysiologisch ist, funktionieren Rollenpumpen mit einem *nichtpulsatilen Fluss*. Für den breiten Einsatz einer pulsatilen Pumpfunktion, obwohl technisch realisiert, gibt es derzeit keine plausiblen Argumente. Aus physiologischer Sicht kommt es lediglich auf einen konstanten mittleren arteriellen Blutdruck an, der seit den Anfängen der extrakorporalen Zirkulation realisiert worden ist.

Tabelle 10.2 gibt einen vergleichenden Überblick über die anatomisch-physiologisch vorgegebenen Größen und deren Realisierung in der Konstruktion einer Pumpe zum Ersatz der Herzfunktion.

10.3 Prinzip des kardiopulmonalen Bypass

10.3.1 Kanülierung: Ort, Technik, Größen

- Kanüliert werden: große Arterien (arterielle Linie von der HLM zum Patienten)
  - *Aorta ascendens*: bei allen herzchirurgischen Eingriffen
  - *Arteria femoralis*: bei Eingriffen an der thorakalen Aorta (Ersatz der Aorta ascendens, des Aortenbogens, der Aorta descendens)
- der rechte Vorhof (venöse Linie vom Patienten zur HLM)
  - *1-Kanülen-Technik:* Eingriffe ohne Eröffnung des rechten Herzens (Koronarbypass, Ersatz der Aortenklappe, Ersatz der Aorta ascendens oder des Aortenbogens)
  - *2-Kanülen-Technik:* Eingriffe mit (und ohne) Eröffnung des rechten Herzens mit Kanülierung beider Hohlvenen (Septumdefekte; Pulmonal-, Trikuspidal-, Mitralklappenersatz, Pulmonalarterienembolektomie)

Venöses Blut wird entsprechend dem Gravitationsgefälle (hydrostatisches Gefälle) dem Körper entzogen und gelangt über ein zwischengeschaltetes Reservoir in den Oxygenator. Hier wird Sauerstoff zugeführt, Kohlendioxid eliminiert und das oxygenierte Blut unter Druck in eine

Tabelle 10.3. Temperaturadaptierte Flussraten

Temperatur [°C]	Flussrate [l/min · m²]
37	2,4
34	2,2
32	2,0
28	1,8
26	1,6
24	1,4
22	1,2
20	1,0
18	0,8
16	0,6 (bzw. Kreislaufstillstand)

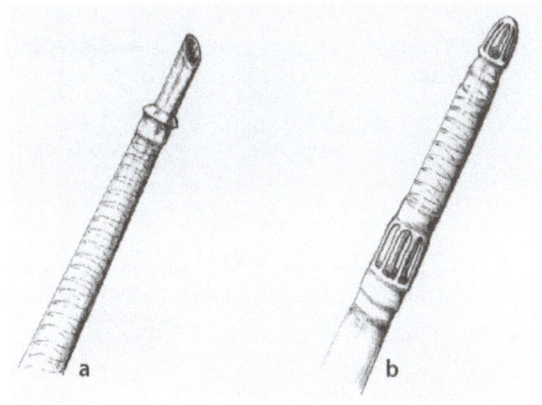

Abb. 10.7 a, b. Schematische Darstellung **a** der kleineren arterielle Kanüle und **b** der größeren venösen 2-Stufen-Kanüle

größere Körperarterie gepumpt. Über zwischengeschaltete Filter, v. a. in der arteriellen Linie, werden Fettpartikel, Mikrothromben und Gasbläschen aufgefangen. Über den zum Oxygenator führenden Wärmeaustauscher kann die Bluttemperatur gesteuert werden.

> Für den Erwachsenen wird der erforderliche Blutfluss unter normothermen Bedingungen nach folgender Formel berechnet:
> Blutfluss=2,4 l/min m² KO

Temperaturadaptierte Flussraten

Unter Hypothermiebedingungen sind, entsprechend veränderter metabolischer Funktionen, die in Tabelle 10.3 aufgeführten Flussraten erforderlich.

Abbildung 10.7 zeigt schematisch eine kleinere arterielle und eine größere venöse Kanüle.

Venöse Kanülierungstechnik mit Angaben der Kanülengrößen in French (F) und der Konnektorengrößen in Zoll (Bruchwerte)

Abbildung 10.8 zeigt ein Beispiel für die 1-Kanülen-Technik mit Kanülierung des rechten Vorhofs in die untere Hohlvene. Sie ist für alle Eingriffe ohne Eröffnung des rechten Herzens geeignet. Ein Schema der extrakorporalen Zirkulation bei venöser 1-Kanülen-Technik ist in Abb. 10.9 gezeigt.

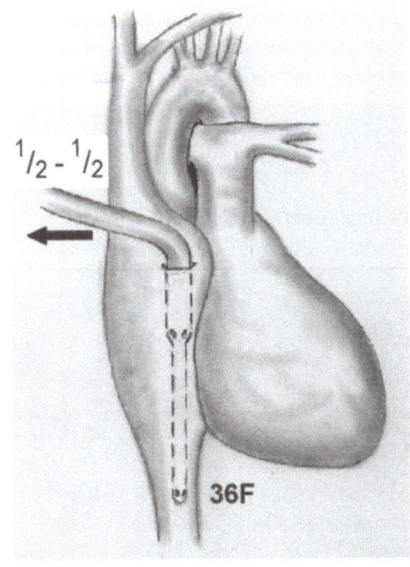

Abb. 10.8. Kanülierung des rechten Vorhofs in die untere Hohlvene

Die 2-Kanülen-Technik mit Kanülierung beider Hohlvenen (als so genannter totaler Bypass nach Anzügeln der Hohlvenentourniquets) wird für alle Eingriffe mit Eröffnung des rechten Herzens benötigt (Abb. 10.10).

Mit der Verwendung von Kanülen, Schläuchen und Konnektoren werden entsprechende Längen- bzw. Durchmesserangaben benötigt. Neben metrischen Einheiten sind weitere *Maßeinheiten* in Zoll, French oder Charrière gebräuchlich (Tabelle 10.4). Im Allgemeinen werden die in Tabelle 10.5 aufgeführten Kanülen und Konnektoren eingesetzt. Tabelle 10.6 zeigt die Durchflussraten in Abhängigkeit von der Schlauchgröße (Durchmesser).

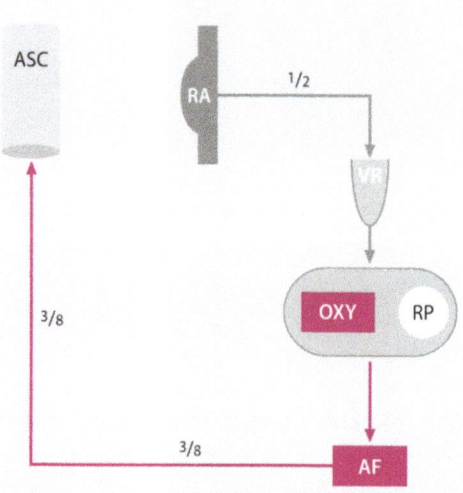

Abb. 10.9. Schema der extrakorporalen Zirkulation bei venöser 1-Kanülen-Technik. *ASC* Aorta ascendens, *RA* rechter Vorhof, *VR* venöses Reservoir, *OXY* Oxygenator, *RP* Rollerpumpe, *AF* arterieller Filter

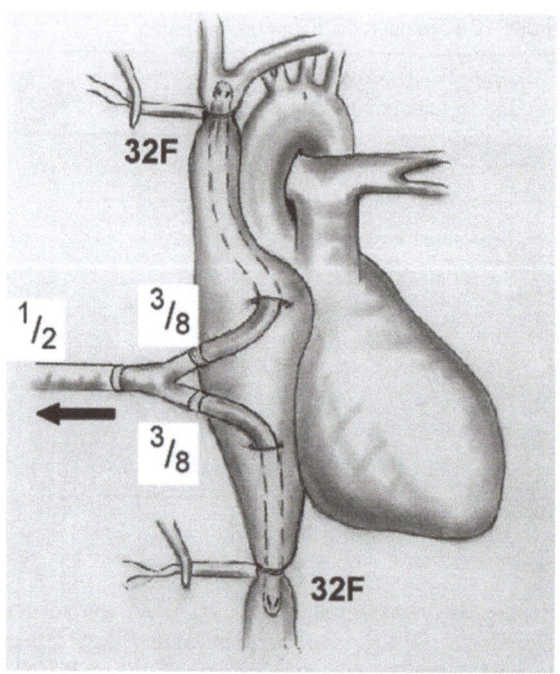

Abb. 10.10. Totaler Bypass: Kanülierung beider Hohlvenen

Tabelle 10.4. Umrechnung der Kanülengrößen in cm, F und Zoll ('')[a]

Größe	1'' = 2,54 cm 1 F = 0,3 mm 1 cm = 30 French (1'' = 1 Inch; 1 F = 1 Charr) Umrechnungsfaktor von F auf mm ist 3 (dividiert multipliziert mit 3) Eine Kanülengröße von z. B. 21 F entspricht 7 mm; eine Kanülengröße von z. B. 10 mm entspricht 30 F
Beispiele	Arterieller Schlauch 3/8'' Venöser Schlauch 1/2'' Maschinensauger 1/4'' Ventsauger 1/4''

[a] Von der Daumenstärke abgeleitetes altes Längenmaß. Die Größenangabe schwankt entsprechend zwischen 2,5 und 3,3 cm

Tabelle 10.5. Zur Kanülierung verendete Kanülen und Konnektoren

Rechter Vorhof	Kanüle	36/50 F (2-Stufen-Kanüle)
	Konnektor	1/2–1/2''
Aorta ascendens	Kanüle	24 F
	Konnektor	1/4–3/8''

Tabelle 10.6. Durchflussraten in Abhängigkeit von der Schlauchgröße

Durchmesser ['']	[mm]	Flussrate [ml/min]
1/4	6	30
3/8	9	30
1/2	12	115
3/4	18	250

Tabelle 10.7. Zusammensetzung der Priminglösung

Ringer-Laktat	1600–1800 ml
Heparin	5000 IE
Trasylol*	1 Mio KIE

* wird nicht einheitlich verwendet

10.3.2 Priming

Die Füllung der Herz-Lungen-Maschine (Oxygenator, Schlauchsystem) vor dem Bypassbeginn wird als *Priming* bezeichnet. Die Priminglösung ist dem Blutelektrolytgehalt und der Osmolalität angepasst (Tabelle 10.7).

Eine Füllung mit Blut wird in der Erwachsenenherzchirurgie nicht routinemäßig verwendet. Die Vorteile dabei sind: kein Fremdblut, eine

Viskositätsminderung (wichtig unter Hypothermie) und die Verringerung der Hämolyserate.

Infolge des Primingvolumens entsteht unmittelbar nach Bypassbeginn eine Hämodilution von ca. 30%.

10.3.3 Vent

Die Dränage des im linken Herzen (Vorhof, Kammer) angesammelten Bluts wird als *Vent* oder *Venting* bezeichnet. Das in den linken Ventrikel während der Bypassphase langsam einströmende Blut stammt aus der Restzirkulation (Systemkreislauf) der Lungen und würde ohne Vent zu einer kontinuierlichen Überdehnung des linken Ventrikels führen.

Möglichkeiten des Ventings

Es bestehen 2 Möglichkeiten der Herzdränage:
- als *linkskardialer Vent* über die Aorta ascendens, über den linken Vorhof oder den linken Ventrikel
- als *rechtskardialer Vent* über die A. pulmonalis

Bei koronarchirurgischen Eingriffen ist der *Aorta-ascendens-Vent* am gebräuchlichsten. Bei Klappenoperationen oder bei Eingriffen an der Aorta ascendens (Aneurysma, Dissektion), wird der Ventkatheter durch die Aortenklappe oder mittels Punktion der Herzspitze in den *linken Ventrikel eingelegt.*

Während der Vent über die Aorta ascendens v. a. der Erzielung eines trockenen Operationsfelds dient, ist das direkte linksventrikuläre Venting entscheidend zur Verhütung einer Myokardüberdehnung (Gefahr von Rhythmusstörungen). Gleichzeitig werden die mit dem Blut herantransportierte Wärme entzogen und somit ein vorzeitiges Erwärmen des Herzens vermieden.

Vor- und Nachteile einzelner Venttechniken

Durch den routinemäßigen Einsatz eines Vents kann der myokardiale Sauerstoffverbrauch um mehr als die Hälfte gesenkt werden, was entscheidend zum Myokardschutz beiträgt.

Auf der anderen Seite ist bei jeder Venttechnik die Gefahr des Eindringens von Luft in das Herz-Kreislauf-System gegeben (in ca. 15%) und damit das Luftembolierisiko erhöht (Tabelle 10.8).

Prinzipiell bestehen 3 Möglichkeiten des linkskardialen Ventings:
- über die Aorta ascendens (Ascendensvent) (Abb. 10.11 a–c)
- über den linken Vorhof und linken Ventrikel (Lungenvenenvent) (Abb. 10.11 b)
- direkt über den linken Ventrikel (Ventrikelvent) (Abb. 10.11 c)

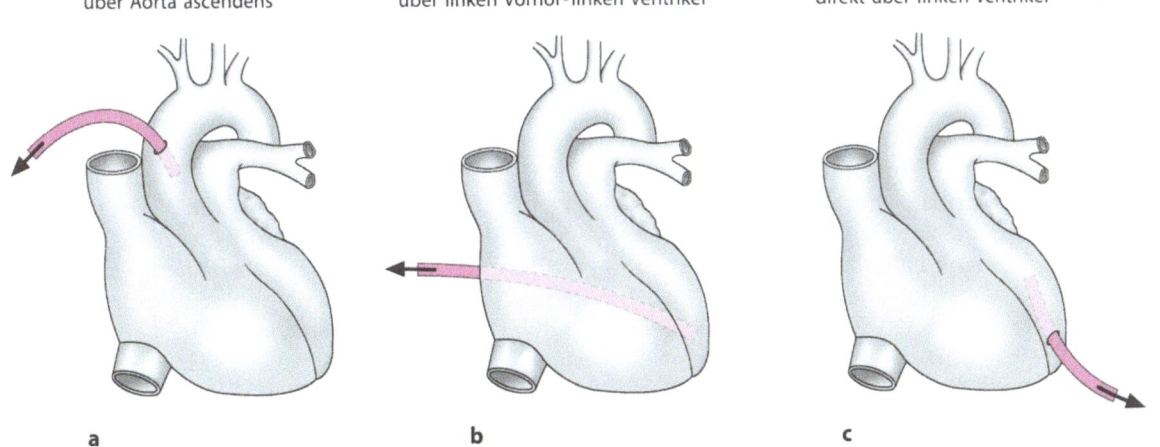

Abb. 10.11 a–c. Linkskardiales Venting über die A. ascendens (Ascendensvent) (**a**), den linken Vorhof und den linken Ventrikel (Lungenvenenvent) (**b**) oder direkt über den linken Ventrikel (Ventrikelvent) (**c**)

Tabelle 10.8. Vor- und Nachteile unterschiedlicher Venttechniken

Vent	Vor- und Nachteile	
Ascendensvent	Vorteil	Einfache Platzierung
		Kombination mit Kardioplegieleitung (über Y-Stück)
	Nachteil	Manchmal ungenügende Ventrikelentlastung
Ventrikelvent	Vorteil	Direkte Entlastung des linken Ventrikels
		Freies Operationsfeld beim Aortenklappenersatz
	Nachteil	Störungen der Ventrikelkontraktionen
		Risiko der Luftaspiration bei einsetzender Kammerkontraktion
		Embolien (ausgehend von Ventrikelthromben)
		Postoperative Blutungen
		Falsches Aneurysma
		Postoperativ neuauftretende Q-Zacken (ca. 20%)
Lungenvenenvent	Vorteil	Wie bei Ventrikelvent
	Nachteil	Risiko der Luftaspiration bei einsetzender Kammerkontraktion
		Einengung der Lungenvene nach Dekanülierung und Übernähung
		Perforation der Mitralklappe

10.3.4 Myokardprotektion

Die Myokardprotektion dient der Verhütung einer Herzmuskelschädigung während der Ischämiephase (Aortenabklemmzeit). Die überwiegende Zahl herzchirurgischer Eingriffe erfordert einen Herzstillstand. Für die koronare Perfusion bedeutet dies einen ischämischen Kreislaufstillstand mit der Gefahr der irreversiblen Myokardschädigung. Nach etwa 20 min Abklemmzeit ist mit einer beginnenden Myozytenschädigung zu rechnen. Oberstes Ziel ist demnach, einen Herzmuskelschaden während der Ischämiephase (Aortenabklemmzeit) abzuwenden. Hierfür kommen als Maßnahmen die *Hypothermie* und die *Kardioplegie* in Betracht:

- Hypothermie reduziert die Metabolismusrate. Sie wird durch so genannte Wärmeaustauscher der HLM herbeigeführt.
- *Kardioplegie* (Erzeugung eines diastolischen Herzstillstands, einer „Herzlähmung") wird durch Infusion einer kalten, v.a. kaliumreichen Lösung in die Koronararterien erzielt.

Die Kombination eines hypothermen (32–34 °C Körpertemperatur) sowie kardioplegischen Herzstillstands (10–15 °C Myokardtemperatur) bietet für die überwiegende Zahl herzchirurgischer Operationen einen effektiven Myokardschutz. Bedarfsweise kann die Körpertemperatur bei komplexeren Eingriffen auf Werte um 25–30 °C (kombinierte Eingriffe) oder bis auf 16 °C (Eingriffe in tiefer Hypothermie bei Rekonstruktion des Aortenbogens) abgesenkt werden.

Hypothermie

Die Hypothermie stellt die wesentliche Maßnahme der Myokardprotektion dar. Nach der Gleichung von Arrhenius besteht ein direkter proportionaler Zusammenhang zwischen chemischer (metabolischer) Reaktion und der Temperatur am Reaktionsort.

> Hypothermie führt zu einer Reduktion der Metabolismusrate:
> - 30 °C Bluttemperatur bewirken eine ca. 50%ige Senkung des Sauerstoffverbrauchs
> - 20 °C Bluttemperatur bewirken eine ca. 80%ige Senkung des Sauerstoffverbrauchs

Das Absinken der Körpertemperatur <34 °C führt zu Herzrhythmusstörungen, die schließlich in die Asystolie münden. Je nach Operation kann eine Hypothermie bis auf Werte um 16 °C benötigt werden (Eingriffe in totalem Kreislaufstillstand). Im Gegensatz zu früher geübten Verfahren (Lagerung des Patienten in einer Eiswanne), werden die erforderlichen Temperaturen heute mittels Wärmeaustauschern erzielt.

Hypothermieeffekte

Hypothermie führt zur Linksverschiebung der Sauerstoffdissoziationskurve. Infolge hoher Hb-

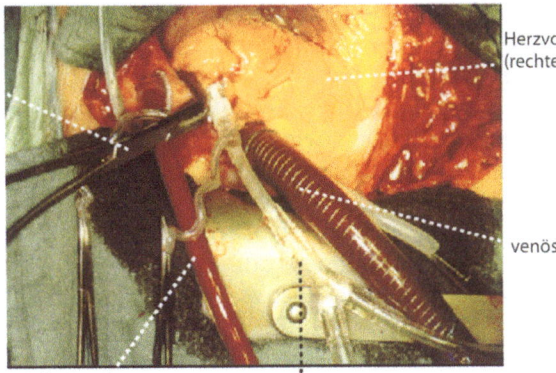

Abb. 10.12. Operationsbild nach Kanülierung (mit Kardioplegieleitung)

Affinität (bei einem gegebenen pO_2) steht damit dem Gewebe weniger Sauerstoff zur Verfügung (möglicher hypoxischer Gewebeschaden unter längerer Hypothermie). Unter definierten Bedingungen erreicht das arterielle Blut das Gewebe mit einer O_2-Sättigung von 100%; es entlädt dabei ca. 25% seines O_2-Gehalts. Unter hypothermen Bedingungen von 10 °C werden nur 10% des Sauerstoffgehalts an das Gewebe abgegeben.

Zusätzlich sind aber sowohl die O_2-Löslichkeit als auch die Transportleistung für CO_2 im Blut unter Hypothermie erhöht:
- 100 ml Blut (bei 38 °C und einem pCO_2 von 40 mmHg) enthalten 2,7 ml CO_2
- bei 10 °C erhöht sich der gelöste CO_2-Anteil auf 5,4 ml (pro 100 ml Blut)

Kardioplegie

Die alleinige Kälteanwendung führt zwar zum Herzstillstand, sie bewirkt jedoch keine vollkommene elektrische Inaktivierung. Aufgrund elektrischer Restaktivitäten mit Flimmerbewegungen bleibt ein gewisser Kontraktilitätszustand des Herzmuskels erhalten. Diese Aktivität behindert chirurgische Manipulationen und weist zudem auch einen unnötig erhöhten Energiebedarf auf.

Durch Einführung der *kardioplegischen Lösung*, mit der eine vollständige „Herzlähmung" erzielt wird, gelingt es, die oben geschilderten Vorgänge vollständig zu unterbinden und damit einen effektiven Myokardschutz zu gewährleisten. Durch die direkte Zufuhr dieser Lösung in die Koronararterien wird ein vollständiger *diastolischer Herzstillstand* erzeugt. Die dabei erreichte Myokardtemperatur liegt zwischen 10 und 20 °C und wird durch wiederholte Gaben von Kardioplegielösung alle 20–30 min (je nach benötigter Herzstillstandszeit) aufrechterhalten (Abb. 10.12).

Geschichte

1955 wurde die Kardioplegie mit Kaliumzitrat durchgeführt, 1964 wurde das heute gültige kardioplegische Konzept entwickelt, und 1977 wurde die warme Blutkardioplegie eingeführt.

Formen

Neben dem klassischen Konzept der Kardioplegieinduktion mittels kristalloider, eiskalter Lösung über die Aortenwurzel oder direkt in die Koronargefäße (Prinzip der antegraden Kardioplegie) sind in den letzten Jahren einige zusätzliche Varianten eingeführt worden. Dadurch hat sich das Spektrum auf folgende Möglichkeiten erweitert:
- kristalloide vs. Blutkardioplegie
- antegrade vs. retrograde Kardioplegie (via Sinus coronarius)
- warme vs. kalte Lösung

Wirkungen kardioplegischer Bestandteile

- Die *Kaliumzufuhr* führt zur Depolarisation mit diastolischem Herzstillstand.
- *Magnesium* hebt die elektromechanische Aktivität auf.
- Der *Natriumentzug* hat die Aufhebung der elektrischen Aktivität zur Folge.
- *Procain* hat die
  - Vorteile
    a) einer Verlängerung der Ischämietoleranz um 25%
    b) einer maximalen Koronardilatation

c) eines antiödematösen Effekts
- Nachteile
  a) einer Zellübersäuerung (Behinderung der extrazellulären H$^+$-Wanderung)
  b) einer Arrhythmieneigung (Übererregung des Leitungssystems)
- Mit der Blutgabe werden erreicht:
  - direkte Zufuhr von Sauerstoffträgern
  - Begrenzung der Volumenzufuhr
  - Begrenzung des Reperfusionsschadens

Mit Hilfe der genannten Zusätze wird eine elektromechanische Inaktivierung der Herzmuskelzellen erzielt. Diese stellt den entscheidenden Parameter zur Senkung des myokardialen Sauerstoffverbrauchs dar.

Eine Fülle von Publikationen nimmt zum differenzierten Einsatz der genannten Möglichkeiten zur Myokardprotektion Stellung.

Trotz zahlreicher Modifikationen sind der Hypothermieeffekt (0 °C kalte Lösung) und der Kaliumreichtum entscheidendes gemeinsames Merkmal vieler kardioplegischen Lösungen. Eine Überlegenheit neuerer kardioplegischer Konzepte gegenüber dem klassischen Verfahren (kalte kristalloide Lösung) ist auch für komplexe Eingriffe nicht eindeutig bewiesen.

10.3.5 Medikamente

Die pharmakologische Beeinflussung des Gerinnungssystems durch *Heparin* und *Protamin* stellt eine wichtige Voraussetzung für Eingriffe mit der HLM dar.

10.3.5.1 Heparin

Geschichte

1916 wurde der Wirkstoff von McLean entdeckt, 1928 erfolgten die Namensprägung und die Beschreibung der chemischen Eigenschaften durch Howell und 1937 wurde Heparin von Crawfoord erstmalig klinisch eingesetzt.

Chemie

Heparin ist ein negativ geladenes, saures Mukopolysaccharid mit einem Molekulargewicht von 6000–30000 Dalton. Es kommt v.a. in Mastzellen (Leber, Lunge, Darm) vor und wird aus Rinderlunge oder Schweinedarmmukosa gewonnen.

Wirkungen

- Erwünschte Wirkungen
  - Blutgerinnungshemmung (Thrombinhemmung)
- Unerwünschte Wirkungen
  - Anaphylaxie
  - Thrombozytopenie
  - Skelettstörungen (Osteoporose) (chronische Wirkung)
  - Haarausfall (chronische Wirkung)

Dosierung

- Bei Eingriffen mit der HLM werden 300 IE/Heparin/kg KG i.v. (20000–25000 IE) gegeben. IE bedeutet internationale Einheit und gibt die gerinnungshemmende Aktivität an, auch USP-Einheiten sind hierfür gebräuchlich.
1 mg Heparin verhindert die Gerinnung von 0,1–0,12 l Blut, 1 IE entspricht $^1/_{130}$ mg Heparin.
- Die Heparinhalbwertszeit ist dosisabhängig:
  - 25 IE/kg haben eine Halbwertszeit von 30 min
  - 100 IE/kg haben eine Halbwertszeit von 56 min
  - 400 IE/kg haben eine Halbwertszeit von 152 min.

In der Praxis rechnet man mit einer *Halbwertszeit von ca. 60 min*.

Kontrolle

Die Heparinwirkung wird durch Messung der *ACT* (activated clotting time) kontrolliert:
- *Norm:* 100–130 s
- *Optimum:* 400–600 s
  (während der Bypasszeit)

Gegenmittel

Als Gegenmittel dient Protamin.

Bemerkungen zur Heparinwirkung

Ziel der Heparingabe ist die Gerinnungshemmung. Die sich im Blut befindlichen Gerinnungseiweiße spielen beim normalen Gerinnungsvorgang eine entscheidende Rolle. Die durch sie ausgelöste Gerinnungskaskade gipfelt in der Bildung und Wirksamwerdung des

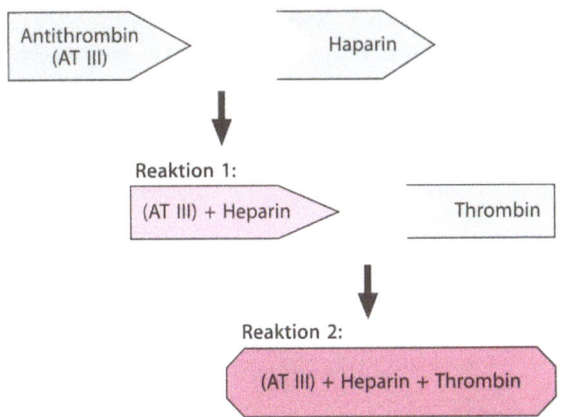

Abb. 10.13. Thrombininaktivierung

Thrombins. Die Inaktivierung dieses Thrombinmoleküls ist der Hauptwirkmechanismus des Heparins.

Die *Heparinwirksamkeit* ist jedoch an das Vorhandensein eines Kofaktors, *Antithrombin III*, gebunden, der zur Inaktivierung von Thrombin benötigt wird (Abb. 10.13).

Bei der physiologischen Gerinnungskontrolle wird Antithrombin III (AT III), ein α-2-Globulin, an das Thrombin gebunden; im Normalfall ein sehr langsamer Vorgang. Unter Anwesenheit von Heparin, welches an AT III gekoppelt wird, kann der Thrombin bindende und damit die Gerinnung aufhebende Effekt augenblicklich ausgelöst werden; es resultiert eine sofortige Ungerinnbarkeit des Bluts.

Der antikoagulatorische Effekt von Heparin beruht auf mehreren chemischen Reaktionen:
- Komplexbindung zwischen Heparin und Antithrombin III: Inaktivierung des Thrombins (Hauptmechanismus)
- Komplexbildung zum Heparinkofaktor II: ebenfalls Inaktivierung des Thrombins (gilt für hohe Konzentrationen wie bei HLM-Operations-Dosierung)
- Hemmung der Aktivierung von Prothrombin (allerdings nur in geringem Umfang direkt, ohne AT III, möglich)

Etwa 1/3 der zugeführten Heparin-Dosis wirkt antikoagulatorisch.

Die Heparinwirkung ist abhängig vom Säure-Basen-Haushalt. Eine Azidose reduziert die antikoagulatorische Wirkung erheblich. Ein pH-Wert von 6,4 führt zur vollständigen Inaktivierung von Heparin.

Durch die recht kurze Halbwertszeit, den sofort einsetzenden antikoagulatorischen Effekt sowie die rasche Neutralisationsmöglichkeit durch Protamin, ist das Heparin ein ideal steuerbares, für die klinische Praxis hervorragendes Antikoagulans.

Protamin

Geschichte

1937 entdeckte Best den Wirkstoff Protamin. Im gleichen Jahr beschrieben Chargaff und Olsen die Heparinneutralisation.

Chemie

Bei Protamin handelt es sich um positiv geladene, basische, niedermolekulare Eiweiße mit hohem Arginingehalt (als Chlorid- oder Sulfatsalz). Es sind 2 Komponenten bekannt:
- eine niedermolekulare Komponente mit Antiheparineffekt
- eine höhermolekulare Komponente mit leicht antikoagulatorischem Effekt

Herkunft

Die Substanz wird aus dem Hodengewebe von Fischen (Lachs) gewonnen.

Wirkung

Das negativ geladene Heparinmolekül verbindet sich mit dem positiv geladenen Protamin zu einem antikoagulatorisch unwirksamen Salz.

Ein antikoagulatorischer Effekt ist (bei nichtheparinisierten Patienten) infolge einer Überdosierung möglich (Hemmung der Umwandlungsreaktion von Prothrombin zum Thrombin).

Bei schneller i.v. Gabe besteht ein Anaphylaxierisiko mit schwerer Blutdrucksenkung, das vermutlich durch Histaminausschüttungen in der Lunge bedingt ist. Diese Reaktionen treten nur bei heparinisierten Patienten auf und sind deshalb möglicherweise ein Effekt der Neutralisationsreaktion.

Dosierung

Die oben geschilderten Reaktionen lassen sich durch eine langsame i.v. Gabe von *50 mg Protamin in 10 min* vermeiden.

Angesichts der unterschiedlichen Heparinwirksamkeit (je nach Hersteller) muss die Protamindosierung angeglichen werden. Hierbei werden Dosierungen von 1,0–1,3 mg Protamin auf 100 IE Heparin empfohlen.

> 1 mg Protamin neutralisiert 100 IE Heparin.

Biologische Substanzen wie das Protamin erfordern einen Wirksamkeitsstandard. In der Praxis wird die Protaminmenge deshalb in bestimmten Konzentrationen angegeben. Ampullen mit *Protamin 1000* oder *Protamin 5000* stehen zur Verfügung. Streng genommen handelt es sich hierbei *nicht* um Einheiten.

> **Neutralisationsbeispiel.** 1000 IE Heparin werden durch 1 ml einer Protamin-1000-Lösung *inaktiviert*.

Wenn der ACT-Wert vor Bypassbeginn und nach Protamingabe etwa gleich groß ist (Schwankung von ±10%) liegt eine ausreichende Neutralisation vor.

Aprotinin

Extrakorporale Zirkulation, Kininfreisetzung und Blutung

Unter den Bedingungen des kardiopulmonalen Bypass werden infolge des Kontakts zwischen dem Blut und den Fremdoberflächen hohe Kininmengen freigesetzt (Abb. 10.14). Diese führen über eine Plasminaktivierung zur gesteigerten Fibrinolyse und damit zu einem erhöhten Blutungsrisiko. Durch die Gabe einer Plasminhemmsubstanz (Antiplasmin) kann dieser Effekt deutlich reduziert werden. Als chemische Substanz kommt dem Aprotinin genau dieser Wirkungsmechanismus zu, weswegen es in der Herzchirurgie indiziert ist.

Kinine

■ *Chemie*
Kinine sind niedermolekulare hochaktive Polypeptide. Hierzu gehören:
– Kallidin
– Bradykinin
– PPS (pain producing substance)

■ *Effekte*
Kinine haben folgende Wirkungen
– *Vasodilatation* (Widerstandsminderung) die zur Hypotonie führen kann;
– *Permeabilitätssteigerung* mit der möglichen Folge der Hämokonzentration;
– *Aktivierung* der Fibrinolyse mit der Folge von Gerinnungsstörungen;
– Schmerzerregung.

■ *Gegenmittel*
Als Gegenmittel kann Aprotinin (z.B. Trasylol) verwendet werden. Physiologisch wird Kinin bevorzugt im Lungenkreislauf abgebaut. Unter EKZ-Bedingungen und somit ausgeschalteter Lungenstrombahn wird der Kinineffekt jedoch verstärkt.

Aprotinin

■ *Geschichte*
1930 wurde Aprotinin als Kallikreininhibitor entdeckt, 1936 entdecken Kunitz und Northrop die trypsininhibitorische Wirkung von Aprotinin.

■ *Chemie*
Aprotinin ist ein basisches Polypeptid, das aus 58 Aminosäuren besteht. Sein Molekulargewicht liegt bei 6512 Da.

■ *Herkunft*
Aprotinin wird aus Rinderlunge hergestellt.

■ *Wirkungen*
– Aprotinin wirkt als Proteinasehemmer (Enzymhemmung durch reversible Bindung an Proteinasen) und inhibiert Plasmin, Trypsin, Chymotrypsin und Kallikrein (Abb. 10.15). Die Plasminhemmung führt zur deutlichen Reduktion intra- und postoperativer Blutungen bei Eingriffen mit der Herz-Lungen-Maschine, weswegen die Gabe von Aprotinin empfohlen wird.

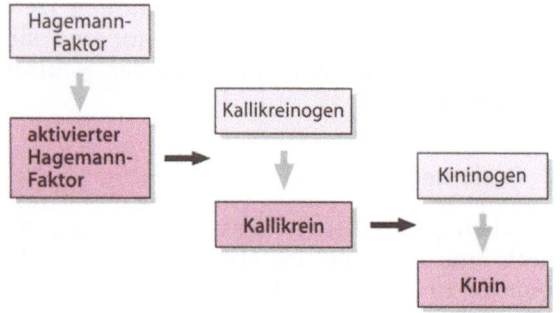

Abb. 10.14. Kininfreisetzung

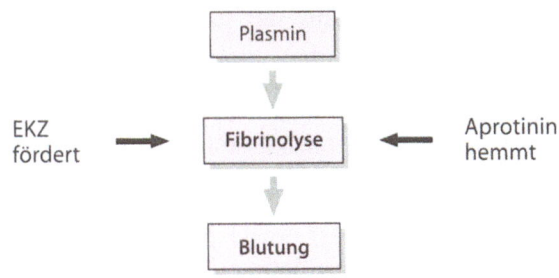

Abb. 10.15. Wirkung von Aprotinin

- Aprotinin senkt die zerebrale Insultrate, was wahrscheinlich auf einem antiödematösen Effekt beruht (Hemmung der inflammatorischen Reaktion).
- Allergische Reaktionen sind möglich, treten jedoch selten auf. Das Allergierisiko während der Erstexposition beträgt etwa 0,3%, das Risiko bei einer Reexposition liegt bei etwa 3% (bis zu 6%).
- Die Gefahr einer Bypassthrombose wurde in zahlreichen klinischen Studien (6 amerikanische, 2 israelische, 1 dänische) zwischen 1992 und 1998 untersucht. Ein eindeutiger Risikobeweis konnte jedoch nicht erbracht werden.

■ **Studienergebnisse.** Aufgrund des weit verbreiteten Einsatzes von Aprotinin und der kontroversen Diskussion möglicher nachteiliger Effekte soll die aktuelle Studienlage dargestellt werden:

1. *Cleveland Clinic Study*, 1992 ($n=169$)
■ Protokoll
   - Aprotinin niedrig- und hochdosiert
   - Heparinanfangsdosis: 300 E/kg
   - Zelit ACT >400 s
■ Aussagen
   - erhöhte Thromboserate des Venenbypass
   - erhöhte Rate an Myokardinfarkten
   - keine Beeinträchtigung der Nierenfunktion

2. *Ultrafast Computed Tomography Graft Patency Study*, 1994 ($n=216$, 5 Kliniken)
■ Protokoll
   - Aprotinin hochdosiert
■ Aussagen
   - nicht erhöhte Thromboserate des Venenbypass: Patency Rate pro Bypass: 92,0% unter Aprotinin, 95,1% unter Plazebo ($p=0,25$)
   - nicht erhöhte Rate an Myokardinfarkten gegenüber Plazebo
   - keine Beeinträchtigung der Nierenfunktion

3. *Multicenter Repeat CABG Study*, 1995 ($n=287$, 11 Kliniken)
■ Protokoll
   - Aprotinin in 3 verschiedenen Dosierungen
   - Heparinanfangsdosis: 350 E/kg
   - Heparinblutspiegel (Hepcontest): >2,7 E/ml
   - Zelit ACT >400 s
■ Aussagen
   - nicht erhöhte Thromboserate des Venenbypass
   - nicht erhöhte Rate an Myokardinfarkten gegenüber Plazebo
   - keine Beeinträchtigung der Nierenfunktion
   - Verringerung der Rate an Hirninsulten: 1 Insult von 216 (Aprotinin), 5 Insulte von 71 (Plazebogruppe) ($p=0,01$)

4. *Multicenter Valve Study*, 1996 ($n=212$)
■ Protokoll
   - Aprotinin niedrig- und hochdosiert
   - Heparinanfangsdosis: 300 E/kg
   - Zelit ACT >400 s
■ Aussagen
   - nicht erhöhte Thromboserate des Venenbypass
   - nicht erhöhte Rate an Myokardinfarkten gegenüber Plazebo
   - Beeinträchtigung der Nierenfunktion in 7–11% der Fälle

5. *Primary CABG Study*, 1996 ($n=704$, 21 Kliniken)
■ Protokoll
   - Aprotinin in 3 verschiedenen Dosierungen
   - Heparinanfangsdosis: 350 E/kg
   - Heparinblutspiegel (Hepcontest): >2,7 E/ml
   - Zelit ACT >400 s
■ Aussagen
   - erhöhte Myokardinfarktrate in Abhängigkeit zur Aprotinindosis: 5,0% Infarkte unter hoher Dosis, 3,0% Infarkte unter niedriger Dosis, 5,0% Infarkte unter alleiniger

Primingdosis, 2,0% Infarkte unter Plazebo (gesamt $p=0{,}392$). Die niedrigste Aprotinindosierung war mit der höchsten Myokardinfarktrate assoziiert
- keine Beeinträchtigung der Nierenfunktion

6. *International Multicenter Aprotinin Graft Patency Experience (IMAGE) Trial*, 1998 ($n=870$, 13 Kliniken in den USA, Israel, Dänemark)

- Protokoll
  - Aprotinin hochdosiert
  - Heparinanfangsdosis: 350 E/kg
  - Kaolin ACT >400 s
- Kontrollen
  - angiographisch kontrollierte Patency (bei 81%)
  - Zeitraum postoperativ 10,8 Tage
- Aussagen
  - leicht erhöhte Thromboserate des Venenbypass, Verschlussrate pro Patient: 15,4% unter Aprotinin, 10,9% unter Plazebo ($p=0{,}03$); Patencyrate pro Bypass: 92,5% unter Aprotinin, 95,2% unter Plazebo ($p=0{,}02$)
  - Myokardinfarktrate gegenüber Plazebo nicht erhöht: 2,9% Infarkte unter Aprotinin, 3,8% Infarkte unter Plazebo

Trasylol

Trasylol hemmt Kallikrein. Die Aktivität des Trasylols wird in Kallikrein hemmenden Einheiten (KIE) oder in Trypsin hemmenden Einheiten (TIE) angegeben. Die Halbwertszeit liegt bei 2 h. Initial werden 500 000 KIE i.v. gegeben, bei Einsatz der HLM 1 000 000 KIE. Die stündliche Dosis beträt 500 000 KIE.

10.4 Kardiopulmonaler Bypass in speziellen Fällen

Eingriffe am Aortenbogen mit und ohne simultanen Ersatz der vorgeschalteten oder nachgeschalteten Aortenanteile bedürfen besonderer Maßnahmen zur Erhaltung der Hirnperfusion.

Eingriffe an der deszendierenden, thorakalen Aorta erfordern ebenfalls spezielle Perfusionstechniken. Hier sind der so genannte femoro-femorale Bypass und der Linksherzbypass zu nennen.

Während die Operationstechniken in den entsprechenden Kapiteln beschrieben werden (Aortenaneurysma, Aortendissektion), sollen hier das Vorgehen bezüglich des Kanülierungsorts, der Kanülierungstechnik (Größe und Durchmesser der Kanülen) sowie der Schaltkreis der extrakorporalen Zirkulation dargestellt werden.

Grundsätzlich ist die antegrade Perfusion der einzelnen Organsysteme anzustreben.

10.4.1 Kardiopulmonaler Bypass in Kombination mit tiefer Hypothermie

Die Technik des totalen Kreislaufstillstands in tiefer Hypothermie (16–18 °C Rektaltemperatur) bringt 2 Nachteile mit sich. Zum einen sind es unvorhersehbare Störungen der zerebralen, kognitiven Funktionen im postoperativen Verlauf, zum anderen ist die Operationszeit im Hinblick auf die Ischämietoleranz des Gehirns limitiert (etwa 45 min Kreislaufstillstandszeit bis zur Freigabe der Hirnperfusion bei 16 °C Rektaltemperatur).

Ein weiterer Gesichtspunkt ist die deutliche Verlängerung der Gesamt-Operationszeit, die v.a. durch die Aufwärmphase (1–2 h bis zum Erreichen von Normothermie) bedingt ist.

10.4.2 Kardiopulmonaler Bypass in Kombination mit antegrader Kopfperfusion

Nach Etablieren des kardiopulmonalen Bypass und eines kardioplegischen Herzstillstands wird der Aortenbogen eröffnet. Truncus brachiocephalicus und A. carotis communis werden über 2 separat eingeführte Kanülen kanüliert und zusätzlich zum kardiopulmonalen Bypass zugeschaltet. Hierbei wird der Einsatz einer Zentrifugalpumpe erforderlich, da diese eine exakte, druck- und flussadaptierte Perfusion zulässt.

Mit Hilfe dieser Technik kann eine ausreichend lange Operationszeit für die erforderliche Korrektur gewonnen werden, ohne unter Zeitdruck (wie bei tiefer Hypothermie oder der retrograden Perfusionstechnik) arbeiten zu müssen (Abb. 10.16).

10.4 Kardiopulmonaler Bypass in speziellen Fällen

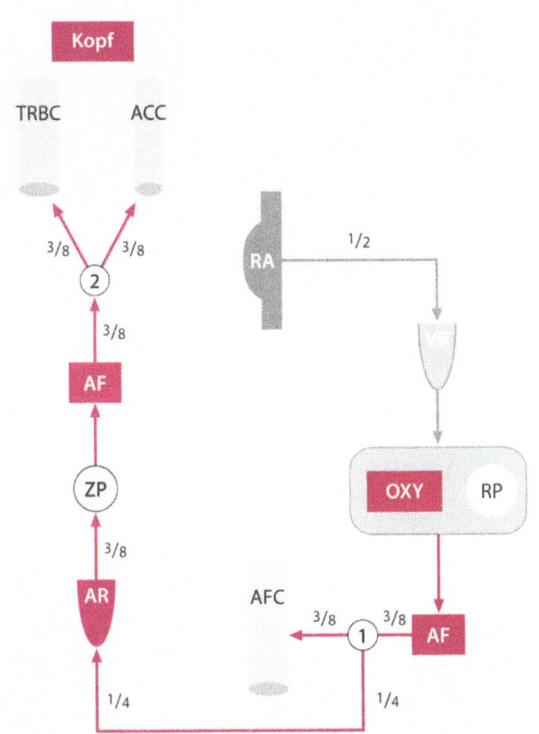

Abb. 10.16. Schema der antegraden Kopfperfusion (Hypothermie; ca. 28 °C), *TRBC* Truncus brachiocephalicus, *ACC* A. carotis communis, *AFC* A. femoralis communis, *ZP* Zentrifugalpumpe, *AR* arterielles Reservoir, *RA* rechter Vorhof, *VR* venöses Reservoir, *OXY* Oxygenator, *RP* Rollenpumpe, *AF* arterieller Filter

10.4.3 Kardiopulmonaler Bypass in Kombination mit retrograder Kopfperfusion

Speziell bei Dissektionen der Aorta ascendens unter Einbezug des Bogens und seiner Gefäßabgänge ist die direkte Kanülierung der Kopfgefäße nicht immer möglich. Alternativ zum Vorgehen in tiefer Hypothermie kann hier zur Absicherung der Hirndurchblutung über eine Kanülierung der oberen Hohlvene die so genannte retrograde Kopfperfusion benutzt werden. Diese Technik wurde in den 90er Jahren entwickelt und seit 1995 zur Hirnprotektion beim Aortenbogenersatz stark propagiert. Ein Teil des oxygenierten Bluts wird über die zusätzlich kanülierte obere Hohlvene unter Ausnutzen des venösen Gefäßsystems und des venösen Kapillarbetts dem Gehirn (auf retrogradem Weg) zugeleitet.

Diese Technik geht bei Überschreiten von 30 min Perfusionszeit mit einer Häufung neurologischer Ereignisse einher (Abb. 10.17).

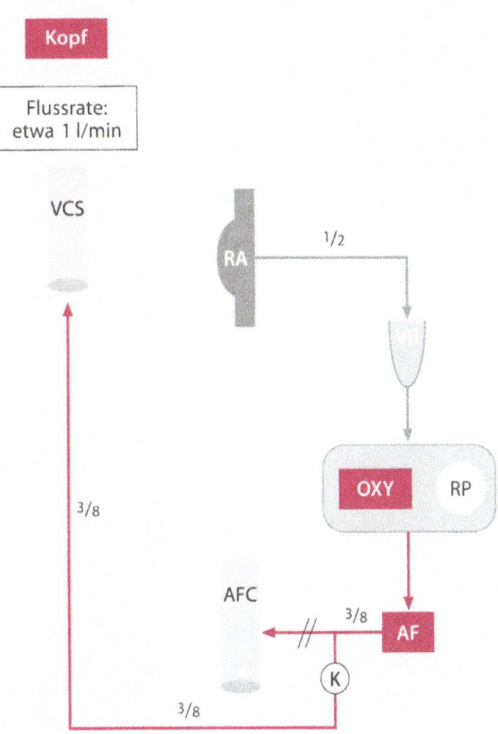

Abb. 10.17. Schema der retrograden Kopfperfusion (Hypothermie; 26–28 °C), temporäres Durchtrennen und Abklemmen der Femoralarterienleitung, Verlängern der Leitung über Konnektor (3/8–3/8″) und Schlauch bis zur oberen Hohlvene, Kanülieren der oberen Hohlvene: abgewinkelte venöse Kanüle: 32 F (3/8″-Konnektor), Anschluss der ursprünglichen femoral-arteriellen Linie an die Hohlvenenkanüle *K*, Beginn der retrograden Kopfperfusion via obere Hohlvene, die zum Herzen abgeklemmt wird. Die systemische Perfusion ist für die Dauer der Kopfperfusion unterbrochen. Nach Beenden der Kopfperfusion wird die Kavakanüle entfernt und über die Femoralkanüle die systemische Perfusion wieder aufgenommen, *VCS* V. cava superior, *AFC* A. femoralis communis, *RA* rechter Vorhof, *VR* venöses Reservoir, *OXY* Oxygenator, *RP* Rollenpumpe, *AF* arterieller Filter

10.4.4 Femoro-femoraler extrakorporaler Bypass

Hierbei handelt es sich nur um eine teilweise Kreislaufunterstützung mit Perfusion der unteren Körperhälfte während der Abklemmungszeit der Aorta descendens (Abb. 10.18). Ziel ist, v. a. bei längerer Abklemmzeit, die Viszeralorgane sowie die distalen Anteile des Rückenmarks (der thorakalen Aorta) möglichst ausreichend zu durchbluten. Die obere Körperhälfte wird, bei schlagendem Herzen, durch den normalen Kreislauf versorgt.

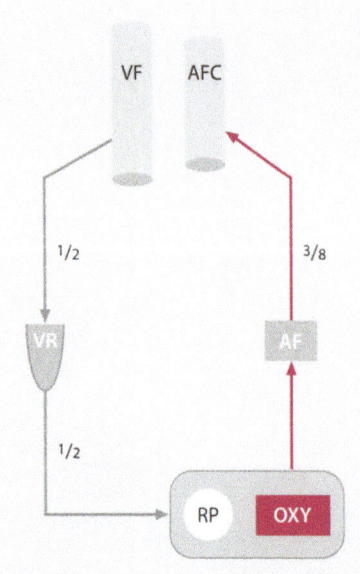
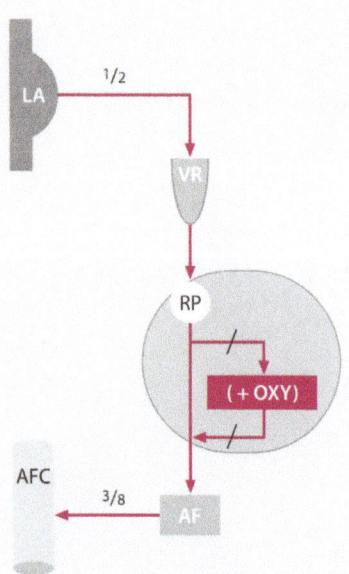

Abb. 10.18. Schema des femoro-femoralen extrakorporalen Bypass, Kanülierungsort: V. femoralis (*VF*), Kanüle 28 F, Konnektor 1/2–1/2″; A. femoralis communis (*AFC*), Kanüle 21–22 F (∼ 7,5 mm), Konnektor 3/8–3/8″. HLM: *VR* venöses Reservoir; *RP* Rollerpumpe; *OXY* Oxygenator; *AF* arterieller Filter

Abb. 10.19. Atrio-femoraler extrakorporaler Bypass. Kanülierungsort: linker Vorhof (*LA*), Kanüle 32 F, Konnektor 3/8–1/2″; A. femoralis communis (*AFC*): Kanüle 21–22 F (∼ 7,5 mm), Konnektor 3/8–3/8″. HLM: *AR* arterielles Reservoir; *RP* Rollerpumpe; *OXY* Oxygenator (stand by); *AF* arterieller Filter

Da es sich nicht um einen kompletten kardiopulmonalen Bypass handelt, wird dementsprechend gerade diejenige Flussrate gefahren, die einen ausreichenden Systemdruck (invasiv gemessen am linken Arm) zulässt.

Kenngrößen des femoro-femoralen Bypass sind:
- spontane Eigenaktion des Herzens
- systemischer Blutdruck: > 100 mmHg
- Flussrate: etwa 1 l/min

10.4.5 Atrio-femoraler extrakorporaler Bypass (Linksherzbypass)

Zur Korrektur der deszendierenden Aorta kann die Durchblutung der unteren Körperhälfte alternativ zum femoro-femoralen Bypass auch mit Hilfe des so genannten Linksherzbypass aufrechterhalten werden. Hier werden der linke Vorhof über das linke Herzohr und die A. femoralis communis kanüliert. Alternativ kann auch die linke obere Lungenvene (mit entsprechend kleinerer Kanüle) verwendet werden. Unter Aufrechterhaltung des systemischen Kreislaufs der oberen Körperhälfte durch das weiter schlagende Herz wird die abgeklemmte thorakale Aortenstrecke (Aorta descendens) nach Etablieren der EKZ ersetzt. Hierzu wird lediglich eine Pumpeinheit (Rollerpumpe) benötigt; ein Oxygenator ist in der Regel nicht erforderlich (Abb. 10.19).

Ein Vorteil dieser Technik (gegenüber dem femoro-femoralen Bypass) liegt in der Entlastung des linken Herzens, welches durch das Abklemmen der proximalen Aorta (oft unmittelbar nach Abgang der A. subclavia) eine große Widerstandserhöhung erfährt, die zu einer Herzschädigung bis hin zum linksventrikulären Versagen führen kann.

Aus technischer Sicht stellen sehr große, in der proximalen Aorta descendens lokalisierte Aneurysmen eine gewisse Kontraindikation zum Linksherzbypass dar, weil die Kanülierung des linken Vorhofes erschwert ist.

10.5 Auswirkungen des kardiopulmonalen Bypass

Als Reaktion auf die EKZ kommt es regelmäßig zu
- Hämodilution,
- Thrombozytenabfall,

- Kininfreisetzung und
- Fieber.

Teilweise treten die Reaktionen als Folge der mechanischen Schädigung (Rollerpumpe) oder durch den Blutkontakt mit Fremdoberflächen (Schlauchsystem, Oxygenator) auf.

Der Möglichkeit von Gerinnungsstörungen (Blutungsneigung) kann durch Medikamente (dosierter Heparin-Protamin-Einsatz, Aprotiningabe) entgegengewirkt werden. Die nachfolgende Auflistung gibt lediglich einen groben Überblick. Detaillierte Angaben sind der entsprechenden Literatur zum kardiopulmonalen Bypass zu entnehmen.

10.5.1 Blutungsrisiko

Blutungen können entstehen durch:
- Aktivierung der Fibrinolyse
  Ursache hierfür ist der Fremdkontakt zwischen Blut und HLM. Als *Gegenmaßnahme* wird Aprotinin gegeben.
- Thrombozytenabfall
  Dieser wird durch direkte Zellschädigung in der HLM verursacht. Er kann durch schonendes, rasches Operieren und eine kurze Bypasszeit, vermieden werden, bei Bedarf wird substituiert.

Tabelle 10.9. Heparininduzierte Thrombozytopenie (HIT)

	HIT I	HIT II
Ursache	Direkte Reaktion von Heparin und Thrombozyten	Immunologische Reaktion (IgG) von Heparin und Plättchenfaktor 4
Häufigkeit	5–30%	0,5 (–5%)
Auftreten	*Früh* auftretende Störung innerhalb der ersten 5 Tage (meist nach hochmolekularem i.v. Heparin)	*Später* auftretende Störung nach 5–20 Tagen (sofern keine Sensibilisierung durch vorausgegangene Heparintherapie vorliegt)
Verdacht		Thrombozytenabfall Hautveränderungen am Injektionsort (Entzündungen, Nekrosen) Thrombosen unter Heparintherapie
Labor	Thrombozytenabfall um 30% vom Ausgangswert Selten < 100 000/µl	Thrombozytenabfall um 50% vom Ausgangswert Meist < 100 000/µl
Diagnose		Nachweis von Heparin-Antikörpern Spezielle Testverfahren *HIPA-Test* (heparininduzierter Plättchenaktivierungstest) ^{14}*C-Serotonin-Freisetzungstest* *ELISA-Test* (immunologischer Antikörpertest gegen das Heparin-PF4-Antigen)
Risiko	Keine Komplikationen	Venöse und arterielle Thrombosen Thrombembolien Letalität: 20–30%
	Vor jeder Heparingabe (und als wöchentliche Verlaufskontrolle während der Therapie) muss eine Blutbildkontrolle erfolgen. Da v. a. der Abfall der Thrombozytenzahl für die sichere Diagnose entscheidend ist, sollte ein Ausgangswert vorliegen	
Maßnahmen	Absetzen *jeglicher* Heparinzufuhr!	
	Auch heparinbeschichtete Schlauchsysteme können eine HIT auslösen! Bei Antikoagulationsnotwendigkeit müssen Ersatzstoffe gegeben werden: Heparinoide (z. B. Danaparoid) oder Hirudin	

Tabelle 10.10. Dosierung von Danaparoid

Indikation	Dosierung	
■ Operation mit HLM	1. Vereinfachtes Dosierungsschema	
	Priming:	7500 E in die HLM
	Nach Sternotomie:	7500 E i.v.
	Intervalldosis:	1500 E i.v. (pro Stunde; jedoch nicht mehr in der letzten Stunde vor Bypassende)
	2. Dosierungsschema nach Körpergewicht	
	Priming:	3 E/ml Primingvolumen
	Nach Sternotomie:	125 E/kg KG i.v. (Bolus)
	Nach HLM-Start:	7 E/kg KG·h i.v. (Stopp: 45–60 min vor dem erwarteten EKZ-Ende)
		750–1250 E i.v. Bolus beim Auftreten von Gerinnseln
■ Periphere arterielle Revaskularisation	Vor Operationsbeginn:	2500 E i.v.
	Erhaltungsdosis:	200 E/h i.v. (für die postoperative Dauertherapie)
■ Tiefe Beinvenenthrombose/ Lungenembolie	Erfolgt in Abhängigkeit vom Körpergewicht	
	< 55 kg	1250 E i.v. (als Bolus)
	55–90 kg	2500 E i.v. (als Bolus)
	> 90 kg	3750 E i.v. (als Bolus)
	Danach:	400 E/h über 4 h i.v.
		300 E/h über 4 h i.v.
		200 E/h als Erhaltungsdosis
■ Postoperativen Prophylaxe	Tagesdosis:	2-mal 750 E subkutan
Kontrolle	Messung der Anti-Faktor-Xa-Aktivität:	1,5–2,0 E/ml (für Operationen mit HLM)
	Angestrebte Werte	0,5–0,8 E/ml (bei übrigen Anwendungen: Angiologie, Gefäßchirurgie, Prophylaxe)
Gegenmittel	Ein echtes Antidot existiert nicht. Im Blutungsfall müssen Orgaran abgesetzt werden und Vollblut, Erythrozytenkonzentrat (EK) sowie evtl. Fresh-frozen-Plasma (FFP) verabreicht werden	
	Protamin kann einen gewissen Antidoteffekt ausüben, wird aber nicht generell empfohlen	
	Eine *Plasmapherese* kann erforderlich sein	

■ Mangelnde Heparinneutralisation
Diese kann durch einen Heparinüberschuss bedingt sein, der wiederum Folge eines instabilen Heparin-Protamin-Komplexes oder Heparin-Rebounds sein kann. Ihm wird mit sorgfältiger Protamindosierung unter ACT-Kontrolle begegnet.

10.5.2 Gerinnungsrisiko

Ein Gerinnungsrisiko besteht bei
■ mangelnder Antikoagulation, die z. B. durch Heparinresistenz (bei heparinvorbehandelten Patienten) verursacht ist. In diesem Fall werden höhere Heparininitialdosen von 400 IE/kg KG gegeben und die Intervalle der ACT-Bestimmung verkürzt.

- Der Antithrombin-III-Mangel ist meist angeboren. Der Antithrombin-III-Wert wird deshalb präoperativ bestimmt, bei Bedarf erfolgt die Substitution.

10.6 Besonderheiten

Operationen unter Einsatz der Herz-Lungen-Maschine bedürfen der kontrollierten Antikoagulation, die unter standardisierten Bedingungen durchgeführt wird. Der absolut erforderliche Einsatz von Heparin kann jedoch u. U. zu bedrohlichen oder sogar tödlichen Reaktionen führen. Diese werden durch das Auftreten der *heparininduzierten Thrombozytopenie* ausgelöst. Aus vitaler Indikation darf dann Heparin nicht eingesetzt werden, sodass Ersatzstoffe benötigt werden.

10.6.1 Heparininduzierte Thrombozytopenie (HIT)

Nach vorausgegangener Heparintherapie führen zirkulierende Heparinantikörperkomplexe zur Aktivierung der Thrombozyten und der Endothelzellen sowie zur Bildung von Thrombin. Diese Störung tritt in 2 Formen auf (Tab. 10.9).
- HIT I (häufiger und ungefährlicher Typ)
- HIT II (seltener und gefährlicher Typ)

10.6.2 Danaparoid

Bei HIT wird Danaparoid gegeben. Es stammt aus tierischer Darmmukosa. Danaparoid besteht chemisch aus einer niedermolekularen Mischung von Glykosaminglykanen. Hauptbestandteil ist *Heparansulfat*. Es wird renal mit einer Halbwertszeit von, bezogen auf die Anti-Xa-Aktivität, ca. 25 h, bezogen auf die Antithrombinaktivität, bei ca. 7 h ausgeschieden.

Präparat ist *Orgaran* (Thiemann Arzneimittel GmbH, Waltrop). Die Dosierungen richten sich nach der Indikationsart und werden auf kg/KG bezogen. Sie werden in Anti-Faktor-Xa-Einheiten angegeben. 1 Amp. Orgaran enthält 750 E in 0,6 ml. Dies entspricht 1250 E/ml. Tabelle 10.10 gibt einen Überblick über die Dosierung von Danaparoid.

10.7 Literatur

Arom KV, Emery RW, Petersen RJ, Bero JW (1997) Evaluation of 7000 patients with two different routes of cardioplegia. Ann Thorac Surg 63:1619–1624

Benedict RH (1994) Cognitive function after open-heart surgery: are postoperative neuro-physiological deficits caused by cardiopulmonary bypass? Neuropsychol Rev 4:223–255

Buckberg GD, Beyersdorf F, Allen BS (1995) Integrated myocardial management in valvular heart disease. J Heart Valve Dis 4:S198–S213

Christakis GT, Lichtenstein SV, Buth KJ, Fremes SE, Weisel RD, Naylor CD (1997) The influence of risk on the results of warm heart surgery: a substudy of a randomized trial. Eur J Cardiothorac Surg 11:515–520

Cleveland JC, Meldrum DR, Rowland RT, Banerjee A, Harken AH (1997) Preconditioning and hypothermic cardioplegia protect human heart equally against ischemia. Ann Thorac Surg 63:147–152

Engelmann RM, Pleet AB, Rousou JA et al. (1996) What is the best perfusion temperature for coronary revascularization? J Thorac Cardiovasc Surg 112:1622–1633

Gibbon JH (1982) Part I. The development of the first successful heart lung machine. Part II. Personal reminiscences. Ann Thorac Surg 34:337–344

Gravlee GP, Davis RF, Utley JR (eds) (1993) Cardiopulmonary bypass. Principles and practice. Williams & Wilkins, Baltimore

Guyton RA (1993) Warm blood cardioplegia – Benefits and risks. Ann Thorac Surg 55:1071–1072

Hearse DJ (1997) Myocardial hibernation – A form of endogenous protection? Eur Heart J (Suppl A) 18:A2–A7

Jasinski M, Kadziola Z, Bachowski R et al. (1997) Comparison of retrograde versus antegrade cold blood cardioplegia: randomized trial in elective coronary artery bypass patients. Eur J Cardiothorac Surg 12:620–626

Krukenkamp IB, Burns P, Caldarone C, Levitsky S (1994) Perfusion and cardioplegia. Curr Opin Cardiol 9:247–253

Landymore R, Murphy JT, Hall R, Islam M (1996) Randomized trial comparing intermittent antegrade warm blood cardioplegia with multidose cold blood cardioplegia for coronary artery bypass. Eur J Cardiothorac Surg 10:179–184

Magnani HN (1997) Orgaran (danaparoid sodium) use in the syndrome of heparin-induced thrombocytopenia. Platelets 8:74–81

Matsuura H, Lazar HL, Yang XM et al. (1993) Warm versus cold blood cardioplegia: Is there a difference? J Thorac Cardiovasc Surg 105:45–51

Menasché P (1997) New strategies in myocardial preservation. Current Opinion Cardiol 12:504–514

Miller BJ (1982) The development of heart lung machines. Surg Gynecol Obstet 154:403–414

Pifarré R (ed) (1997) New anticoagulants for the cardiovascular patient. Hanley & Belfus, Philadelphia

Romainedavis A (1993) John Gibbon and his heart-lung machine. Ann Thorac Surg 55:567–568

Steinbrueckner BE, Steigerwald U, Keller F, Neukam K, Elert O, Babin-Ebell J (1995) Centrifugal and roller pumps. Are there differences in coagulation and fibrinolysis during and after cardiopulmonary bypass? Heart Vessels 10:46–53

Taggart DP, Browne SM, Halligan PW, Wade DT (1999) Is cardiopulmonary bypass still the cause of cognitive dysfunction after cardiac operations? J Thorac Cardiovasc Surg 118:414–421

Utley JR (1996) Cardiopulmonary bypass. Cardiovasc Eng 1:7–25

Yau TM, Weisel RD, Mickle DAG et al. (1993) Alternative techniques of cardioplegia. Circulation (Suppl)86:377–384

11 Mechanische Unterstützungssysteme

Das akute myokardiale Pumpversagen stellt im Gefolge eines Myokardinfarkts und nach herzchirurgischen Eingriffen eine ernste Bedrohung dar. Die Auswurfleistung des linken Ventrikels ist wegen des Pumpversagens kritisch vermindert, sodass mit hypoxischen Organschäden infolge einer Kreislaufinsuffizienz zu rechnen ist.

Da eine optimale und maximale medikamentöse Therapie nicht immer ausreicht bzw. infolge Überschreitens der Maximaldosierungen limitiert ist, finden andere Verfahren der myokardialen Unterstützung ihre Verwendung.

Hierzu zählt der Einsatz von ventrikelunterstützenden Pumpsystemen, die zur isolierten Unterstützung des linken oder rechten Ventrikels, aber auch kombiniert als biventrikuläre Systeme bis hin zum Kunstherz eingesetzt werden können.

Ein von der Idee und dem Funktionsprinzip gänzlich anderes Verfahren stellt die *intraaortale Ballonpumpe* (IABP) dar.

11.1 Intraaortale Ballongegenpulsation

Geschichte

Basierend auf dem theoretischen Konzept der Gegenpulsation von Spyridon Moulopoulos, 1962, haben die Brüder Adrian und Arthur Kantrowitz 1968 über den ersten klinischen Einsatz der Ballonpumpe berichtet. Eine 45-jährige Frau mit akutem Myokardinfarkt und kardiogenem Schock konnte nach erfolgreicher IABP-Anwendung entlassen werden.

Prinzip

Ein in der Aorta descendens platzierter Ballonkatheter wird, entsprechend dem Herzzyklus, vom EKG getriggert rhythmisch mit Heliumgas aufgeblasen und entbläht.

Wirkungsweise

■ **Diastolische Augmentation.** In der Diastole wird der Ballon aufgebläht (Inflation), und in der Aorta wird eine Pulswelle in beide Richtungen erzeugt. Während die nach peripher gerichtete Strömung unbedeutend ist, führt die herzwärts gerichtete retrograde Strömung (*Gegenpulsation*) zu einer vermehrten Durchblutung der aus der proximalen Aorta entspringenden Gefäße. Dadurch wird die Flussrate in den Koronararterien entscheidend gesteigert. Die so erzielte Zunahme der diastolischen Myokardperfusion wird als Augmentation bezeichnet und im abgeleiteten typischen Kurvenverlauf dokumentiert (Abb. 11.1 a).

■ **Systolische Entlastung.** Während der Systole wird der Ballon entleert (Deflation). Der dabei erzeugte Unterdruck in der Aorta führt durch Reduktion des Widerstands zur Erleichterung der Auswurftätigkeit des linken Ventrikels und trägt so zu seiner Entlastung (*Nachlastminderung*) bei (Abb. 11.1 b).

Technik

Es werden gesonderte, zur Ballonpumpe führende EKG-Elektroden angelegt. Bei tastbarer Arterie (in der Regel: rechte Leistenarterie) wird das Gefäß mittels Seldinger-Technik punktiert, und ein Führungsdraht wird vorgeschoben. Bei nicht tastbarem Gefäß muss dieses chirurgisch freigelegt werden. Bei liegendem Draht wird mittels eines Einführungsbestecks der Ballonkatheter, dessen Einführungslänge durch Abmessen am Patienten abgeschätzt wurde (linkes Schlüsselbein – Leistenbeuge) bis zur entsprechenden Markierung eingeführt und an die Steuerungseinheit angeschlossen. Vor dem Pumpen wird

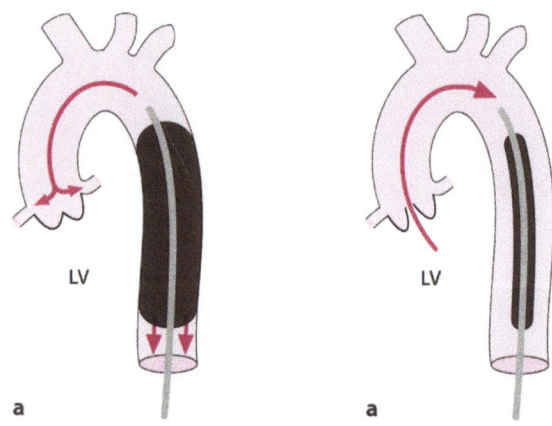

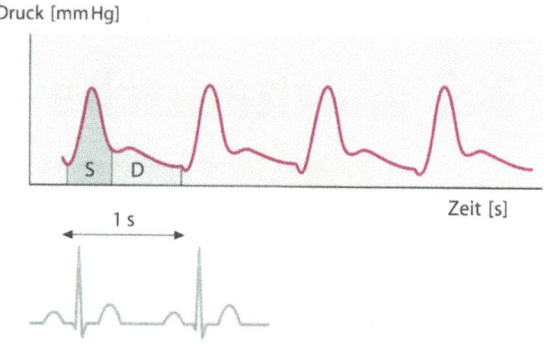

Abb. 11.1. a Aufblähen des Ballons während der Diastole (Inflation), **b** Entleeren des Ballons während der Systole (Deflation)

Abb. 11.2. Normale arterielle Druckkurve (mit Vergleich zur EKG-Kurve), *S* systolischer Anteil, *D* diastolischer Anteil

durch Aspiration von arteriellem Blut die intravasale Lage überprüft. Die im Monitor dargestellte arterielle Druckkurve gibt über die korrekte Einstellung Auskunft. Bedarfsweise kann durch Nachregulieren (Schieberposition von Deflation/Inflation) die optimale Einstellung erzielt werden.

Ein Verschluss der Beckenarterien stellt keine Kontraindikation dar, sondern erfordert die Implantation via A. ascendens oder A. subclavia.

Einstellung

Der Zustand der Ballonfüllung (Inflation-Deflation) in Abhängigkeit vom Herzzyklus muss exakt beachtet werden, um eine zusätzliche Belastung des ohnehin geschädigten Ventrikels zu verhüten. Die in Abb. 11.2–11.5 abgebildeten Kurvenbeispiele zeigen die Norm sowie mögliche Fehler bei der Balloneinstellung an. Um eine effektive Pumpfunktion zu gewährleisten, müssen Letztere unbedingt vermieden werden.

Abbildung 11.6 zeigt die IABP-Steuerkonsole, Abb. 11.7 den Einfluss von IABP auf den Kurvenverlauf.

■ **Praktisches Vorgehen während der Einstellung der IABP an Kurvenbeispielen.** Im 1:2-Pumpenmodus zeigt die arterielle Druckkurve einen nichtgepumpten (patienteneigenen) Verlauf (systolischer Anstieg, Maximum und Abfall bis zum Klappenschluss), gefolgt von der IABP mit den Phasen von Inflation und Deflation. Die Inflation führt bei korrekter Einstellung zur Augmentation des diastolischen Kurvenanteils. Die Deflation führt zu charakteristischen Veränderungen der

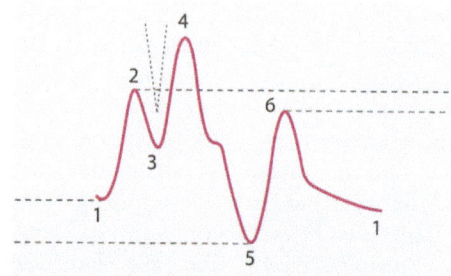

Abb. 11.3. Optimal eingestellte ballonassistierte Kurve. Der Verlauf *1–3* stellt den nicht gepumpten Anteil dar. Der Anstieg von *3* nach *4* zeigt die Phase der Inflation. Der Kurvenverlauf von *4–5* stellt die Phase der Deflation dar. Der Verlauf von *5–1* zeigt wieder den nicht gepumpten Anteil. (Infolge der vorausgegangenen Pumpenaktion wird dieser Teil auch als pumpenassistierte Druckkurve bezeichnet)

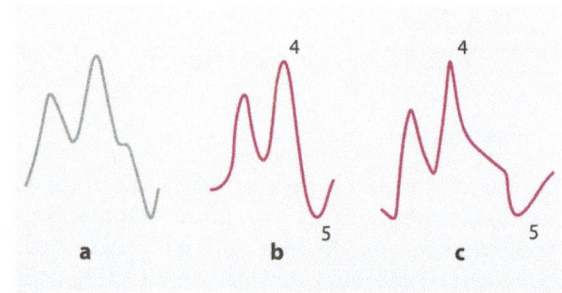

Abb. 11.4a–c. Optimales Bild (**a**) und Kurvenbild bei inkorrekter Inflation (**b, c**); **b** frühe Inflation (in die Systole verlagert; zu kurzer Abstand von *2* und *4*), Folge der frühen Inflation: Behinderung des Ventrikelauswurfs, wodurch sich das Schlagvolumen und das Minutenvolumen (cardac output) erniedrigen, **c** späte Inflation (in die Diastole verlagert; zu weiter Abstand von *2* und *4*), Folge: unzureichende diastolische Augmentation mit der Folge einer Reduktion der Koronarperfusion und des Systemdrucks

11.1 Intraaortale Ballongegenpulsation

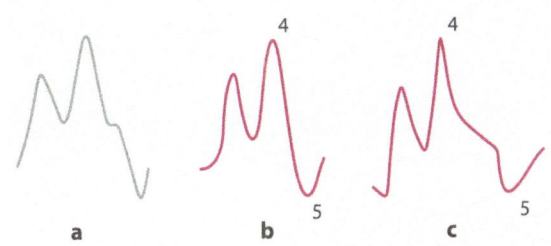

Abb. 11.5 a–c. Optimale Einstellung (**a**) und Kurvenbild bei inkorrekter Deflation (**b, c**), **b** frühe Deflation (rascher Abfall von *4* nach *5*). Die vorzeitige Absenkung des intraaortalen Drucks beeinflusst die Effektivität der Nachlastsenkung (im Verhältnis zur Ventrikelsystole). Die Folge ist eine fehlende Entlastung der ventrikulären Auswurfarbeit. **c** Späte Deflation (langsamer Abfall von *4* nach *5*; Kurvenverbreiterung). Wegen der spät einsetzenden Entleerung muss der Ventrikel gegen den teilweise noch geblähten Ballon auswerfen. Die Folge ist eine gesteigerte Herzarbeit mit erhöhtem Sauerstoffverbrauch

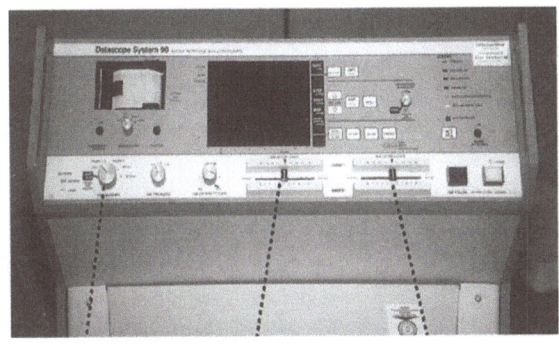

Abb. 11.6. IABP-Steuerkonsole (Datasope-System)

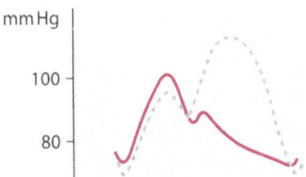

Abb. 11.7. Darstellung des IABP-Effekts auf den Kurvenverlauf, *durchgezogene Linie* nichtaugmentierte Kurve, *gestrichelte Linie* augmentierte Kurve

nachfolgenden Druckkurve, die auch als ballonassistierte Druckkurve bezeichnet wird.

Zur Erläuterung sind die Kurvenbeispiele (Abb. 11,8, 11.9) mit Buchstaben und Zeichen versehen, die im Text erklärt werden.

Einstellen der Inflation
Die Inflation beruht auf folgenden Vorgaben:
1. Einstellung des Pumpmodus auf *1:2*.
2. Hochfahren der *Referenzlinie* bis zum *Aortenklappenschluss* (erkennbar an der Dikrotie an der nicht gepumpten Kurve).
3. Einstellen der *Ballonfüllung* (Schieber oder Drucktasten am Inflationsregler) exakt in *Höhe der Referenzlinie* am gepumpten Kurventeil mit Bildung eines *spitzen V*.

Das augmentierte diastolische Maximum liegt häufig, jedoch nicht immer, höher als der vorausgegangene systolische Spitzenpunkt.

Bedingt durch das zeitliche Inflationsintervall kann unter hoher Herzfrequenz die diastolische Kurvenspitze niedriger als die vorausgehende systolische Kurvenspitze sein.

> Die korrekte Einstellung des Inflationszeitpunkts ist einzig an ihrem Beginn zum Aortenklappenschluss mit Bildung eines spitzen V festzulegen.

Einstellen der Deflation
1. Einstellen des Pumpmodus auf *1:2*.
2. Der Kurvenabfall (D→A*) sollte nicht zu steil, aber auch nicht zu langsam erfolgen.
3. Die Ballonleerung (Deflation) wird unter Beachtung des enddiastolischen Drucks verändert. Diejenige *Einstellung mit dem niedrigsten enddiastolischen Druck* ist am effektivsten.
4. Rascher Abfall (Deflation) und rascher Anstieg (Patientensystole) ergeben am tiefsten Punkt ebenfalls ein spitzes V.

Das systolische Maximum der assistierten Druckkurve liegt dabei niedriger als das systolische Maximum der Patientendruckkurve: Mit Einsetzen der Deflation wird ein kurzfristiger Unterdruck in der Aorta descendens erzeugt, was die Ventrikelauswurfarbeit erleichtert und zur Verbesserung der Energiebilanz des Herzmuskels beiträgt.

> Die korrekte Einstellung der Deflation lässt sich anhand folgender Kriterien beurteilen: Ballonassistierter enddiastolischer Druck (A*) und systolischer Druck (B*) sollten jeweils niedriger liegen als ihre Vergleichswerte (A und B) in der vorausgehenden Patientendruckkurve (A* < B und B* < B).

11 Mechanische Unterstützungssysteme

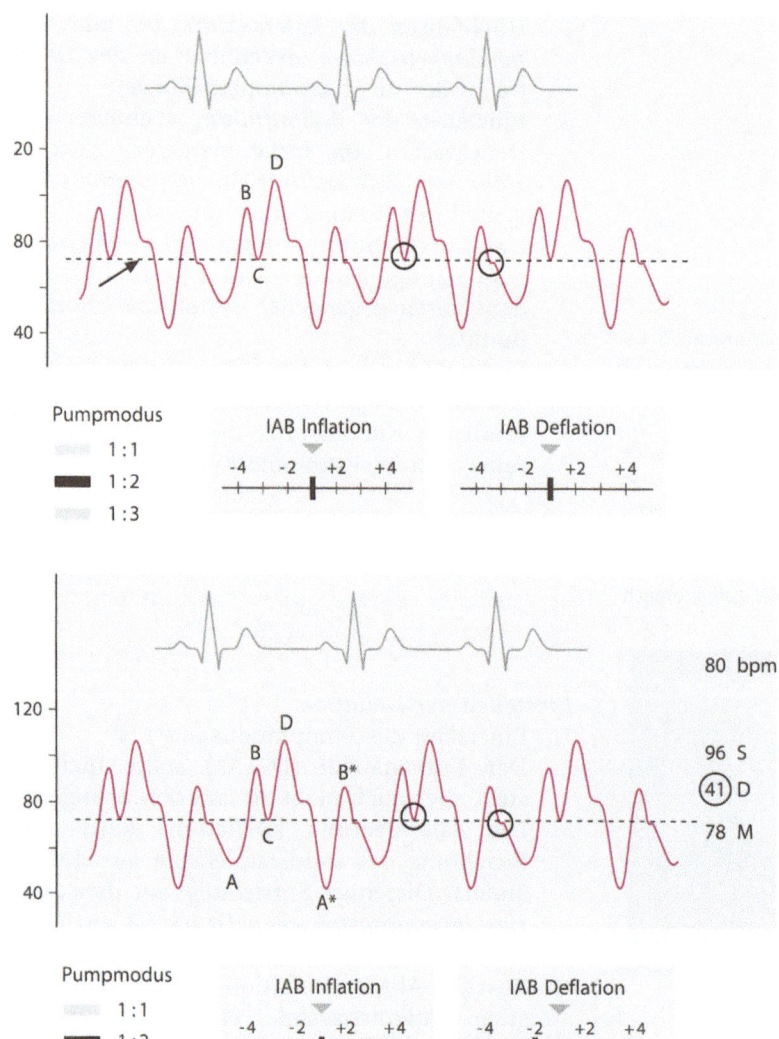

Abb. 11.8. Einstellung der Inflation, Pumpmodus 1:2, *Pfeil* Referenzlinie, *B* systolischer Spitzenpunkt, *D* diastolisches Maximum, *1. Kreis* Höhe der Referenzlinie, *2. Kreis* Dikrotie mit Aortenklappenschluss, *Dreieck BCD* spitzes V, s. auch Text

Abb. 11.9. Einstellung der Deflation, Pumpmodus 1:2, *Pfeil* Veränderung der Ballonentleerung, Deflation, *A* enddiastolischer Aortendruck, *A** ballon-assistierter enddiastolischer Aortendruck, *B* systolischer Spitzenpunkt, *B** assistierter systolischer Spitzendruck, *Kreis* numerischer enddiastolischer Druck

Indikation

- Myokardiales Pumpversagen (frischer Myokardinfarkt, Herzchirurgie)
- Ventrikelseptumruptur nach Infarkt
- Mitralinsuffizienz nach Infarkt infolge Papillarmuskelabriss

Kontraindikation

- Fehlende Eigenaktivität des Herzens
- Aortendissektion
- Aortenaneurysma
- Aortenklappeninsuffizienz

Komplikationen

Schwerwiegende Komplikationen sind:
- *Perforation* der nach kranial gelegenen Arterienabschnitte, insbesondere:
  - der Beckenarterien (bei Schlingen- oder Knickbildungen)
  - der Aorta (bei sklerotischen Wandveränderungen)

  Deshalb sollte der Ballon nur über einen liegenden Führungsdraht ohne Gewaltausübung (evtl. unter Röntgenkontrolle) vorgeschoben werden.
- *Minderdurchblutung* des Beins bis zur kritischen Ischämie (infolge eines zu kleinen Gefäßkalibers oder einer Gefäßspastik)

  Deshalb darf als Balloneintrittsstelle nur ein großkalibriges Gefäß (A. femoralis commu-

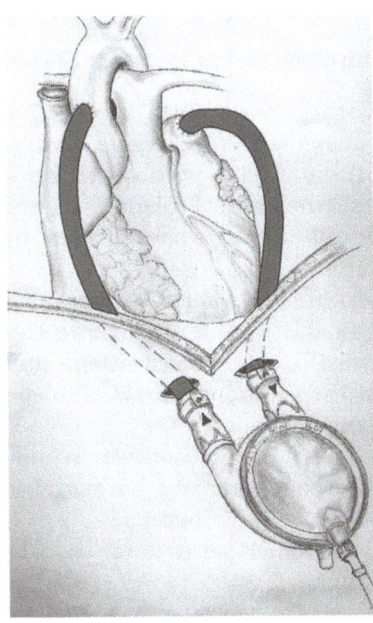

Abb. 11.10. Anschlüsse und Position eines LVAD-Systems

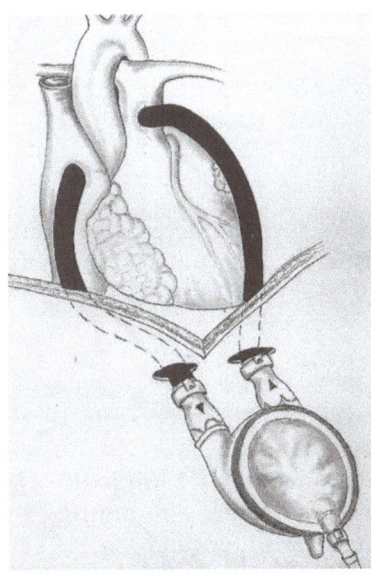

Abb. 11.11. Anschlüsse und Position eines RVAD-Systems

nis) gewählt werden. Falls am gleichen Bein die Venenentnahme erfolgte, sollte das Bein nicht, wie üblich, mit einem straffen Verband versorgt werden.

Treten am zu beobachtenden Fuß Ischämiezeichen auf (Kälte, Blässe), muss die Durchblutung unverzüglich wieder hergestellt werden.

Hierzu wird nach folgenden Kriterien vorgegangen:

- Prüfen durch probeweises Ausstellen, ob die Pumpe entfernt werden kann (Pumpfolge 1:4 oder seltener); Kreislaufverhalten stabil?
- operatives Entfernen der Schleuse und Belassen lediglich des Ballonkabels (Schleuse mit Kabel ist kaliberstärker als Kabel allein!)
- passagere Bypassversorgung (z. B. als femoro-femoraler Querbypass) von der Gegenseite

Entwöhnung

Nach Normalisierung der hämodynamischen Parameter wird der Pumpmodus auf 1:2 oder 1:4 zurückgestellt, und die Unterstützungsverstärkung wird reduziert.

11.2 Ventrikuläre Unterstützungssysteme

Zu den modernen Verfahren in der Behandlung des versagenden Herzmuskels gehört der Einsatz so genannter ventrikulärer Unterstützungssysteme (ventricular assist device: VAD), die als
- linksventrikuläres,
- rechtsventrikuläres oder
- biventrikuläres System

eingesetzt werden können.

Unterschieden werden folgende Einsatzmöglichkeiten:
- bridge to recovery:
  temporärer Einsatz bis zur Erholung
- bridge to transplantation:
  temporärer Einsatz bis zur Transplantation
- total artificial heart:
  Ersatz mittels Kunstherz alternativ zur Transplantation

Geschichte

1978 wurde ein erstes linksventrikuläres Pumpsystem implantiert, 1982 folgte die erste Serie von Kunstherzen mit externem Antrieb:

- Systeme mit extern gelegener Pumpkammer
  - 1988 Abiomed-BVS-5000-Kunstherz
  - 1992 Berlin-heart-Kunstherz
  - 1994 Medos-Kunstherz

- Systeme mit implantierter Pumpkammer (Steuerung und Antrieb über nach extern führende Kabel)
  - 1985 Novacor-Kunstherz
  - 1992 HeartMate-Kunstherz
- Implantierbare Turbinen (Impellorpumpen) mit deutlich reduzierter Größe und Gewicht (nach extern führendes Kabel)
  - 1999 DeBakey-Kunstherz
  - 2000 Jarvik-2000-Kunstherz
- Vollständig implantierbares System (ohne Verbindung nach außen)
  - 2000 LionHeart-Kunstherz

Die im Folgenden beschriebenen Techniken beziehen sich auf die Implantation von extern gelegenen VAD-Systemen.

Prinzip

Der betreffende Ventrikel wird durch eine parallel geschaltete pneumatische Kammer (Kunstventrikel) entlastet. Die entsprechende Kanülierung ist dabei dem Ventrikel vor- und nachgeschaltet. Der so entlastete Ventrikel kann sich erholen oder die Zeit bis zur Transplantation kann überbrückt werden.

Vorgehen beim linksventrikulären Pumpsystem (LVAD)

- Der linke Vorhof wird über das *linke Herzohr* oder über die *rechte obere Lungenvene* kanüliert. Die Kanüle wird durch Knoten der Tabaksbeutelnaht (Prolene 3-0) abgedichtet und mit dem gleichen Faden fixiert.
- Nach Ausklemmen der Aorta ascendens wird die Aorta kanüliert, die an der Kanüle integrierte Gefäßprothese wird zurechtgeschnitten und auf die Aorta mit Prolene 5-0 oder 4-0 end-zu-seit-anastomosiert.
- Beide Kanülen werden am unteren Wundwinkel zum Oberbauch separat herausgeleitet.
- Die künstliche Kammer wird unter Wasser sorgfältig entlüftet.
- Beide Kanülenenden werden auf gleiche Länge zurecht geschnitten.
- Die Kanülen werden an die Kammer und die Kammer an die Steuerungs- und Pumpeinheit angeschlossen (Abb. 11.10).

Vorgehen beim rechtsventrikulären Pumpsystem (RVAD)

- Der rechte Vorhof wird über das *rechte Herzohr* oder über die *rechts-laterale Vorhofwand* kanüliert, die Kanüle wird durch Knoten der Tabaksbeutelnaht (Prolene 3-0) abgedichtet und mit dem gleichen Faden fixiert.
- Die *Pulmonalarterie* wird nach Ausklemmen kanüliert, die an der Kanüle integrierte Gefäßprothese wird zurechtgeschnitten und end-zu-seit auf die Pulmonalarterie (Prolene 5-0 oder 4-0) anastomosiert.
- Beide Kanülen werden am unteren Wundwinkel zum Oberbauch separat herausgeleitet.
- Die künstliche Kammer wird unter Wasser sorgfältig entlüftet.
- Beide Kanülenenden werden auf gleiche Länge zurechtgeschnitten.
- Die Kanülen werden an die Kammer und diese an die Steuerungs- und Pumpeinheit angeschlossen.

> *Achtung:* Intrakardiale Kurzschlussverbindungen (ASD, VSD) müssen zuvor korrigiert worden sein.

Die postoperative Versorgung setzt eine Antikoagulation voraus; eine ACT von ca. 200 s wird empfohlen.

Indikation

- Akutes myokardiales Pumpversagen (nach HLM-Operation):
  - „cardiac index" deutlich < 2 l/min·m^2
  - linksatrialer Vorhofdruck > 20 mmHg
  - systemischer Gefäßwiderstand $> 2100 \cdot 10^{-5}$ Ns/cm^5
- Überbrückung vor Herztransplantation (z. B. bei Kardiomyopathie)
- Überbrückung bei akuter Abstoßungsreaktion nach Herztransplantation

LVAD-Systeme kommen in der oben genannten Indikationsliste am häufigsten zur Anwendung, RVAD-Systeme und biventrikuläre Systeme werden seltener implantiert. Die Indikationen müssen dem Einzelfall angepasst werden.

Kontraindikation

Die exakte Steuerung der Geräte erfolgt über einen EKG-Trigger. Das Vorhandensein von Arrhythmien kann die Effektivität deutlich einschränken oder die Anwendung unmöglich machen.

Komplikationen

- Blutungen
- Embolien (Luft, Thromben)
- Infektion (bei Langzeitanwendung)
- Hämolyse

11.3 Literatur

11.3.1 IABP

Arafa OE, Pedersen TH, Svennevig JL, Fosse E, Geiran OR (1998) Intraortic balloon pump in open heart operations: 10-year follow-up with risk analysis. Ann Thorac Surg 65:741–747

Bolooki H (ed) (1998) Clinical application of the intra-aortic balloon pump. Futura, New York

Burack JH, Uceda P, Cunningham JN (1996) Transthoracic intraortic balloon pump: a simplified technique. Ann Thorac Surg 62:299–301

Dietl CA, Berkheimer MD, Woods EL, Gilbert CL, Pharr WF, Benoit CH (1996) Efficacy and cost-effectiveness of preoperative IABP in patients with ejection fraction of 0,25 or less. Ann Thorac Surg 62:401–409

Flege JF, Wright CB, Reisinger TJ (1984) Successful balloon counterpulsation for right ventricular failure. Ann Thorac Surg 37:167–168

Ghali WA, Ash AS, Hall RE, Moskowitz MA (1999) Variation in hospital rates of intraortic balloon pump use in coronary artery bypass operations. Ann Thorac Surg 67:441–445

Göl MK, Bayazit M, Emir M, Tasdemir O, Bayazit K (1994) Vascular complications related to percutaneous insertion of intraortic balloon pumps. Ann Thorac Surg 58:1476–1480

Hazelrigg SR, Auer JE, Seifert PE (2002) Experience in 100 transthoracic balloon pumps. Ann Thorac Surg 54:528–532

Hedenmark J, Ahn H, Henze A, Nyström SO, Svedjeholm R, Tydén H (1988) Complications of intraortic balloon counterpulsation with special reference to limb ischemia. Scand J Thorac Cardiovasc Surg 22:123–125

Kantrowitz A (1953) Experimental augmentation of coronary flow by retardation of the arterial pressure pulse. Surgery 34:678–687

Maccioli GA (1997) Intra-aortic balloon pump therapy. Williams & Wilkins, Baltimore

Moulopoulos SD, Stamatelopoulos SF, Zacopoulos NA et al. (1989) Intraventricular plus intra-aortic balloon pumping during intractable cardiac arrest. Circulation [Suppl III] 80:167–173

Quaal SJ (1993) Comprehensive intraortic balloon counterpulsation 2nd edn. Mosby – Year Book, St Louis

Sisto DA, Hoffman DM, Fernandes S, Frater RWM (1992) Is the use of the intraortic balloon pump in octogenerians justified? Ann Thorac Surg 54:507–511

Tierney G, Parissis H, Baker M, Austin D, Clelland C, Richens D (1997) An experimental study of intra aortic ballon pumping within the intact human aorta. Eur J Cardiothorac Surg 12:486–493

11.3.2 Kunstherz

DeBakey ME (1999) A miniature implantable axial flow ventricular assist device. Ann Thorac Surg 68:637–640

De Vries WC (1988) The permanent artificial heart. JAMA 259:849–859

Goldstein DJ, Oz MC, Rose EA (1998) Implantable left ventricular assist devices. N Engl J Med 339:1522–1533

Hill JD, Lemperle B, Levinson M, Poirer VL, Griffith BP (1993) FDA regulatory issues session: how much do we need to know before approving a ventricular assist device. Ann Thorac Surg 1:314–328

Jett GK (1994) Postcardiotomy support with ventricular assist devices: selection of recipients. Semin Thorac Cardiovasc Surg 6:136–139

Joyce LD, Kiser JC, Eales F, King RM, Toninato CJ, Hansen J (1990) Experience with the Sarns centrifugal pump as a ventricular assist device. ASAIO Trans 36:619–623

Ohtsubo S, Nosé Y, Benkowski R, Tayama E, DeBakey ME (1996) Development of DeBakey ventricular assist device. Cardiovasc Eng 1:27–31

Pae WE, Miller CA, Matthews Y, Pierce WS (1992) Ventricular assist devices for postcardiotomy cardiogenic shock. A combined registry experience. J Thorac Cardiovasc Surg 104:541–553

Sweeny MS, Frazier OH (1992) Device-supported myocardial revascularization: safe help for sick hearts. Ann Thorac Surg 6:1065–1070

Votapka TV, Pennington DG (1994) Mechanical circulatory support of the failing heart. Curr Opin Cardiol 9:231–236

Glossar

A

ACVB *A*orto-*k*oronarer *V*enen*b*ypass: häufigste Operation am Herzen. Dient der Überbrückung (Umleitung) verengter oder verschlossener Herzkranzgefäße (Koronararterien) mit dem Ziel, die Herzmuskeldurchblutung zu verbessern, einen Infarkt zu verhüten und die Leistungsfähigkeit zu steigern

AI *A*ortenklappen*i*nsuffizienz (Schlussunfähigkeit der Klappensegel) mit Rückfluss (Pendelfluss) aus der Aorta in die linke Kammer

AKE *A*orten*k*lappen*e*rsatz

Angina pectoris Schmerzhaftes Engegefühl der Brust als Zeichen einer Mangeldurchblutung des Herzmuskels *(lateinisch: angere: verengen; pectus: die Brust)*

Angioplastie Nicht operatives Rekonstruktionsverfahren (Aufdehnen, Wiedereröffnen) der Gefäße mittels spezieller Instrumente und Techniken (Ballon, Fräse, Laser)

Antikoagulation Gerinnungshemmung (Koagulation: Gerinnung)

Aortenklappe Dreisegelige Klappe zwischen linker Kammer und Aorta (Auslassventil des linken Herzens)

AS *A*ortenklappen*s*tenose (Öffnungsunfähigkeit der Klappensegel) mit Passagehindernis für das Blut aus der linken Kammer

ASD *A*trium-*S*eptum-*D*efekt (Vorhofseptumdefekt)

Atrium Vorhof (linker und rechter Herzvorhof)

AV *A*trio*v*entrikulär (Vorhof und Kammer betreffend) oder *a*ugmented *v*oltage (EKG-Ableitungen: aVL, aVF, aVR)

B

Batista-Operation Verfahren zur Reduktion der linksventrikulären Masse (Keilexision aus dem linken Ventrikel) in der chirurgischen Behandlung der schweren Herzinsuffizienz. Nach dem Laplace-Gesetz ist die Wandspannung proportional zum Durchmesser und dem Innendruck. Eine hohe Wandspannung führt zur Erhöhung des Sauerstoffverbrauchs. Ein großer (enddiastolischer Ventrikeldurchmesser > 70 mm), dilatierter und insuffizienter linker Ventrikel kann durch Herausschneiden von Wandanteilen (partielle Ventrikulotomie) in seinem linksventrikulären Durchmesser und damit auch dem end-diastolischen Volumen vermindert werden, was zur Verbesserung der Ventrikelfunktion führt.
Bewertung: Der initial verbesserten linksventrikulären Funktion (Frühergebnisse) stehen eine hohe perioperative Letalität und schwere ventrikuläre Rhythmusstörungen gegenüber. *(R. Batista, brasilianischer Chirurg, Erstbeschreibung 1996)*

Bentall-Operation Kombinierter Ersatz von Aortenklappe und Aorta ascendens unter Verwendung einer klappentragenden Gefäßprothese (so genannter Klappenconduit). Zusätzlich müssen die koronaren Ostien seitlich in die Prothese reimplantiert werden. *(Technik nach Bentall u. DeBono 1968)*

Bernoulli Bernoulli-Effekt: Beschreibt die Abhängigkeit von Druck und Fluss in Stenosen. Regionen mit hohen Flussgeschwindigkeiten v (Gefäß- oder Klappenstenosen) gehen mit einem Druckabfall einher. *(Daniel Bernoulli 1700–1782)*
Bernoulli-Gleichung zur Berechnung des Druckgradienten (ΔP) einer Klappenstenose:

$$\Delta P(P_1 - P_2) = 4 \cdot v^2$$

Bikuspidal Aus 2 Segeln bestehend

Bland-White-Garland-Syndrom Gehört zu den Koronaranomalien, wobei die linke Koronararterie aus dem Hauptstamm der Pulmonalarterie entspringt. Folge sind Koronarischämien bis hin zum Risiko eines Kammerflimmerns. Nur etwa 10% der Patienten mit dieser angeborenen Anomalie erreichen das Erwachsenenalter

Brachytherapie Spezielle Form der kurzfristigen (brachy) Strahlungsbehandlung mittels β- oder γ-Strahlung zur Verhütung von Rezidivstenosen nach Gefäßdilatationen *(griechisch: brachys: kurz, gering)*

Bradykardie Verlangsamter Herzschlag (<60/min) *(griechisch: bradys: langsam, träge)*

C

Capture beats Eine der Ursachen für die Entstehung der ventrikulären Tachykardie. Hierunter versteht man die vorzeitig zur Kammer gelangten Vorhofaktionen mit dem Effekt des so genannten Kammereinfangens

CK Kreatinkinase, ein Muskelenzym, welches unter anaeroben Bedingungen zur ATP-Produktion führt. Sie kommt im Körper in 3 **Isoenzymen** vor:
1. als **CK-MM** der Skelettmuskulatur (identisch mit der CK-NAC)
2. als **CK-MB** der Herzmuskulatur (MB: muscle-brain)
3. als **CK-BB** des Nervengewebes (B: brain)

Die Messung der CK-MB wird zusätzlich zur Differenzierung eines Herzmuskelschadens erforderlich, wenn der CK-NAC-Wert >120 U/l ist. Bestimmt werden 2 Größen, die als Aktivität (U/l) oder als Masse (ng/ml) angegeben werden. Die *Aktivitätsbestimmung* (U/l) erfolgt routinemäßig. Hierbei wird ein Antikörper gegeben, der die M-Untereinheit blockiert.
Die verbleibende Restaktivität entspricht dann der B-Untereinheit. Bei der *Massebestimmung* (ng/ml) wird ein Antikörper zugeführt, der die B-Untereinheit spezifisch erkennt. Mit der 2. Methode ist die Herzschädigung mit hoher Sensitivität und Spezifität nachzuweisen.
Die Massebestimmung ist z.B. dann indiziert, wenn trotz normalen CK-NAC-Werten (<80 U/l) ein pathologischer Troponin I-Wert (>0,1 ng/ml) vorliegt.
Normalwerte:
CK-MB-Aktivität <10 U/l
CK-MB-Masse 0,3–4,0 ng/ml

Cor Herz *(lateinisch: cor: das Herz)*

D

David-Operation Klappenerhaltende Operation bei Anuloektasie der Aortenbasis mit Insuffizienz der Klappe. Nach Skelettieren der Klappe (Ausschneiden aller 3 Sinus, Isolieren der Koronarostien) wird eine Prothese über die Klappe gestülpt und an der Aortenbasis anastomosiert. Die Klappe selbst wird von innen in die Prothese eingenäht (Technik der so genannten Klappenreimplantation). Mittels einer weiteren Prothese wird der meist erforderliche Ascendensersatz durchgeführt. Die Koronarostien werden seitlich in die Prothese reimplantiert. *(T. David, kanadischer Chirurg, Erstbeschreibung 1992)*

Dextrokardiographie Form der Herzkatheteruntersuchung mit Darstellung des rechten Herzens (rechter Ventrikel, rechter Vorhof und Anfangsteil der Pulmonalarterie) mittels Kontrastmittel

Diastole Erschlaffen des Herzmuskels (Relaxation). Im klinischen Sprachgebrauch bezieht sich dieser Begriff auf die Kammererschlaffung *(griechisch: diastole: die Erweiterung)*

Doppler Verfahren in der Ultraschalldiagnostik: Das Dopplerprinzip beruht auf der Frequenzänderung zwischen ausgesendeten und empfangenen Schallwellen aufgrund der Bewegung von Sender oder Reflektor *(benannt nach dem östereichischen Physiker Christian Doppler)*

E

Echokardiographie Nichtinvasive diagnostische Untersuchung des Herzens mittels Ultraschall (Schallfrequenzen im Megahertz (MHz)-Bereich)
1. *M-Mode* (Motion bzw. time motion)-*Verfahren*: Eindimensionale Darstellung in Abhängigkeit von der Zeit (geeignet bei schnell bewegten Strukturen, z.B. Klappen)
2. *B-Mode* (Brightness, Helligkeit)-*Verfahren*: Zweidimensionale Darstellung mit Wiedergabe der Echosignale in verschiedenen Grauwertstufen (Helligkeitsunterschieden) (geeignet zur Darstellung anatomischer Strukturen z.B. angeborene Fehler, Thromben, Tumoren)
3. *Dopplerechokardiographie* (mit und ohne Farbkodierung): Ultraschalluntersuchung mittels des Dopplereffekts (benötigt zur Darstellung von Flussgeschwindigkeiten, Berechnung von Klappenöffnungsflächen und Druckgradienten und somit zur Quantifizierung einer Klappenerkrankung)

EF *E*jektionsfraktion (Auswurfmenge der Kammer) Gleichung:

$$EF(\%) = \frac{EDV - ESV}{EDV} \cdot 100$$

EDV: enddiastolisches Volumen, ESV: endsystolisches Volumen; der Normalwert liegt bei >65%

Eisenmenger Fixierte pulmonale Hypertonie (Eisenmenger-Reaktion) mit einem pulmonalvaskulären Widerstand (PVR) von PVR > $8 \cdot 10^{-3}$ NS/cm^5 *(nach: Viktor Eisenmenger, 1864–1932, Wiener Arzt)*

EKG *E*lektro*k*ardio*g*raphie (von außen abgeleitete Herzstromkurve) *(Ableitung der ersten Herzstromkurve durch Augustus Waller, London, 1886; Beschreibung des heute gängigen EKG durch Willem Einthoven aus Leyden, 1889, der zunächst die Ausschläge, mit ABCD bezeichnete und sie später in PQRST umbenannte)*

EKZ *E*xtra*k*orporale *Z*irkulation

Endokard Herzinnenwandauskleidung

EPU *E*lektro*p*hysiologische *U*ntersuchung: diagnostische Methode zur Abklärung bedrohlicher Rhythmusstörungen

F

FGF *F*ibroblast *g*rowth *f*actor, Fibroblastenwachstumsfaktor. Die Applikation des Fibroblastenwachstumfaktors stellt einen neuen therapeutischen Ansatz in der Behandlung der koronaren Herzkrankheit dar. Durch Anwendung des FGF soll eine Gefäßneubildung (Angioneogenese) induziert werden

FS *F*ractional *s*hortening. Hierbei handelt es sich um die prozentuale Angabe der linksventrikulären systolischen Querschnittsverkürzung. Die Messung dieser Größe ist eine Voraussetzung, um aus den enddiastolischen und endsystolischen Durchmessern (EDD, ESD) die Ejektionsfraktion (EF) zu berechnen. Die Verkürzungsfraktion wird echokardiographisch bestimmt und nach folgender Formel (in %) berechnet:

$$FS(\%) = \frac{EDD - ESD}{EDD} \cdot 100$$

Der Normalwert beträgt >25%

G

GEA *G*astro-*e*piploic *a*rtery (A. gastroepiploica), wird als koronares Bypassgefäß verwendet

Gorlin-Formel Formel zur Berechnung von Klappenöffnungsflächen:

$$K\ddot{O} = \frac{Q}{K \cdot \sqrt{\Delta P}}$$

mit: *KÖ* Klappenöffnungsfläche, *Q* Durchflussrate an der Klappe, *K* Klappenkonstante, *ΔP* Druckdifferenz (des vor und hinter der Klappe gemessenen Drucks) *(R. Gorlin, 1951)*

H

HIT *H*eparin *i*nduzierte *T*hrombozytopenie: entsteht unter Heparintherapie eine Thrombose, sollte man an die Diagnose einer HIT denken. Sie tritt als ungefährliche Form (HIT I) oder als risikoreiche Form (HIT II) auf. Typischerweise sind die Thrombozyten stark erniedrigt. Die nach jeglicher Heparinzufuhr mögliche HIT-II-Form wird von einer bis zu 30%igen Letalitätsrate begleitet!

HITS *H*igh *i*ntensity *t*ransient *s*ignals (Angaben pro Minute): tritt als messbares Korrelat einer Hirnstörung nach Aortenklappenersatz mit mechanischer Prothese auf. Mikroembolien durch feste oder gasförmige Partikel werden als Ursache angenommen. Die Diagnose erfolgt durch transkranielle Dopplersonographie

HLM *H*erz-*L*ungen-*M*aschine

HOCM *H*ypertrophe *o*bstruktive *K*ardio*m*yopathie: früher auch als idiopathische hypertrophe Subaortenstenose (IHSS) bezeichnet. Es handelt sich um eine angeborene Herzmuskelkrankheit, die bei etwa 0,2% Menschen vorkommt. Es besteht eine asymmetrische Wandhypertrophie des linken Ventrikels mit Betonung des inter-ventrikularen Septums und Verlagerung des mitralen Klappenanulus. Entscheidend ist dabei die Obstruktion des linksventrikulären Ausflusstrakts mit nachfolgender Druckerhöhung im Ventrikel. Messwerte bei HOCM: Septumdicke >15 mm, Quotient aus Septumdicke und Hinterwanddicke: >1,3. Bei Leistungseinschränkung (NYHA-Stadium III) besteht eine Operationsindikation. Über einen transaortalen Zugang erfolgt die Resektion des Muskelanteils (Myektomie nach Morrow).

Ein alternatives Verfahren bietet der künstlich herbeigeführte Infarkt des hypertrophen Muskelanteils durch einen Verschluss des ersten Septalasts der RIVA an. Hierbei wird über die Herzkathetertechnik durch eine Alkoholinjektion die betreffende Koronararterie verödet (Idee nach Kuhn und Sigwart, 1995). In etwa 20% der Fälle tritt eine Blockierung auf, die zur Schrittmacherimplanatation zwingt

Homograft Ersatz (z. B. von Klappen oder großen Gefäßen) durch Implantation von biologischem menschlichem Gewebe (Gewebe gleicher Spezies). Wird synonym mit Allograft gebraucht

HZV Herzzeitvolumen (cardiac output), Maß der pro Zeiteinheit in den Kreislauf ausgeworfenen Blutmenge als Ausdruck der Herzleistung. Wird in der Regel als Herzminutenvolumen (HMV) berechnet: HMV = Schlagvolumen · Herzfrequenz

I

IABP Intraaortale Ballonpumpe: dient der mechanischen Kreislaufunterstützung (Erstbeschreibung: A. Kantrowitz, Surgery, 1953)

ICD Implantierbarer Cardioverter/Defibrillator. *(Erstimplantation beim Menschen durch M. Mirowski, 1980)*

IMA Internal mammary artery (A. mammaria interna) nach der Baseler Nomenklatur (Baseler Nomina Anatomica); nach der Pariser Nomenklatur wird auch *ITA* (A. thoracica interna) verwendet

Impedanz In der Elektrotherapie (Schrittmacher, Defibrillator) wird die Impedanzmessung zur Überprüfung des Geräts routinemäßig intra-operativ durchgeführt. Physikalisch handelt es sich um einen Widerstand, der bei der Ausbreitung von Wellen (Sonographie) oder elektrischem Strom vom Gewebe entgegengebracht wird *(lateinisch: impedire: hindern)*

Insuffizienz In der Kardiologie wird damit:
– eine Herzmuskelschwäche (myokardiale Insuffizienz) oder
– eine Klappenschlussunfähigkeit (Klappeninsuffizienz) bezeichnet

INR International normalized ratio (wurde von der WHO bereits 1983 eingeführt): wird zur internationalen einheitlichen Messung der antikoagulatorischen Aktivität benutzt (angestrebter Ersatz für die Quick-Wertbestimmung). Aufgrund unterschiedlicher Laborbedingungen muss jedoch auch hier mit einem Schwankungsbereich gerechnet werden. Der Variationskoeffizient für den INR-Wert beträgt etwa 12%

Inzidenz Anzahl aller Neuerkrankungen in einem bestimmten Zeitabschnitt (z. B. pro Jahr)

Ischämie Mangeldurchblutung infolge Unterbrechung der arteriellen Zufuhr *(griechisch: ischein: hemmen; haima: das Blut)*

J

Joule Maßeinheit der Stromstärke bei Defibrillation oder Kardioversion
$1 J = 1 W \cdot s$
(James J. Joule, Physiker, 1818–1889)

Judkins-Technik Katheteruntersuchung des Herzens über einen Zugang durch die A. femoralis, die punktiert wird *(Judkins, Erstbeschreibung 1967)*

K

Kardial Zum Herz gehörend *(griechisch: kardia: Herz)*

Kardioversion Synchronisierte Elektroschocktherapie des Herzens bei vorhof-bedingter Tachyarrhythmie. Unterschied zur Defibrillation:
1. niedrigere Energie (100–200 J)
2. Auslösen (Triggern) des Schocks durch die EKG-R-Zacke *(griechisch: kardia: Herz, lateinisch: vertere: wenden)*

Kawasaki-Syndrom Im Kindesalter auftretende, erworbene Gefäßerkrankung (systemische Vaskulitis) mit Befall kleiner Arterien, bevorzugt der Koronararterien, einhergehend mit rheumatischem Fieber und Lymphknotenschwellungen. In 15–30% der Fälle entstehen aneurysmatische Veränderungen der Koronararterien, die in 1–3% zum zur Ruptur oder Myokardinfarkt führen *(Erstbeschreibung: T. Kawasaki, 1967, Japan)*

Koronarbypass Die Überbrückung einer verengten Koronararterie wird am besten durch das Wort *Koronararterienbypass* beschrieben. In der Englischen Literatur wird hierfür der Begriff *CABG* (coronary artery bypass graft) verwendet.
Folgende Abkürzungen sind gebräuchlich:
1. *ACB* aorto-koronarer Bypass: Bypass zwischen A. ascendens (proximale Anastomose) und einer *Koronararterie* (distale Anastomose)
2. *ACVB* aorto-koronarer Venenbypass
3. *IMA-Bypass*: A. mammaria-interna Bypass: Bypass der A.-mammaria (dessen proximaler Anteil aus der A. subclavia entspringt und nicht aus der Aorta) und einer Koronararterie (nur distale Anastomose)

Klappengradient Die Druckmessung (mit Hilfe der Herzkatheteruntersuchung) vor und hinter einer Klappe erlaubt eine Aussage bezüglich der Klappenfunktion. Der maximale systolische Druckwert vor und hinter einer Stenose wird als *Peak-to-peak*-Gradient angegeben (z. B. der Aortenklappe: systolischer Maximaldruck im linken Ventrikel und in der Aorta) und so das Ausmaß einer Klappenstenose beurteilt

Koaptation Berührungslinie der Klappensegel im Bereich ihres freien Randes, Verhütung einer Insuffizienz. Nach jeder Rekonstruktion muss intraoperativ und echokardiographisch die Koaptation (Schlussfähigkeit) überprüft werden

Kommissur Berührungsstelle zweier Klappensegel am Klappenring

Koronar Herzkranzarterien betreffend

L

LA *L*inkes *A*trium (linker Vorhof)

LAO *L*eft *a*nterior *o*blique: Durchleuchtungsebene bei der Herzkatheteruntersuchung von schräg links vorne

Lävokardiographie Form der Herzkatheteruntersuchung mit Darstellung des linken Herzens (linker Ventrikel und Anfangsteil der Aorta) mittels Kontrastmittel

LV *L*inker *V*entrikel (linke Herzkammer)

LV-Dysfunktion Eine systolische Dysfunktion des linken Ventrikels liegt vor, wenn die Ejektionsfraktion (EF) in Ruhe unterhalb der Norm ist

M

Maze-Operation Operationsverfahren zur Behandlung des chronischen, paroxysmalen Vorhofflimmerns. Da Mitralklappenpatienten häufig ein medikamentenresistentes Flimmern haben, ist dieses Verfahren, kombiniert mit der Mitralklappenchiurgie (aber auch als isoliertes Verfahren) empfohlen worden. Neben der Verbesserung der Lebensqualität ist die Reduktion der flimmerassoziierten Morbidität das primäre Ziel dieser Operation. Die Maze-III-Prozedur stellt die derzeit gebräuchliche Modifikation dar. Chirurgisch werden der linke Vorhof in Höhe der einmündenden Lungenvenen sowie der rechte Vorhof durchtrennt und wieder anastomosiert. Alternativ können multiple atriale Inzisionen, evtl. kombiniert mit Kryoablation, angewendet werden. Dabei wird der für das Flimmern verantwortliche Reentry-Erregungskreis mechanisch unterbrochen. Die gleichzeitige Reduktion der Vorhofgröße wirkt ebenfalls antiarrhythmogen *(Erstbeschreibung: J. L. Cox, 1987; englisch: maze: Gewirr, Irrgarten)*

MI Mitralklappeninsuffizienz (Schlussunfähigkeit der Klappensegel) mit Rückfluss aus der linken Kammer in den linken Vorhof

MIDCAB *M*inimal*i*nvasiver *d*irekter *K*oronararterien*b*ypass: minimalinvasives Verfahren der Koronarrevaskularisation unter Einsatz spezieller Instrumente über einen seitlichen Zugang von links. Der Einsatz der Herz-Lungen-Maschine ist dabei nicht erforderlich

MKE *M*itral*k*lappen*e*rsatz

MS Mitralklappenstenose (Öffnungsunfähigkeit der Klappensegel) mit Passagehindernis für das Blut aus dem linken Vorhof in die linke Kammer

Mitralklappe zweisegelige Klappe zwischen linkem Vorhof und linker Kammer (Trennventil im linken Herzen)

Myokard Herzmuskulatur (Substrat der Arbeitsleistung des Herzens)

O

OPCAB *O*ff-*p*ump-*K*oronar*a*rterien*b*ypass: zählt auch zu den weniger invasiven Methoden der Koronarchirurgie, da die Herz-Lungen-Maschine nicht verwendet wird. Operiert wird hierbei ohne Kardioplegie am schlagenden Herzen. Bei Anastomosen im Bereich der Hinter-Seiten-Wand kann die Auswurfleistung des Herzens kritisch vermindert werden. Ein Pulmonaliseinschwemmkatheter zur kontinuierlichen Messung von *HZV* und *gemischtvenöser Sauerstoffsättigung* ist daher unerlässlich. Sinken die Werte kritisch ab, muss diese Methode aufgegeben werden *(off pump: ohne Pumpe: ohne HLM)*

P

Perikard Herzbeutel (äußere Hülle um das Herz)

Prävalenz Häufigkeit einer Erkrankung oder eines Parameters in einer definierten Population bzw. Patientengruppe

Pulmonalklappe Dreisegelige Klappe zwischen rechter Kammer und der Lungenschlagader (Auslassventil des rechten Herzens)

PTCA *P*erkutane *t*ransluminale *k*oronare *A*ngioplastie: nichtoperatives Verfahren zur Aufdehnung einer Kranzgefäßverengung mittels Ballon

P-Zellen Spezialisierte Zellen des Herzmuskels, die für die Bildung und Leitung elektrischer Erregung zuständig sind. Sie sind besonders häufig im Sinusknoten anzutreffen *(P: pale: blass, infolge glykogenreicher Fasern)*

Q

Quick-Wert Messung der Zeit bis zum Eintritt der Blutgerinnung unter speziellen Laborbedingungen. Diese spiegelt die Aktivität folgender Gerinnungsfaktoren wider: Faktor VII, X, V, II, I. Der Quick-Wert wird auch als Thromboplastinzeit (TPZ) bezeichnet. Infolge Verwendung unterschiedlicher Thromboplastinpräparate zur Quick-Bestimmung durch die einzelnen Laboratorien bestehen recht unterschiedliche Werte für den therapeutischen Bereich. Dementsprechend muss bei der Quick-Wertinterpretation das vom Labor verwendete Testpräparat (Thromboplastinpräparat) mit seinem Referenzbereich bekannt sein! (s. auch INR-Wert). (Erstbeschreibung durch A.J.Quick, 1935)

R

RA *Rechtes Atrium (rechter Vorhof)*
RAO *Right anterior oblique*: Durchleuchtungsebene bei der Herzkatheteruntersuchung von schräg rechts vorne
Regurgitation Unphysiologische Rückflussbewegung z. B. des Blutes bei Klappeninsuffizienz
Ross-Operation Aortenklappenersatz mittels eigener Pulmonalklappe (Pulmonalklappentransfer), wobei die Pulmonalklappe ebenfalls durch eine Bioprothese ersetzt werden muss
Vorteil: Langlebigkeit der eigenen, neuen Aortenklappe (Autograft)
Nachteil: Doppelklappenersatz, längere Operationszeit *(Donald N. Ross, emeritierter Herzchirurg, London)*
RV *Rechter Ventrikel (rechte Herzkammer)*

S

SAM *Systolic anterior motion*: echokardiographischer Befund mit Bewegung der Mitralklappensegel nach anterior während der Systole. Liegt eine zusätzliche Hypertrophie des Ventrikels (z. B. HOCM) vor, kann es zu einer Beeinträchtigung im linksventrikulären Ausflusstrakt kommen. Auch nach Mitralklappenrekonstruktion tritt das SAM-Phänomen gelegentlich auf. Kommt es zur hämodynamischen Auswirkung mit Low-output-Syndrom, muss unbedingt eine Korrektur (Beseitigung der muskulären Obstruktion, Überprüfen der Mitralsegel und ggf. Ersatz der Klappe) erfolgen
Schrittmacher Schrittmachersysteme werden, je nach Indikation und Implantationstechnik, in verschiedenen Betriebssystemen angewendet. Hierbei werden folgende Abkürzungen verwendet:
VVI-Modus: Stimulation und Wahrnehmung (Sensing) erfolgen über eine Kammerelektrode
V00-Modus: Stimulation erfolgt festfrequent über die Kammerelektrode; Wahrnehmung findet nicht statt
AAI-Modus: Stimulation und Wahrnehmung erfolgen über eine Vorhofelektrode
A00 Modus: Stimulation erfolgt festfrequent über die Vorhofelektrode; Wahrnehmung findet nicht statt
DDD-Modus: Stimulation und Wahrnehmung erfolgen über eine Vorhof- und Kammerelektrode
Sinusknoten Ansammlung spezialisierter Herzzellen (so genannte P-Zellen) am Übergang von oberer Hohlvene zum rechten Vorhof (Sulcus terminalis) an der dorsalen Wand. Ihre Fähigkeit zur rhythmischen, spontanen Depolarisation führt zur elektrischen Aktivität des Herzens (Entstehungsort des Herzschlags; wird als physiologischer Schrittmacher des Herzens bezeichnet)
Sinus-Valsalva Raum zwischen der Aortenklappe und der Aortenwand. Die Aorta besteht in ihrem Anfangsteil aus 3 taschenförmigen Erweiterungen, welche zur Aortenbasis gehören. Die linke und rechte Koronararterie entspringen hier aus dem nach ihnen benannten Sinus (links-koronarer Sinus, rechtskoronarer Sinus) während der dritte Sinus kein Abgangsgefäß aufweist und akoronarer Sinus heißt.
Der Übergang zur Aorta ascendens wird als sino-tubuläre Verbindung (sinotubular junction) bezeichnet, welche kleiner ist als der anuläre Klappendurchmesser.
Die Kenntnis dieser anatomischen Strukturen und ihrer Dimensionen ist für die Klappen- und Aortenchirurgie, besonders bei Rekonstruktionen der Aortenwurzel, wichtig *(lateinisch: sinus: der Busen; Antonio Valsalva, Anatom und Chirurg aus Bologna, 1666– 1723)*
SM *Schrittmacher* (auch PM: pace maker)

Sones-Technik Katheteruntersuchung des Herzens vom Arm über einen Zugang durch die A. brachialis. *(Frank Mason Sones, Erstbeschreibung 1959)*

Stenose Verengung meist als Folge einer Verkalkung (selten durch Kompression von außen, z. B. durch einen Tumor) *(griechisch: stenos: eng)*

Synkope Bewusstseinsverlust, meist von kurzer Dauer *(griechisch: synkoptein: zusammenschlagen)*

Systole Zusammenziehen des Herzmuskels (Kontraktion) und damit Auswurf einer entsprechenden Blutmenge (Anfangspunkt der Blutströmung). Sowohl Vorhöfe als auch die Herzkammern führen diese Bewegung durch. Im klinischen Sprachgebrauch bezieht sich dieser Begriff auf die Kammerkontraktion und entspricht einem Auswurf von 60–80 ml Blut *(griechisch: systole: die Verkürzung)*

T

Tachykardie Gesteigerter Herzschlag (Puls) >100/min *(griechisch: tachys: schnell)*

TECAB *T*otaler *E*ndoskopischer *K*oronararterien*b*ypass

TEE *T*ransösophageale *E*chokardiographie (im Englischen: *t*rans *e*sophageal *e*chocardiography)

Thrombose Ortsständige Gerinnselbildung *(griechisch: thrombosis: die Blutgerinnung)*

TI *T*rikuspidalklappen*i*nsuffizienz (Schlussunfähigkeit der Klappensegel) mit Rückfluss aus der rechten Kammer in den rechten Vorhof

TKE *T*rikuspidal*k*lappen*e*rsatz

TMR *T*rans*m*yokardiale *R*evaskularisation: Als Grundidee dient das Reptilienherz (z. B. bei Krokodilen), wo das Myokard über direkte Verbindungen zum linken Ventrikel mit sauerstoffreichem Blut versorgt wird. Mittels eines Lasers (meist CO_2) werden Kanäle in das Myokard „geschossen". Auch wenn diese Methode nicht auf Dauer zu direkten funktionstüchtigen Blutleitungen führt, wird ihr eine Induktion von Gefäßneubildungen (Angioneogenese) zugeschrieben. Bei Patienten im Endstadium der koronaren Herzkrankheit sowie fehlender Möglichkeit der direkten Revaskularisation wurde eine gewisse Besserung der Beschwerden beobachtet. Aufgrund der Datenlage wird diese Methode heute nicht mehr empfohlen

Trikuspidalklappe Dreisegelige Klappe zwischen rechtem Vorhof und rechter Kammer (Trennventil im rechten Herzen)

Troponin I Biochemischer Marker (cardiac troponin I: CTn I) mit ausschließlicher Spezifität zur Herzmuskulatur, da er einen Bestandteil des Herzmuskels (Tropomyosin) darstellt. Findet Verwendung in der Beurteilung des Herzmuskelschadens unter ischämischen Bedingungen (z. B. nach Infarkt, unter herzchirurgischen Maßnahmen, nach Koronardilatation), Messung in ng/ml; Normbereich: <0,1 ng/ml (Analysegerät: Access®, Fa: Beckman Coulter, 1998)

TS *T*rikuspidalklappen*s*tenose (Öffnungsunfähigkeit der Klappensegel) mit Passagehindernis für das Blut aus dem rechten Vorhof in die rechte Kammer

V

VAD *V*entricular *a*ssist *d*evice: mechanisches Pumpsystem als ventrikuläre Unterstützung bei versagender Herzleistung. Kann als links-, rechts- oder biventrikuläres System angebracht werden (LVAD, RVAD)

Valva, valvulär Klappe; die Klappe betreffend

Ventilebene Beschreibt die Anordnung aller 4 Herzklappen auf einer anatomischen Ebene

Ventrikel Kammer (linke und rechte Herzkammer) *(lateinisch: ventriculus: kleiner Magen, Kammer)*

VF *V*entrikuläres *F*limmern

VSD *V*entrikel-*S*eptum-*D*efekt: neben der häufigeren, angeborenen Form kann es zum Auftreten eines VSD nach Myokardinfarkt (Infarkt-VSD) kommen. Seine Prognose ist sehr ernst zu nehmen (akute rechtsventrikuläre Belastung bis zum Rechtsherzversagen)

VT *V*entrikuläre *T*achykardie: Diese Form der Rhythmusstörung muss immer durch eine elektro-physiologische Untersuchung abgeklärt werden

W

Wooler-Plastik Rekonstruktionsverfahren (Raffung) an der Mitralklappe bei Insuffizienz. Dabei werden teflonunterstützte Nähte in Höhe der jeweiligen Kommissur durch den Klappenanulus gestochen (außen-innen und innen-außen) und verknotet *(G. H. Wooler, 1962)*

Y

Yacoub-Operation Klappenerhaltende Operation bei Aneurysmen der Aortenwurzel mit Insuffizienz der Klappe. Nach Skelettieren der Klappe (Ausschneiden aller 3 Sinus, Isolieren der Koronarostien) wird eine Prothese dreizipfelig zurechtgeschnitten (Unterschied zur David-Operation) und entlang des Aortenanulus an der Aortenbasis anastomosiert (Technik des so genannten *Sinusremodelling*). Mittels der gleichen Prothese wird der meist erforderliche Ascendensersatz durchgeführt. Die Koronarostien werden seitlich in die Prothese reimplantiert *(M. Sarsam, M. Yacoub, englische Chirurgen, Erstbeschreibung 1993)*

Sachverzeichnis

A

A. mammaria interna (IMA) 18
activated clotting time (ACT) 126
Angioplastie, perkutane transluminale koronare (PTCA) 15
Antikoagulation 109
Antithrombin III 94, 95
Aortenklappeninsuffizienz (AI) 39
– angiographische Kriterien 40
– kleiner Aortenanulus 43
– Stadien 40
Aortenklappenstenose (AS) 38
– Helsinky Aging Study 38
– Schweregrad 38
Aprotinin 128
– Studienergebnisse 129
Arbeitsdiagramm 6
AV-Blockierung 106

B

Ballonpumpe, intraaortale (IABP) 137
– Einstellen der Deflation 139
– Einstellen der Inflation 139
– Wirkungsweise 137
Blutoxygenierung 118
– Blasenoxygenator 118
– Membranoxygenatoren 118
Bluttransfusion 91
– Risiken 91
Brachytherapie 17
Bradyarrhythmie 106
Bypass
– femoro-femoraler extrakorporaler 131
– kardiopulmonaler 120
– – Auswirkungen 132
– – Flussraten 121
– – in Kombination mit antegrader Kopfperfusion 130
– – in Kombination mit retrograder Kopfperfusion 131
– – in Kombination mit tiefer Hypothermie 130
– – Priming 122
– – Vent 123
Bypassanlage, arterielle 22

D

Doppelklappenersatz 43
Druckkurve
– pulmonalarterielle (PA) 100
– rechtsartriale (RA) 100
– rechtsventrikuläre (RV) 100

E

Ejektionsfraktion 8
– Verkürzungsfraktion 9
Elektrokardiogramm 78
– Befundung 80
– Brustwandableitungen 79
– Extremitätenableitungen 79
Endokarditis 59
– Antibiotika 59
– Keimnachweis 59
Endokarditisprophylaxe 60
Energiegewinnung, myokardiale 4
Exitblock 107

G

Gefäßwiderstand,
– systemischer 101
– pulmonaler 101

H

Heparin 126
– Heparinneutralisation 127
– Heparinresistenz 134
Herzarbeit 4
Herzindex 101
Herzkrankheit, koronare 11
– – Canadian Cardiovascular Society 13
– – Operationsergebnisse 21
– – Septumruptur 31
– – Therapie
– – – chirurgische 18
– – – Gentherapie 24
– – – interventionelle 15
– – – medikamentöse 15

– – Überlebensraten 13
Herz-Lungen-Maschine 117
Herzrhythmusstörungen 77
– Erregungsleitungssystem 78
Herzschrittmacher
– Einstellung 106
– Schrittmacherimplantation
– – epimyokardiale 85
– – transvenöse 84
– Systeme 83
Herzschrittmachertherapie 82
Herztumore 73
– Rezidivrate 75
Herzzeitvolumen 101

I

Implantierbarer Kardioverter-Defibrillator (ICD) 87 ff
Infarkt-VSD 31
Infektionsprophylaxe 110

K

Kanülierungstechnik 121
– 1-Kanülen-Technik 121
– 2-Kanülen-Technik 121
Kininfreisetzung 128
Klappe
– biologische 61
– – Reoperationshäufigkeit 64
– mechanische 61
Klappenstenose 35
– Druckgradient 35
– Formel 37
– Klappenöffnungsfläche (KÖ) 37
– nach Gorlin 37
Klappenwahl 61
– Antikoagulanzien 62
– niedermolekulare Heparine (NMH) 63
Kontraktilität 8
Koronarbypass 19
Kreatinkinase 96
Kreislaufversagen (low cardiac output) 102

L

Linksherzbypass 132

M

Mediastinalinfektion 111
MIDCAB-Operation 22
Mitralklappe 46
– alternative Zugänge 50
– Doppelklappenersatz 50

– Sehnenfadenersatz 54
Mitralklappeninsuffizienz (MI) 51
– v-Welle 51
Mitralklappenprolaps 55
Mitralklappenrekonstruktion (SAM) 52, 53
– Anuloplastik 52
– quadranguläre Resektion 52
Mitralklappenstenose (MS) 47
Myokardprotektion 124
– Hyperthermie 124
– Kardioplegie 125

N

New York Heart Association (NYHA) 35
Nierenversagen 102

O

OPCAB-Technik 24

P

Perikardtamponade 102
Phase, vulnerable 107
Postperikardiotomiesyndrom 112
Protamin 127
Pumpsystem, linksventrikuläres (LVAD) 142
Pumpversagen 137
– myokardiales 92
– – Dopamin 92
– – Katecholamine 92
– – Phosphodiesterasehemmer 92
– – Suprarenin 92

R

Rhythmusstörungen 81
– akuter Herztod 89
– Defibrillatorsysteme 87
– nach Operationen 103
Risiko Score 18
Risikofaktorkomplex 11
– Chlamydieninfektion 12
Ross-Operation 44

S

SAM-Phänomen 53
Sauerstoffsättigung, gemischtvenöse 101
Schmerztherapie 113
Schweregrad, klinischer 35
Sepsis 112
Sinusbradykardie 105
Sinustachykardie 104

Sternuminstabilität 111
– Spülbehandlung 111
Sternumprobleme 110
Swan-Ganz-Katheter 99
Systemic Inflammatory Response Syndrome (SIRS) 111

T

Tachyarrhythmie 104
Tachykardie, ventrikuläre (VT) 105
Thrombose 109
Thrombozytopenie, heparininduzierte (HIT) 133, 135
– Danaparoid 134
Trikuspidalklappe 55
– DeVega-Plastik 57
– Ringplastik 58
Tropomyosin 94

V

Venenbypass, aorto-koronarer (ACVB) 19
Ventricular Assist Device (VAD) 141
– linksventrikuläres Pumpsystem (LVAD) 142
Ventrikelaneurysma 27
– linear-repair-Operation 28
Ventrikelmasse 10
Veränderungen, neurologische 113
Verschlussdruck, pulmonalkapillarer (PCWP) 101
Vorhofseptumdefekt 67
– Etagenoxymetrie 69
– Okkludersysteme 69
– pulmonale Hypertonie 68
– Shuntumkehr 70
– transatrialer ASD-Verschluss 70
– Verschluss 69

W

Wandspannung 7, 28
– Laplace-Gesetz 8
– Nachlast 7
– Vorlast 7

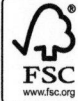

If you have any concerns about our products,
you can contact us on
ProductSafety@springernature.com

In case Publisher is established outside the EU,
the EU authorized representative is:
**Springer Nature Customer Service Center GmbH
Europaplatz 3, 69115 Heidelberg, Germany**

Printed by Libri Plureos GmbH
in Hamburg, Germany